臨床思考を踏まえる
理学療法プラクティス

極める
大腿骨骨折の
理学療法

常任編集
斉藤秀之 医療法人社団筑波記念会
加藤　浩 九州看護福祉大学大学院

医師と理学療法士の協働による術式別アプローチ

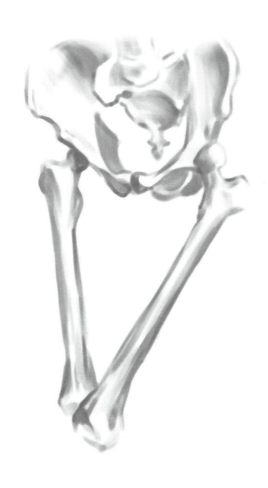

文光堂

常任編集

斉藤　秀之	医療法人社団筑波記念会リハビリテーション事業顧問
加藤　　浩	九州看護福祉大学大学院看護福祉学研究科教授・健康支援科学専攻長

執　筆（執筆順）

阿南　雅也	大分大学福祉健康科学部理学療法コース講師
金村　尚彦	埼玉県立大学保健医療福祉学部理学療法学科教授
加藤　　浩	九州看護福祉大学大学院看護福祉学研究科教授・健康支援科学専攻長
家入　　章	えにわ病院リハビリテーション科主任
永﨑　孝之	九州看護福祉大学大学院看護福祉学研究科准教授
榎　　勇人	徳島文理大学保健福祉学部理学療法学科准教授
古田　幸一	福岡リハビリテーション専門学校理学療法学科
永井　秀明	座間総合病院整形外科部長
中ノ瀬　剛	海老名総合病院リハビリテーション科
湯田　健二	海老名総合病院リハビリテーション科科長・リハビリテーション科医療部門海老名地区統括科長
森　　俊陽	産業医科大学整形外科学教室講師
村上　武史	産業医科大学病院リハビリテーション科
中元　洋子	産業医科大学病院リハビリテーション科主任
舌間　秀男	産業医科大学病院リハビリテーション科技師長
佐伯　　覚	産業医科大学医学部リハビリテーション医学講座教授・診療科長
小田勇一郎	社会保険大牟田天領病院整形外科部長
嶋村　剛史	社会保険大牟田天領病院リハビリテーション科
吉田　健治	筑後市立病院整形外科顧問
飛永浩一朗	聖マリアヘルスケアセンターリハビリテーション室室長
浅山　　勲	川﨑病院整形外科部長・関節症センターセンター長
楠元　正順	川﨑病院リハビリテーション科主任
井手　宗樹	大分中村病院リハビリテーション部係長
小川　浩司	周東総合病院リハビリテーション科部長
川端　悠士	周東総合病院リハビリテーション科
水島　正樹	米盛病院整形外科部長(関節外科治療班)
生駒　成亨	米盛病院リハビリテーション局局長
豊田　裕司	座間総合病院リハビリテーション科
田中　雅仁	富良野協会病院整形外科部長・リハビリテーションセンターセンター長
千葉　　恒	富良野協会病院リハビリテーション科主任
杉澤　裕之	富良野協会病院リハビリテーション科
矢倉　幸久	富良野協会病院整形外科
平川　宏之	倉敷平成病院整形外科部長
戸田　晴貴	倉敷平成病院リハビリテーション部副主任
永芳　郁文	川嶌整形外科病院副院長
井原　拓哉	かわしまクリニックリハビリテーション部クリニックリハビリテーション科
奥村　晃司	川嶌整形外科病院リハビリテーション部病院リハビリテーション科科長
田中　　恩	昭和病院リハビリテーション部部長
平田　靖典	高木病院リハビリテーション部副主任
東　　裕一	高木病院リハビリテーション部係長
川﨑　　亘	千鳥橋病院リハビリテーション技術部副技師長
今田　　健	錦海リハビリテーション病院リハビリテーション技術部課長
井後　雅之	錦海リハビリテーション病院名誉院長
山﨑　博喜	原病院リハビリテーション部係長
三谷　管雄	清水病院診療支援部部長
河添竜志郎	株式会社くますま代表
中山　裕子	新潟中央病院リハビリテーション部理学療法科長

序
「当たり前」はもうない！
―Disruption（断絶）の時代―

　2017年元旦の日本経済新聞（電子版）に次のような記事があった．『当たり前と考えていた常識が崩れ去る．速まる一方の技術の進歩やグローバリゼーションの奔流が，過去の経験則を猛スピードで書き換えているからだ．昨日までの延長線上にない「断絶（Disruption）」の時代が私たちに迫っている．』

　理学療法の世界も例外ではない．1965年（昭和40年）に「理学療法士及び作業療法士法」が制定されて今年で53年目となる．この半世紀の間で理学療法を取り巻く状況も大きく変化してきた．当時は理学療法士の数も希少で金の卵と称された時代もあったが，今では養成校急増による理学療法士過剰と言われる時代に突入しようとしている．このような背景のもと日本理学療法士協会は，10万人を超える組織に成長した．しかし，その一方で，一人ひとりの理学療法の質の差も拡大したように思える．また，超高齢社会を迎えたわが国においては，社会保障制度の見直しが迫られ，その一つとして毎年のように医療費削減，診療報酬の切り下げが国会で議論されている．国は我々に根拠のある理学療法，質の高い理学療法を強く求めてきている．皆さんは，自身が理学療法士として働いている職場，職域が10年後も同様に「当たり前」のように存在していると思っていないだろうか？　今の皆さんは，「当たり前」が通用しない時代の入り口に立っている．社会の理学療法に対するニーズも大きく変化しており，これから先は，誰もが経験したことのないスピードで日々の理学療法も置き換わっていくであろう．今日の延長線上に明日はない．正にDisruption（断絶）の時代である．いつまでも，今の理学療法という仕事が「当たり前」にあると思っている人，組織は10年後，生き残っていないかもしれない．常に新しい知識と技術を吸収し，一人ひとりの個人が質の高い医療を目指して変革していくことが，今の我々には求められている．

　そのような命題に答えるべく臨床で遭遇する頻度の高い大腿骨骨折に着目し，『極める大腿骨骨折の理学療法　医師と理学療法士の協働による術式別アプローチ』を企画した．今回のMOOKの最大の特徴は，術式別に医師と理学療法士がペアになりご執筆いただいた点である．骨折に対する質の高い理学療法を実践するためには，手術方法についての知識，情報は絶対不可欠である．どれだけ良い手術をしても，その後の理学療法が悪ければ心身機能や機能的制限，そしてADLの改善，向上は期待できない．逆も然りである．つまり，手術と理学療法は車でいう前輪と後輪にたとえることができるであろう．どちらが欠けても車は上手く走らない．そのような想いからシリーズ始まって以来，初めて複数の医師の方々にご執筆いただくこととした．具体的に医師の方々には，手術法の特徴，適応，手術アプローチ法についてわかりやすくご解説いただいた．さらに，手術特性からみて術後，理学療法士が治療する際に特に注意してほしいことや知っておいて欲しいことについても言及していただいた．理学療法士の方々には，手術後の理学療法の流れの概略をクリティカルパスなどに沿って時系列で

まとめていただいた．また，術後から退院に至るまでの理学療法の評価と具体的治療，リスク管理などについてもご解説いただいた．特に豊富な臨床経験から蓄積された，術式別による手術特有の痛みの部位，関節可動域制限の方向，筋力低下の部位，ADL障害や跛行などをご紹介いただき，その理由についてもわかりやすくご解説いただいた．さらに，退院時のADL指導やホームプログラムなどについてもご紹介いただいた．

　MOOKの構成としては，PART Ⅰでは，骨折・術後理学療法の基礎知識として，骨折時の大腿骨に作用する力学的特性や，細胞レベルでみたときの骨折の治癒過程，骨折部位の相異による病態特性，さらには，一般的な術後の回復過程（急性期，回復期，生活期）について整理することとした．PART Ⅱでは大腿骨頸部骨折〔ハンソンピン，CCHS，人工骨頭置換術（前外側・外側・後方アプローチ）〕，PART Ⅲでは大腿骨転子部・転子下骨折（CHS, PFN），PART Ⅳでは大腿骨骨幹部骨折（順行性・逆行性髄内釘）について整理することとした．さらに，ミニレクチャーでは，大腿骨骨折に関連するキーワードを多数集め，これらキーワードとの関連性について紹介した．臨床現場において大腿骨骨折と日々，対峙している多くの理学療法士諸氏にとって，今以上に「大腿骨骨折」の理解を深め，明日の理学療法を極めていただきたい．

　平成29年5月

常任編集者　斉藤秀之，加藤　浩

目次

Part I ■ 骨折・術後理学療法の基礎知識 …1

1 骨折時に大腿骨へ作用する力とは？ 阿南雅也 …2
- 大腿骨の構造を理解する！ …2
- 転倒のバイオメカニクスを理解する！ …5
- 大腿骨骨折の受傷原因を理解する！ …7

2 骨折の治癒過程を知る 金村尚彦 …10
- 骨癒合とは …10
- 骨折の治癒過程を知ろう …10
- 骨折の治癒過程に関与する分子メカニズムとは？ …13
- 骨折治癒に影響を及ぼす因子 …15
- ミニレクチャー 低出力パルス超音波（LIPUS）の有用性 加藤 浩 …17
- ミニレクチャー ROM（range of motion）運動のコツ 家入 章 …21

3 大腿骨骨折の病態特性を理解する 永﨑孝之 …24
- 部位別に見る大腿骨骨折 …24
- 大腿骨骨折の疫学 …24
- 「大腿骨近位部骨折」は骨折線の位置が決め手！ …25
- 「大腿骨骨幹部骨折」は骨折線と筋の作用で転位方向が決まる！ …27
- 「大腿骨遠位部骨折」は膝関節の骨折 …30

4 大腿骨骨折術後の理学療法の流れを確認する 榎 勇人 …32
- 急性期（臥床期）の理学療法のポイント …32
- 回復期（離床期）の理学療法のポイント …35
- 生活期（在宅）の理学療法のポイント …38
- ミニレクチャー 術前に必要な理学療法評価と全身管理について 古田幸一 …45

Part II ■ 術式別にみた大腿骨頸部骨折に対する理学療法 …49

1 大腿骨頸部骨折 —ハンソンピン（Hansson pin）の場合①— 永井秀明 …50
- 当該手術法の特徴 …50
- 手術適応 …50
- 手術アプローチ法 …51
- 手術手技のポイント …52
- 当該手術療法の特性から理学療法士に注意してほしいこと …55
- おわりに …57

2 大腿骨頸部骨折 —ハンソンピン（Hansson pin）の場合②— 中ノ瀬 剛，湯田健二 …59
- ハンソンピンはどんな骨折に適応なの？ …59
- 内側骨折って？ …60
- 内側骨折にハンソンピンはどんなメリットがあるのか？ …60

61	単純X線画像のチェックポイント
61	アプローチの流れ
63	術後アプローチ時の留意点
65	アプローチ準備と治療戦略
68	おわりに

70	**3 大腿骨頸部骨折**—cannulated cancellous hip screw(CCHS)の場合①—	森　俊陽
70	頸部骨折に対するCCHS法は「三矢の訓」！	
70	骨接合術のときに注意することは？	
72	どのような症例に適応するか？	
72	手術アプローチ	
72	術後理学療法で特に注意してほしいこと	

74	**4 大腿骨頸部骨折**—cannulated cancellous hip screw(CCHS)の場合②— 村上武史，中元洋子，舌間秀雄，佐伯　覚	
74	CCHSについて	
74	CCHS術後の理学療法について	
81	まとめ	

83	**5 大腿骨頸部骨折**—人工骨頭置換術(前外側アプローチ)の場合①—	小田勇一郎
83	特　徴	
83	適　応	
84	手術アプローチ法	
86	術後理学療法における注意点	

88	**6 大腿骨頸部骨折**—人工骨頭置換術(前外側アプローチ)の場合②—	嶋村剛史
88	術後理学療法の流れ	
90	術後理学療法の評価，リスク管理，治療	

103	**7 大腿骨頸部骨折**—人工骨頭置換術(外側アプローチ)の場合①—	吉田健治
103	特　徴	
103	適　応	
103	手術アプローチ	
105	術後の肢位	
107	合併症	
107	本術式の特性からみた術後理学療法で特に理解して欲しいこと	
108	インプラントの実際	
108	症　例	
109	まとめ	

110	**8 大腿骨頸部骨折**—人工骨頭置換術(外側アプローチ)の場合②—	飛永浩一朗
110	患者を知る情報収集は患者と向き合う第一歩	
110	人工骨頭置換術前の理学療法がベースを作る	
112	人工骨頭置換術後の理学療法実施前確認項目は？	

112	人工骨頭置換術のクリニカルパスは把握しておく	
113	人工骨頭置換術後の理学療法	
117	日常生活における人工骨頭との付き合い方	
119	退院に向けて取り組むこと	
121	**9 大腿骨頸部骨折**―人工骨頭置換術(後方アプローチ)の場合①―	浅山　勲
121	特　徴	
121	適　応	
122	手術アプローチ法	
126	**10 大腿骨頸部骨折**―人工骨頭置換術(後方アプローチ)の場合②―	楠元正順
126	臨床上よくみられる姿勢の特徴は？	
126	理学療法プログラムの進め方は？	
127	何をどのように評価するのか？	
131	実際のアプローチについて	
139	**ミニレクチャー** 更衣(ズボン，靴下，靴)・トイレ・入浴動作のコツ　～大腿骨頸部骨折を呈し人工骨頭置換術(後側方アプローチ)を施行した場合～	井手宗樹

Part III ■ 術式別にみた大腿骨転子部・転子下骨折に対する理学療法
（145）

1 大腿骨転子部・転子下骨折
―compression hip screw(CHS)の場合―Evans分類(group 1, 2), Type 1　安定型①―　小川浩司
（146）

146	特徴―大腿骨転子部骨折について
147	CHSの適応
148	手術アプローチ法
149	該当手術特性からみた術後理学療法

2 大腿骨転子部・転子下骨折
―compression hip screw(CHS)の場合―Evans分類(group 1, 2), Type 1　安定型②―　川端悠士
（151）

151	診療記録のどこに着目して情報を収集すればいい？
151	本骨折後の疼痛の特徴は？　頸部骨折例に比べて転子部骨折例の疼痛が強いのはなぜ？
152	CHS術後に生じやすい疼痛の特徴は？
153	本骨折後になぜ膝痛が出現するの？
154	本骨折およびCHS術後に生じやすい可動域制限は？
155	本骨折後に生じやすい筋力低下は？
155	疼痛との関連からみた本骨折後の立ち上がり動作と特徴は？
155	疼痛との関連からみた本骨折後の歩行の特徴は？
156	関節可動域拡大に向けた理学療法の実際
159	本骨折例に対する筋力トレーニングの考え方
160	本骨折例に対する筋力トレーニングの実際

162	歩行時の荷重痛に対する工夫

3 大腿骨転子部・転子下骨折
―ガンマネイル（γ-nail）の場合―Evans 分類（group 3, 4），Type 2　不安定型①―

164	水島正樹
164	分　類
164	適　応
165	手　術
168	術後評価
168	術後理学療法

4 大腿骨転子部・転子下骨折
―ガンマネイル（γ-nail）の場合―Evans 分類（group 3, 4），Type 2　不安定型②―

170	生駒成亨
170	骨折の分類を確認しよう
170	術前の問診，理学療法評価
171	術前からのベッドサイド理学療法が重要！
172	手術を見学しよう
173	術後理学療法開始時の情報収集
173	術後の理学療法プログラム
173	不安定型の術後理学療法
175	起居動作時の患肢の介助の重要性
175	荷重することの重要性と注意点
176	術後のX線画像を確認しよう
176	退院（転院）時指導
178	**ミニレクチャー**　大腿骨転子部骨折における歩行のコツ（short femoral nail：PFNA 施行，術後10日）　豊田裕司，湯田健二

Part IV ■ 術式別にみた大腿骨骨幹部・顆部骨折に対する理学療法
183

1 大腿骨中央・近位部の骨折
―順行性髄内釘（interlocking nail）の場合①―

184	田中雅仁
184	手術方法
186	術後理学療法について

2 大腿骨中央・近位部の骨折
―順行性髄内釘（interlocking nail）の場合②―　千葉　恒，杉澤裕之，矢倉幸久

188	大腿骨骨幹部骨折とは？
188	術後の理学療法の流れ
189	術後理学療法の具体的評価項目
189	理学療法方針と目標設定
189	術後理学療法の実際

202	**3 大腿骨遠位部の骨折（顆上骨折）** —逆行性髄内釘（retrograde intramedullary nail）の場合①—	平川宏之
202	特　徴	
202	適　応	
202	手術アプローチ法	
203	手術手技	
204	後療法	
207	**4 大腿骨遠位部の骨折（顆上骨折）** —逆行性髄内釘（retrograde intramedullary nail）の場合②—	戸田晴貴
207	術後理学療法の流れ	
208	X線画像からの情報収集	
208	膝関節の可動域を獲得する	
212	歩行に対するアプローチ	
216	日常生活指導のポイント	
218	**5 大腿骨顆部骨折**—locking plate固定の場合①—	永芳郁文
218	最も大切なこと	
218	特　徴	
220	ここが大事！ 現場の注意点	
220	手術法について知っておこう	
222	おわりに	
224	**6 大腿骨顆部骨折**—locking plate固定の場合②—	井原拓哉，奥村晃司
224	大腿骨顆部骨折に対するLCP固定のプロトコル	
226	大腿骨顆部骨折に対するLCP固定では何に注意すべきか	
233	大腿骨顆部骨折に対するLCP固定後の具体的アプローチ	
242	ミニレクチャー　疼痛緩和のコツ	田中　恩
246	ミニレクチャー　筋力トレーニングのコツ	平田靖典，東　裕一
250	ミニレクチャー　バランス練習のコツ	川﨑　亘
254	ミニレクチャー　起居動作練習のコツ	今田　健，井後雅之
260	ミニレクチャー　階段昇降練習のコツ	山﨑博喜
264	ミニレクチャー　外来（通所）理学療法でチェック・指導する身体運動機能面のポイント	三谷管雄
268	ミニレクチャー　退院から在宅への移行と環境整備や家族指導のポイント	河添竜志郎
271	ミニレクチャー　日常生活のための福祉用具選択のポイント	河添竜志郎
275	ミニレクチャー　クリニカルパス導入の功罪	中山裕子
279	索引	

「臨床思考を踏まえる理学療法プラクティス」発刊にあたり

　「実践MOOK　理学療法プラクティス」は2008年5月に「これだけは知っておきたい脳卒中の障害・病態とその理学療法アプローチ」「これだけは知っておきたい腰痛の病態とその理学療法アプローチ」の2冊を皮切りにMOOKの形で定期的に発刊される新人理学療法士の「指南書」として企画されたものである．その後，2011年5月の「運動連鎖〜リンクする身体」に至るまで12に及ぶ企画を3年間にわたり取り上げた．

　そのテーマは，大きく「疾病・障害構造の理解」と「機能障害の捉え方・治療へのアプローチ」の2つである．さらにそのコンセプトは，前者では，疾患を運動機能障害等の一面で捉えるのではなく，それと関連する多くの障害と共に多面的・包括的に捉え，これを評価や治療の背景とすることで，理学療法士は多くの治療選択肢を得ることができるという，常に持っていて欲しい臨床に向かう姿勢を示したものである．後者では，診断・治療する上で，対象者を常に患部から全体へ，また逆に全体から患部へと捉える意味・重要性はいつの世でも変わらないということを示したものである．

　今は亡き嶋田智明常任編集者のこうした熱き想いが新人理学療法士や学生に理解して頂く第1期MOOKシリーズとして構築されたのである．今回第2期MOOKを開始するにあたり，第1期から第2期に引き継ぐ面と，第2期で独自に構築していく面の2つを編集・企画方針の根底とした．

　引き継ぐ面は，理学療法の基本的知識と技術を身につけてもらうよう，一度に多くのことを詰め込まず，重要で優先度の高い順序で段階を踏みながら成長できる内容を企画することであり，「熱き想い」も引き継ぐつもりである．一方，独自に構築していく面は，「reasoningのhow toを可視化する，出来ればevidenceを示す」である．言葉，イラストだけでは計り知れない体内の動きを「見る→診る」ことでそこに記されている理学療法技術，手技の根拠が理解できるよう，理学療法技術，手技の根拠を解剖，生理，運動から説明していく方向も打ち出したいと考えている．さらに同じ障害であるが，程度の違い，病態（病因）の違いや，特に高齢者は基礎疾患をしっかり押さえて理学療法を提供する姿勢を伝えたい．また，「診療録等を見→診に行く」「ベッドサイドの患者を見→診に行き」「発症からどの位経っているか（病期）を確認する」などとともに，リスク管理，マナー（接し方）にも触れていきたい．

　理学療法士のキャリアを構築する上で重要となる10年の始まりとなる新人時代に，形式知と経験知で構成された「指南書」が個々人の手元にあることは，臨床において，すなわち対象者の幸福を支援する理学療法において，間違いなく役に立つと信じてやまない．そのため3冊目である「極める変形性股関節症の理学療法」から，常任編集者として新たに加藤浩氏に加わっていただいた．「指南書」として，また理学療法を「極める」という側面を基軸に，今回新たに開始される第2期MOOKシリーズが寄与することになれば，第1期MOOKから引き継いだ編者としてこれ以上の喜びはない．

平成25年10月

常任編集者　斉藤秀之・加藤　浩

骨折・術後理学療法の基礎知識

PART I

1 骨折時に大腿骨へ作用する力とは？

阿南雅也

> 骨折・術後理学療法では問診から受傷した原因を把握することが重要である．さらに，画像所見の情報からどのような力が作用したことで骨折したのかを把握することで，受傷した原因や予測される機能障害をより的確に見極めることができる．したがって，大腿骨の解剖学，機能解剖学的特性だけでなく，骨折した原因を力学的に理解することがポイントとなる．

大腿骨の構造を理解する！

　大腿骨は身体で最大の骨であり，近位部の骨頭および頸部，中央部の骨幹部，遠位部の大腿骨顆部からなる長骨である．

　近位部の大腿骨頭は寛骨臼と股関節を形成している．前額面では大腿骨頸部と大腿骨骨幹部がなす角度である頸体角が約125°であり，大腿骨の骨頭と頸部の位置は，股関節の可動域や荷重負荷に影響を及ぼす．直立位では正常な近位大腿骨における関節反力は大腿骨頸部に対しより鉛直に向いている．このため，大腿骨頸部は大きな曲げのモーメントが産生され，曲げのモーメントは大腿骨頸部の上方の張力と，頸部の下方の圧縮力を作り出している（図1）[1]．

> **メモ　骨の基本的知識**
>
> 骨は外層を占める緻密質（緻密骨）と内層を占める海綿質（海綿骨）とからなる．緻密質は高密度で強固な骨質であり，大きな外力に抵抗する能力をもつ．海綿質は薄い板状あるいは梁状の骨質（骨梁）が連なり交錯してできている．海綿質は枝分かれする骨梁の3次元格子構造であり，骨梁は外力の加わる方向に並んでおり，骨梁ネットワークを形成する．

　この頸部の下方の圧縮力は，内側の大腿骨頸部下部の緻密質の肥厚（Adams弓）と頸部から骨頭上部へ扇形に広がる骨梁束（支持束骨梁）の発達をもたらす．また，頸部の上方の張力は，外側の骨皮質から大腿骨頭の内側へ走る弓形の骨梁束（弓状束骨梁）と内側の骨皮質から大転子に走る弓形の骨梁束（転子骨梁）の発達をもたらす．これらの骨梁束は圧縮力や張力に抗するような配列をなし，頸部と骨頭を引き離そうとする曲げのモーメントから大腿骨頸部を保護している（図2）．大転子では，弓状束骨梁と転子骨梁が交叉しゴシック様構造を形成することでより強固になっている．また，骨頭から頸部にかけても

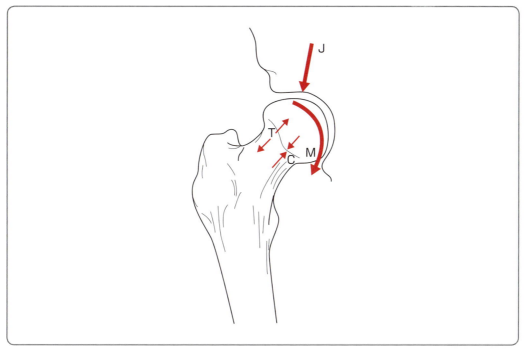

図1 大腿骨近位部に生じる力
大腿骨にかかる力(J)は大腿骨頸部に対してより鉛直方向から作用しているため,大腿骨頸部は大きな曲げのモーメント(M)が産生され,曲げのモーメントは大腿骨頸部の上方の引張力(T)と,頸部の下方の圧縮力(C)を作り出している.
「Oatis CA:Structure and Function of the Bones and Noncontractile Elements of the Hip. Kinesiology 2nd Ed, p695, Lippincott Williams & Wilkins, Baltimore, MD, 2009」より改変して引用

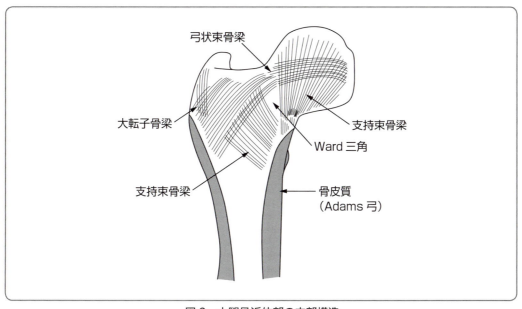

図2 大腿骨近位部の内部構造

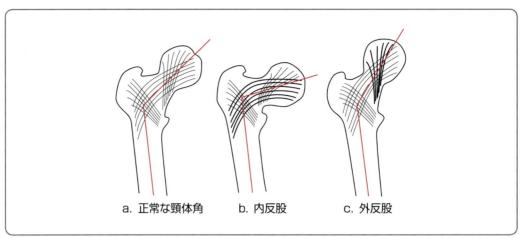

figure 3　頸体角による骨梁の影響
a：正常な頸体角のX線画像.
b：内反股のX線画像. 内反股では, 張力が大きくなるのに対して, さらに大きな張力を受けるための弓状束骨梁の形成が促進される.
c：外反股のX線画像. 外反股では, 圧縮力が大きくなるのに対して, さらに大きな圧縮力を受けるための支持束骨梁の形成が促進される.

同様に弓状束骨梁と支持束骨梁が交叉することでゴシック様構造である骨頭核を形成する. しかし, 弓状束骨梁と転子骨梁と支持束骨梁に囲まれた粗な部分は, 重要視される脆弱性があり, Ward三角と呼ばれている. この部分は大腿骨頸部骨折の好発部位となる.

> **Advice**　同じ骨の中でも, 荷重の分布が変化すると緻密質と海綿質の量と構造の分布も変化することをWolffの法則という. 大腿骨近位部および遠位部の骨構造である海綿骨の配列はWolffの法則に従うとされている. 例えば, 頸体角が減少する内反股では, 張力が大きくなり, より大きな曲げのモーメントが発生する. その結果, より大きな張力を受ける弓状束骨梁の形成が促進される. また頸体角が増大する外反股では, 圧縮力が大きくなるため, より大きな圧縮力を受ける支持束骨梁の形成が促進される（図3）.

> **メモ**
> 骨粗鬆症により緻密質は菲薄化し, 骨梁は減少する. そのため骨粗鬆症により骨密度が低下するに伴い, 大腿骨頸部骨折の危険度が増加する. しかし, 骨密度は骨折の感度が低く, 骨密度が正常であることは骨折しないことの保証にはならない. このため, 骨密度は骨折を生じる個人を同定することのできる指標ではないとされている[2].

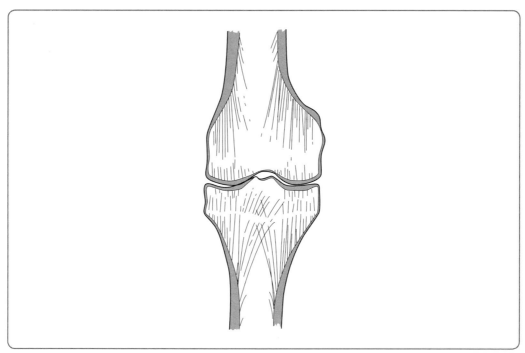

図4 膝関節の骨の構造
「Castaing J, Burdin Ph, Delplace J, et al：膝関節．図解 関節・運動器の機能解剖 下肢編，井原秀俊，中山彰一，井原和彦（訳），p123，協同医書出版，東京，1986」より引用

　骨幹部は一般的な長骨の構造である．骨幹部の骨質は外層が厚い緻密質で，内層が海綿質でできている．骨幹部は荷重負荷が大きく，直接外力を受けることが多い．そのため表層部は強固な緻密質でできており，骨幹部の中央部で最も厚くなっている．
　大腿骨遠位部は大腿骨内側顆と外側顆で構成されており，脛骨と膝関節を形成している．大腿骨遠位部も圧縮力に対応した骨梁構造を呈しており，非常に大きな荷重に抗するように特殊な構造となっている（図4）[3]．

転倒のバイオメカニクスを理解する！

　転倒は大腿骨近位部骨折発生の原因としては最も多く，日本において在宅高齢者の1/5～1/4が毎年転倒しており，転倒回数が多いことは大腿骨近位部骨折の危険因子となりうる[2]．転倒による大腿骨頸部骨折の発生機序は，接触部位に作用する力が骨強度を上回った時に骨折が生じるとされている[4]．図5[5]に転倒時に大転子にかかる力Gと大腿骨頭にかかる関節反力Jを示す．転倒によって生じる関節反力Jは骨頭中心に加わり，大腿骨頸部の骨折を引き起こすとされている．立位からの転倒による外力の大きさは体重の7～8倍程度であり，身長や下肢長，体重の影響を受けるとされている[6]．転倒開始時の身体重心位置が高いほど，より大きな位置エネルギーを持っていることから，転倒時により

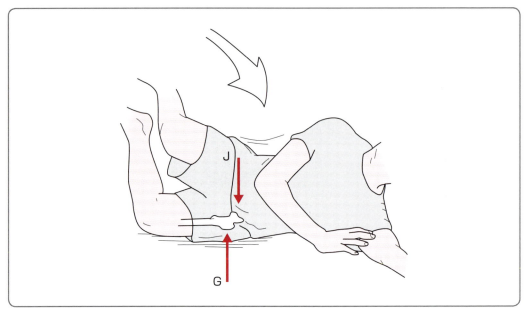

図5 転倒時に左大腿骨近位部にかかる力
「Jill Mertz：JW Thomas Byrd［internet］，http://www.arthritisresearch.us/femoral-head/jw-thomas-byrd-tnm.html（CC BY 3.0 US）［accessed 2017-03-10］，Arthritis Research, 2017」より改変して引用

大きな運動量が生じ，その結果大転子にかかる力はより大きくなると考えられる．

　他にも転倒により大腿骨頸部骨折を生じるリスクとして，側方（後側方）への転倒，大転子部への衝撃，骨密度低下などが挙げられる[6]．側方転倒で防御反応がない場合や後側方転倒では，直接大転子から接地し，骨折の危険性が高まる．防御反応によって手や膝から接地するとリスクが減少するとされている．また大転子にかかる力の大きさは軟部組織によって小さくなり，最大値に達するまでの時間が延長するとされている．BMIの低下，股関節周囲の軟部組織の厚さ，床表面の固さなどもリスク因子とされており，いかに大転子へ直接的に外力を与えないかが重要になる．ヒッププロテクターは転倒時の衝撃が減少するとされている．

　また山本ら[7]の報告では，膝から接地する転倒が大転子部を直接接地する転倒以上に，骨折発生の危険性が高いことを示しており，膝から接地する転倒では上体が大転子部の上に乗った姿勢で膝を接地するので，上体の大部分の慣性力が接地側の大腿骨頸部に作用する．そのため膝から接地する転倒では，転倒後に大転子部に衝突する速度は低いものの，大転子部に直接大きな衝撃が加わり，大腿骨頸部骨折の危険性が高くなるとされている．また，接地部位によって応力集中部位が異なることから，接地部位が骨折型の違いを生じる原因となる可能性がある．骨頭基部下方に圧縮主応力と骨頭基部上方に引張主応力の応力集中を生じる膝から接地する転倒では，骨頭下で骨折する内側骨折の可能性が高く，大腿骨頸部基部上方に高い応力が生じる大転子部から接地する転倒では，頸部基部から転子部にかけて骨折線を生じる外側骨折の可能性が高いと示唆している．

大腿骨骨折の受傷原因を理解する！

　大腿骨近位部の骨折は関節面に近い側から1）骨頭，2）頸部（骨頭下も含む），3）頸基部，4）転子部，5）転子下に発生する[2]．頸部や頸基部，転子部は転倒（低エネルギー外傷）によって骨折が発生しやすい．頸部は特に骨粗鬆症を有する高齢者に多発し，滑膜性関節包内の骨折で骨折部に外骨膜がなく，骨頭部への血行が乏しいため，最も癒合しにくい骨折として有名である．また骨折線は垂直方向に走りやすいので両骨片に剪断力が作用する．したがって骨片は離解して骨癒合が阻害されやすい．骨頭部や転子下部，および骨幹部，遠位部は若年者の交通外傷や高所からの転落などの高エネルギー外傷であることが多いとされている．特に，大腿骨骨幹部が骨折を起こすためには極めて強い外力の作用が必要であり，前方，側方，後方から大腿部に外力が加わった場合は，横骨折，斜骨折を生じやすく，回旋力による骨折では螺旋骨折となりやすい．大腿骨顆上・顆部骨折は大腿骨遠位端近くに直達外力が加わった場合，あるいは高所からの転落などで生じる側方から膝を内反または外反する力が加わり，大腿骨と脛骨の関節面が衝突した結果，脛骨の圧挫骨折か側副靭帯の断裂がない場合に生じるとされている．

Advice　画像所見の情報からどのような力が作用したことで骨折したかを把握するだけでなく，骨折の転位の情報からどの筋が転位に影響を及ぼすかを理解することも重要である．大腿骨近位部の骨折（図6a）[8]では，近位端が中殿筋および小殿筋の作用により外転，腸腰筋の作用により屈曲・外旋する．遠位部（図6b）[8]は短縮するとともに内転筋の作用により内方に転位する．内転筋付着部より遠位の骨折では，近位部は内転筋および腸腰筋の作用により内転，軽度屈曲し，遠位部は短縮する．顆上骨折（図6c）[8]では遠位部が腓腹筋の作用により後方に回転する[8]．これらの筋の影響により，筋の短縮や偽関節の恐れなどが起こる可能性もあり，注意が必要である．

▶若手理学療法士へひとこと◀

　術前の画像所見だけでなく，術後の画像所見および医師の手術所見から，どのようにして骨折部を固定しているかを理解することが非常に重要である．誤った運動療法により剪断力などの作用を及ぼすことで短縮や転位を生じさせないように注意してほしい．

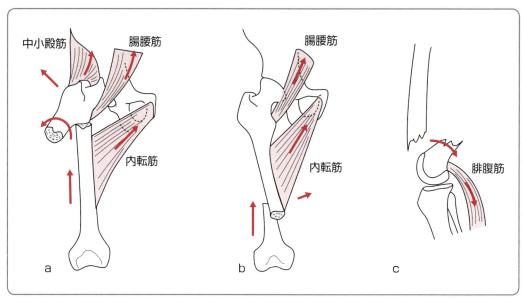

図6 大腿骨骨折の特有の転位
a：近位1/3の骨折では，近位骨片は中小殿筋に引かれて外転し，腸腰筋に引かれて屈曲・外旋する．遠位骨片は短縮するとともに内転筋に引かれて内方に転位する．
b：内転筋付着部より遠位の骨折では，近位骨片は内転筋，腸腰筋に引かれて内転し腸腰筋の牽引力で軽度屈曲する．遠位骨片は短縮する．
c：顆上部の骨折では，遠位骨片は腓腹筋に引かれて後方に回転するとともに短縮する．
「玉井和哉：成人の骨折と脱臼．標準整形外科学 第11版，内田淳正（監修），p759，医学書院，東京，2011」より引用

Further Reading

Oatis CA：オーチスのキネシオロジー 身体運動の力学と病態力学 原著第2版，山﨑 敦，佐藤俊輔，白星伸一，藤川孝満（監訳），ラウンドフラット，2012
  ▶ 正常な身体運動のバイオメカニクスだけでなく，病態力学についても詳細に書かれている．

●――参考文献

- Kapandji AI：カラー版 カパンジー機能解剖学 Ⅱ下肢 原著第6版，塩田悦仁（訳），医歯薬出版，東京，2010
- Oatis CA：オーチスのキネシオロジー 身体運動の力学と病態力学 原著第2版，山﨑 敦，佐藤俊輔，白星伸一，藤川孝満（監訳），pp697-821，ラウンドフラット，東京，2012

●――引用文献

1) Oatis CA：Structure and Function of the Bones and Noncontractile Elements of the Hip. Kinesiology 2nd Ed, pp687-704, Lippincott Williams & Wilkins, Baltimore, MD, 2009
2) 日本整形外科学会診療ガイドライン委員会，大腿骨頚部/転子部骨折診療ガイドライン策定委員会（編）：第3章 大腿骨頚部/転子部骨折の危険因子．大腿骨頚部/転子部骨折診療ガイドライン改訂第2版，日本整形外科学会，日本骨折治療学会（監修），pp27-45，南江堂，東京，2011
3) Castaing J, Burdin Ph, Delplace J, et al：膝関節．図解 関節・運動器の機能解剖 下肢編，井原秀俊，中山彰一，井原和彦（訳），pp63-126，協同医書出版，東京，1986

4) 牧川方昭, 塩澤成弘, 岡田志麻：高齢者の転倒と大腿骨折のバイオメカニクス. 日本セーフティプロモーション会誌. 6(1)：1-8, 2013
5) Jill Mertz：JW Thomas Byrd[internet], http://www.arthritisresearch.us/femoral-head/jw-thomas-byrd-tnm.html[accessed 2016-05-06], 2016
6) 神先秀人, 南角 学, 坪山直生：運動学的に見た「転倒」という動作の特徴. エビデンスに基づく転倒・転落予防, 泉キヨ子(編), pp18-23, 中山書店, 東京, 2005
7) 山本創太, 田中英一, 窪内靖治, 他：歩行者転倒における大腿骨頸部骨折発生機序の生体力学的検討. 日本機械学會論文集(A編). 72(723)：1799-1807, 2006
8) 玉井和哉：成人の骨折と脱臼. 標準整形外科学 第11版, 内田淳正(監修), pp724-776, 医学書院, 東京, 2011

MEMO

2 骨折の治癒過程を知る

金村尚彦

> 骨折とは，さまざまな外力の作用により，骨の連続性が一部または全部が絶たれたものをいう．骨折が生じても，自己再生能力により，一定の期間で，元の骨の形態と力学的強度を回復する．この再生能力は他の組織と違っている点である．理学療法を行う際に細胞生物学や分子生物学の側面から，一連の生物学的な修復過程を理解することは，適切な時期における理学療法の量や質を考えるうえで重要である．

骨癒合とは[1〜3]

骨癒合には，一次骨癒合（primary bone healing）と，二次骨癒合（secondary bone healing）がある．

一次骨癒合とは，金属プレートなどの内固定や，創外固定などで解剖学的に正しく整復され転位がない場合，両骨折端を直接接触させることにより，仮骨を形成せずに骨折が治癒する．これは，皮質骨の直接的な接触により両端から新たなハバース管が延び，骨折部を跨ぐように破骨細胞により骨吸収が行われ，続いて骨芽細胞による新生骨が形成される．骨折部を直接癒合するように骨が形成される．受傷から約2週間で開始されるが，架橋性仮骨を示すX線所見がみられない．

二次骨癒合とは，骨折部を中心として仮骨を形成し，二次骨癒合の過程を経て，骨折が修復される．この癒合は，石灰化と仮骨が形成されるX線所見が観察され，軟骨基質の骨置換となる．骨折部の動きが増加するほど仮骨量が増大し，骨の横径が増すことで骨折部位の安定性が高まる．一般的に多くの骨折に対し，ギプス固定や髄内釘固定など外固定による治療では，この二次骨癒合により治癒していく．

骨折の治癒過程を知ろう[1〜4]

修復過程には，炎症期（inflammatory phase），修復期（reparative phase），リモデリング期（remodeling phase）に分けられる（図1）．また修復期は，軟性仮骨形成期（soft callus phase），硬性仮骨形成期（hard callus phase）に区分される．

骨折治癒では，これらが時間的・空間的に少しずつ重なっており，各々の時期の長さは異なっている． 短い炎症期の後に修復期が起こり，その途中から長期のリモデリング期へ

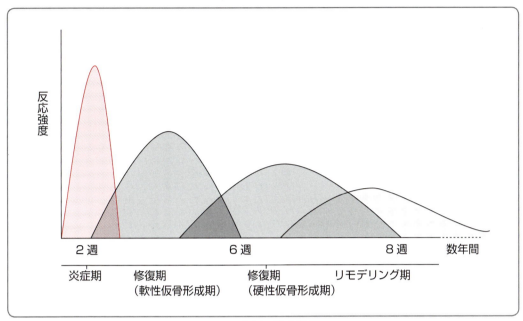

図1　骨折の治癒過程

と移行していく（図2）．

● 炎症期

　骨折によって骨膜，骨皮質，血管が損傷される．損傷された組織からの出血により，血腫が骨折間隙に満たされ，炎症性反応が誘発される．血腫内には，多くのサイトカインが含まれており，すぐにマクロファージや多形白血球，白血球，T細胞，B細胞を含む炎症性細胞が侵入してくる．これらの炎症細胞は，骨折修復に必要な細胞であり，細胞活動による複雑なカスケードにとって不可欠なものである．

　骨折部から数mm以内の骨細胞は死滅するため，破骨細胞などの細胞が壊死した組織を吸収し，X線画像上では，壊死組織が除去されるに従い骨折線がより鮮明になってくる．

　炎症期は，約1〜2週間続く．

メモ　カスケード

　カスケードとは，生物学的連鎖反応過程のことを指す．細胞が最初の刺激を受けると過程が進むにつれて多くの蛋白合成が行われる．この反応により，遺伝子の転写調節や細胞死などが引き起こされる．

● 修復期

1）軟性仮骨形成期

　この時期では，間葉系幹細胞が出現し，軟骨細胞や骨芽細胞への分化が始まる．骨折部の血腫から軟骨芽細胞や線維芽細胞が浸潤し，肉芽組織を形成する．骨膜を中心とした骨

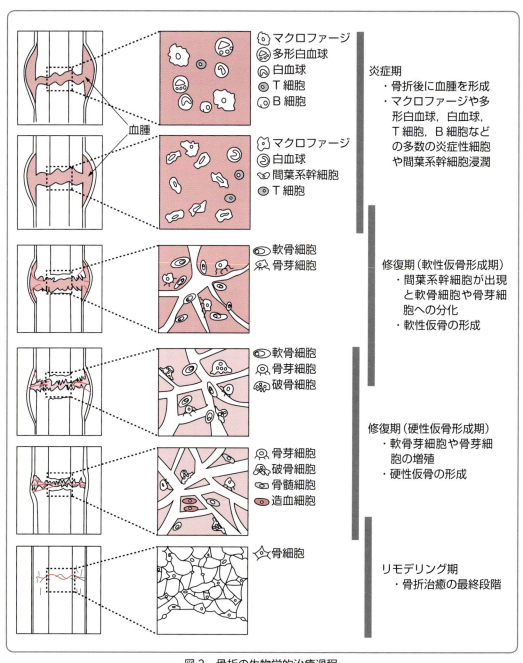

図2　骨折の生物学的治癒過程

折部周辺組織に由来する間葉系幹細胞が遊走し，軟骨が形成される（軟骨性骨化）．また骨膜下に形成された仮骨は，肉芽組織にミネラルが沈着することで骨が形成されていく（膜性骨化）．この時期の仮骨は，幼若な線維性骨であるために，トルクや応力に対し耐えることができず，強度は十分ではない．

2）硬性仮骨形成期

　肉芽組織内に新生血管が侵入し，線維芽細胞により，線維網が形成され骨折断端が互いに連結されてくる．この肉芽組織は，線維性仮骨と呼ばれている．線維性仮骨内に侵入している血管網により骨膜由来の軟骨芽細胞や骨芽細胞が増殖し，軟性仮骨の石灰化が生じてくる．線維骨からの硬性仮骨に置換されて力学的安定性が応急的に回復する．
　X線上では，骨折線は消え始める．
　骨化が進み硬性仮骨になるには，通常6～8週間である．

● リモデリング期

　リモデリング期以前に形成された新生骨は海綿様の構造で軟弱であるが，破骨細胞による骨吸収と骨芽細胞による骨形成を繰り返し，皮質骨と骨髄腔が形成されていく．仮骨の量は，骨折部の骨強度が回復するにつれて縮小し，解剖学的に正常な骨の構造に修復される．
　力学的強度が回復する骨折治癒の最終段階である．X線上では，骨折線は見えなくなる．
　リモデリング期は完了までに数ヵ月から数年を要する．

> **Advice** X線上で仮骨形成時期や骨癒合の状況を観察し，骨折部位に生じる回旋ストレスや応力に注意を払いながら，荷重方法や運動療法を実施していく．

骨折の治癒過程に関与する分子メカニズムとは？[3～7]

　骨折の治癒過程は，そのステージによって異なる細胞群が，密接に互いに協調しながら進行する複雑な生理反応である（表1）．

　骨折が起こると血腫が形成されるが，その中にマクロファージやリンパ球などの多数の炎症性細胞や未分化間葉系細胞の浸潤が起こる．炎症性細胞から放出される腫瘍壊死因子（tumor necrosis factor：TNF-α，β），インターロイキン（interleukin：IL-1，IL-6，IL-11），macrophage-colony stimulating factor（MCSF），オステオプロテゲリン（osteoprotegerin：OPG），receptor activator of nuclear factor g-B ligand（RANKL）などの炎症性サイトカインが放出される．また骨折直後において，血腫形成時に血小板に貯蓄されていた血小板由来成長因子（platelet-derived growth factor：PDGF）やTGF-β（transforming growth factor-β）は，骨折部に局所放出され炎症性細胞や細胞増殖に寄与するこれらの成長因子により，間葉系幹細胞（mesenchymal stem cell：MSC）が骨折部位に動員される．またMSCは，TGF-βや増殖分化因子（growth differentiation factor：GDF），骨形成蛋白質（bone morphogenetic protein：BMP）により，骨芽細胞や軟骨細胞へ分化する．MSCは，骨髄や筋，骨膜や血液などに含まれる細胞である．

　骨折断端部位においては，血流が疎な状態なために，低酸素状態となっている．この条件下において，MSCが軟骨細胞へと分化する環境となり，内軟骨性骨化が開始される．

表1 骨折治癒過程における分子発現

	炎症期	修復期 (軟性軟骨形成期)	修復期 (硬性軟骨形成期)	リモデリング期
サイトカイン				
IL-1	高発現			
IL-6	高発現		中発現	
TNF-α	高発現			中発現
RANKL	高発現		高発現	
MCSF	高発現		高発現	中発現
OPG	高発現	高発現		
PDGF	高発現			
モルフォゲン				
BMP-2	高発現	高発現	高発現	高発現
BMP-3			高発現	
BMP-4		高発現	高発現	
BMP-5		高発現	高発現	
BMP-6		高発現	高発現	
BMP-7			高発現	
BMP-8			高発現	
GDF-5		高発現		
GDF-8	高発現			
GDF-10				高発現
TGF-2		高発現	高発現	
TGF-3		高発現	中発現	
TGF-5		高発現		
血管新生因子				
VEGF A		中発現	中発現	
VEGF B			中発現	
VEGF C			中発現	
VEGF D		中発現	発現	
Angiopoietin 1	発現	発現	発現	発現
Angiopoietin 2	発現	発現	発現	発現
細胞外マトリクス				
COL2AL		高発現	高発現	
COL10AL		高発現	高発現	

■ 高発現　■ 中発現　□ 発現

(文献1・3より作表)

骨折部位から少し離れた場所では，血流が保たれているので，膜性骨化による新生骨が形成される．軟骨細胞がCOL2AL（Ⅱ型コラーゲン），肥大化した軟骨細胞がCOL10AL（X型コラーゲン）を産生し，軟骨仮骨を吸収するマトリックスメタロプロテアーゼ-13（matrix metalloproteinase：MMP-13）の発現がある．

骨折修復部には血流の回復が必要であり，血管新生も重要なステップである．骨折部の軟骨細胞のアポトーシスが起こる時期になると血管新生が開始される．血管新生は，血管内皮細胞増殖因子（vascular endothelial growth factor：VEGF），アンジオポエチン-1（angiopoietin-1：ANG-1），アンジオポエチン-2（angiopoietin-2：ANG-2）により制御されている．BMPの刺激により骨芽細胞や仮骨内の肥大軟骨細胞からVEGFが分泌されて，血管新生が誘導されている．

骨折治癒に影響を及ぼす因子

骨癒合に影響する因子は，全身性の因子として年齢，栄養状態，合併症，薬剤が挙げられる．

年齢について，小児では骨折が約20～30％早く癒合する．高齢者においては，骨芽細胞や軟骨細胞へ分化する間葉系幹細胞の減少や分化能力の低下のため，治癒が遅延するのではないかと考えられている．栄養状態では，栄養不良やビタミン不足などに影響を受ける．合併症の，糖尿病，貧血，腎不全，甲状腺機能低下症，くる病，骨粗鬆症脱神経などは，治癒に影響を与える．薬剤では，副腎皮質ステロイド剤，非ステロイド性抗炎症薬，抗凝固薬などが骨形成において抑制的に働いたり，遅延させたりする[4]．

局所性の因子として，骨折の型，外傷の程度，開放性骨折か閉鎖性骨折かの違い，感染や腫瘍，壊死など局所病変の有無，皮質骨や海綿骨，関節内骨折など損傷骨組織の種類の違い，手術方法の種類などがある．

動かない部位に異常可動性が生じて，骨癒合が停止した状態を偽関節という．感染や骨欠損，固定が不十分であった場合に，骨折端にある髄腔が閉鎖し瘢痕化することで癒合ができなくなる状態を指す．また，一般的な治癒期間が経過しても癒合しないか，ゆっくりと癒合が続いている場合は，遷延治癒という．栄養血管の損傷や骨折部の固定が不十分な場合にみられるが，阻害因子を除去すると癒合が進む．

▶若手理学療法士へひとこと◀

骨折に対する理学療法を実施する際には，骨折治癒過程の期間やどのような治癒メカニズムが働いているか理解することで，骨折部位の視診や触診などに加えて，理学療法アプローチの適切な時期や方法を再考することになる．"目に見えない"生物学的治癒促進に繋がるような理学療法を心がけることが重要である．

Further Reading

Gray A. Shankman, Robert C. Manske:整形外科的理学療法―基礎と実践― 原著第3版,鈴木　勝(監訳),医歯薬出版,2013

運動器疾患の病態と理学療法,奈良　勲(監修),森山英樹,木藤伸宏(編),医歯薬出版,2015
▶ 運動器疾患に関する病態について,基礎研究の知見も踏まえ,理学療法のエビデンスや実践について記載されているため,メカニズムを理解するには大変参考になる文献である.

●文献

1) Connolly JF:Stage of Fracture Repair. Fractures and Dislocations:Closed Management, Vol.1, pp13-27, Saunders, Philadelphia, 1995
2) Hoppenfeld S, Murthy VL:骨折治癒.骨折の治療とリハビリテーション,江藤文夫,他(監訳),pp2-4,南江堂,東京,2002
3) 森山英樹:骨折の病態.運動器疾患の病態と理学療法,森山英樹,他(編著),奈良　勲(監修),pp42-49,医歯薬出版,東京,2015
4) 森　諭史:骨折の病態生理.新 骨の科学,須田立雄,他(編著),pp247-253,医歯薬出版,東京,2007
5) Ai-Aql ZS, Alagl AS, Graves DT, et al:Molecular mechanisms controlling bone formation during fracture healing and distraction osteogenesis. J Dent Res. 87(2):107-118, 2008
6) Gerstenfeld LC, Cullinane DM, Barnes GL, et al:Fracture healing as a post-natal developmental process:Molecular, spatial, and temporal aspects of its regulation. J Cell Biochem. 88(5):873-884, 2003
7) 今井祐記:骨折治癒の分子メカニズム.日臨.72(10):1734-1739, 2014

低出力パルス超音波（LIPUS）の有用性

加藤 浩

　厚生労働省の平成26年度患者調査，疾病別年次推移表によれば，骨折の総患者数は，推計値ではあるが平成8年（1996年）の約40万人から平成26年（2014年）の58万人まで，平成14年を除いてほぼ毎年増加傾向にある．今後も高齢者人口は確実に増加していくなかで，同様な増加傾向で推移していくのではないかと思われる．骨折患者が増える傾向にあるなかで，骨折の治癒期間短縮は，患者個人にとって重要な関心事であることはもとより，社会的利益からもその有益性は重要と考えられる．

1. LIPUS以前の骨折治療法

　1953年の保田による圧縮された骨の圧電気の発見および電気刺激による仮骨形成の発見以来[1,2]，現在までに種々の物理エネルギーが，骨折の治癒期間短縮のために試みられてきている．

　その主なものは，直流電流法，交流電流法およびパルス電磁場を用いたPEMF法（pulsed electromagnetic field）そして1980年代以降はCCEF法（capacitively coupled electric field，静電結合電場法）といわれる60 kHz，3.5 V（500 Ω）程度の正弦波の電流を用いた方法が主流であった．

　しかし，これらの治療法の実使用上の最大の問題点の一つは，その治療時間にあった．直流電流，交流電流法では，侵襲的なうえに終日の刺激が必要であり，非侵襲的なPEMF法およびCCEF法においても，1日における治療時間は10時間程度が標準であった．この長時間の治療は患者にとって非常な負担になるものであり，これらの治療法の克服すべき問題点であった．

2. LIPUSのわが国での発展

　この治療時間の問題を画期的に改善させたのが低出力パルス超音波治療法であった．英語表記のlow intensity pulsed ultrasoundの頭文字をとって一般にLIPUSと称される治療法である．この低出力パルス超音波に関する初期の研究には，ブラジル，サンパウロ大学のDuarte[3]による1983年の報告がある．その後アメリカでは，1994年にテキサス大学Heckmanら[4]による脛骨骨幹部骨折67例，1997年にバーモント大学Kristiansenら[5]による橈骨遠位端骨折61例において，どちらも二重盲検試験で対照群に対してLIPUS群が有意な差で，新鮮骨折の治癒日数が40%近く短縮したという研究が公表された．これらのエビデンス性の高い研究が発表されたために，アメリカだけでなく広く世界的に骨折治療におけるLIPUSの存在が知られるようになった．わが国においては，セーフスSAFHSの輸入許可を帝人株式会社（現帝人ファーマ株式会社）が取得し導入開始したのがLIPUSの

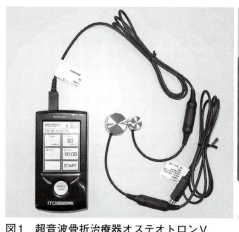 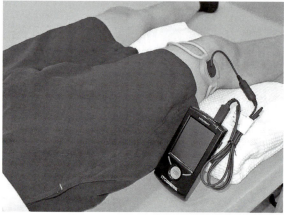

図1　超音波骨折治療器オステオトロンV　　　　　　　　　　　　　　　　　　（提供：伊藤超短波株式会社）

はじまりと言える．健康保険適用においても，1998年の難治性骨折超音波治療法として保険収載以降，先進医療を経て2008年からは新鮮骨折についても保険適用となり，その適用はより拡大されてきている．2016年度診療報酬改定では，難治性骨折超音波治療法は，難治性骨折電磁波電気治療法と同じく12,500点，新鮮骨折に対する超音波骨折治療法は4,620点となっており，確固たる医療技術として確立してきている．

3. LIPUSのパラメータ

超音波骨折治療において現在一般的に用いられている超音波のパラメータは以下のとおりである．

　　超音波周波数：1.5 MHz，パルス幅：200 μsec
　　繰返し周波数：1 kHz，出力（*SATA）：30 mW/cm^2（*空間平均時間平均強度）
　　治療時間：20分間/回
　　治療頻度：1回/日

物理療法の温熱治療で通常用いられている超音波治療器と同様に，プローブ表面に媒体としてゲルを塗って使用するが，温熱治療用の超音波の一般的な使用法とは異なり，治療中プローブを固定させて使用する．これは従来の超音波治療器と比較すると，LIPUSではその出力が数十分の1であり，温熱が少ないため可能になることである．

図1に超音波骨折治療器の一例を示した．

4. 生体作用に影響する各種超音波パラメータ

超音波を生体組織に照射する場合，多くのパラメータがその生体作用に影響を持つことが知られている．その主なものを以下に列挙する．

・出力，周波数（波長），duty cycle（パルス幅）
・繰返し周波数，照射時間，照射頻度
・その他（照射方法，角度，ERA，BNR，媒体）

骨折治療では，先ほど述べたように30 mW/cm^{2}が一般的に用いられてきている．超音

MINI LECTURE

波はエネルギーとして生体表面から照射された場合，生体の各組織において減衰することは一般に知られており，1MHzの超音波を脂肪に照射した場合には50mmの深さで半減するとされている．LIPUSで用いられている超音波でも同様に減衰が起こることが水田ら[6]により報告されている．これは，骨折部に達するまでに通過する軟部組織の厚さおよびその種類により，その減衰の程度が変化することを示唆している．

出力により超音波の生体作用が大きく異なることは，一般によく知られているが，同様に超音波は，その周波数により減衰の割合が変化し，高い周波数，例えば1MHzと3MHzを比較した場合，3MHzでは生体組織内で1MHzの約3倍の減衰が起きることが知られている．すなわち，軟部組織が厚い部分においては，深い部分に到達させるためには，低い周波数を用いる方が超音波の特性上は合理的であることを示唆している．今後 in vitro, in vivo の基礎研究において，より有効な治療パラメータを検討し，最終的には臨床応用していく必要があると考えられる．

5. 大腿骨骨折に対するLIPUSの使用

LIPUSの大腿骨骨折に対する効果性については，2000年に発表されたMayrら[7]のデータ分析結果より，遷延治癒951例，偽関節366例で，全体の治癒率はそれぞれ91％，86％のところ，大腿骨では87％，86％であり，偽関節では全体平均と同等であるが，遷延治癒では全体の平均値より低い結果を示していた．また59例の偽関節症例に対するLIPUS療法のデータ分析を行ったRoussignolら[8]は「BMIが40以上の患者では大腿骨の近位および骨幹部の偽関節は外部からの治療は適応でない可能性がある」と述べ，この原因の一つとして軟部組織による超音波の減衰を挙げている．

超音波の特性を鑑みれば今後の治療においては，十分な強度の超音波を骨折部位に到達させるために，使用する超音波パラメータ，特に出力に対して見直しを考慮する余地があるのではないかと考えられる．

6. まとめ

1) LIPUS療法は，現在日本で最も一般的に使用されている骨折治療法と考えられる．
2) LIPUSにはその生体作用を左右するパラメータがいくつもある．
3) 今後，LIPUSの臨床応用パラメータには，in vitro, in vivo 試験の結果を踏まえた見直しを考慮する余地があるのではないかと考えられる．

●文献

1) 保田岩夫，長山 寿，加藤常行，他：骨折治療に関する基礎的諸問題．京都医会誌．4：395-406，1953
2) Yasuda I：Fundamental aspects of fracture treatment. Clin Orthp. 124：5-8, 1977
3) Duarte LR：The stimulation of bone growth by ultrasound. Arch Orthop Trauma Surg. 101(3)：153-159, 1983
4) Heckman JD, Ryaby JP, McCabe J, et al：Acceleration of tibial fracture-healing by non-invasive, low-intensity pulsed ultrasound. J Bone Joint Surg Am. 76(1)：26-34, 1994

5) Kristiansen TK, Ryaby JP, McCabe J, et al：Accelerated healing of distal radial fractures with the use of specific, low-intensity ultrasound. a multicenter, prospective, randomized, double-blind, placebo-controlled study. J Bone Joint Surg Am. 79(7)：961-973, 1997

6) 水田隆之，湯川佳宣，伏見昌樹，他：超音波骨折治療における超音波強度と解剖学的深度との関係．日生体電気刺激研会誌．13：47-50, 1999

7) Mayr E, Frankel V, Rüter A, et al：Ultrasound— an alternative healing method for nonunion?. Arch OrthopTrauma Surg. 120(1-2)：1-8, 2000

8) Roussignol X, Currey C, Duparc F, et al：Indications and results for the Exogen[TM] ultrasound system in the management of non-union：A 59-case pilot study. Orthop Traumatol Surg Res. 98(2)：206-213, 2012

ミニレクチャー

ROM（range of motion）運動のコツ

家入　章

1. はじめに

　大腿骨骨折後のROM運動は，その運動が骨のずれ（転位）を招く危険な行為であるかもしれない，という認識を持って行う必要がある．そのため，なぜROM運動を行うのか，その目的を考え，術中の固定性を医師に確認したうえで負荷量や運動方向を調整していくことが最大のコツとなる．ここでは，ROM運動を行う目的や注意点を時期と術式を踏まえて述べたい．

2. 時期による負荷量の違い

　大腿骨骨折後の術後経過を創傷治癒の経時的変化[1]を参考に，急性炎症期（術直後～3日），肉芽組織増殖期（術後3日～6週間），組織再形成の成熟期（術後6週間～6ヵ月間）に分ける．

　炎症期（術直後～3日）にROM運動を行う主な目的は，リラクゼーションである．その理由として，術創部への過剰なストレスが治癒を遅延させることや，疼痛出現により患者との信頼関係が崩れる可能性があることが挙げられる．そのため，この時期は停止感や疼痛に配慮し，安楽肢位を意識した愛護的な他動ROM運動を心がける．しかし，他部位に関しては，ROM制限により離床が遅れている場合など，この時期からでも積極的に介入することもある．

　増殖期（術後3日～6週間）にROM運動を行う主な目的は，筋・腱と筋膜，術創と関節包や靱帯，皮膚・皮下組織の創傷による癒着を予防することである．そのため，愛護的な他動運動から徐々に積極的な自動運動へと移行していく．ラットを使用した実験では，約2週間の不動により筋性の拘縮が生じ，徐々に関節性の拘縮も生じてくると言われており，各関節に対し2週間以内に何らかの刺激を加えることはROM運動を行う意義となる．

　成熟期（術後6週間～6ヵ月間）にROM運動を行う主な目的は，受傷機転となった動作（転倒など）やADLの改善である．この時期は積極的な自動運動を促すことや，ADLに必要なROM[2]を参考にするなど工夫が必要である．

3. 骨折型と術式による運動方向の違い

　骨折が大腿骨近位部骨折であった場合は，Evans[3]やGarden[4]の分類などを用いて骨折の状態を把握し，特に大・小転子に注目する．大・小転子には多くの筋が付着しているため，ROM運動の運動方向を決める重要な情報となる（表1）．

　例えば，小転子に骨折が及んでいた場合は，小転子に付着する腸腰筋には股関節屈曲作用があることを考慮し，ROM運動は負担の少ない股関節屈曲方向から始める．股関節伸

表1　大腿骨の大・小転子に付着する筋

	筋肉	主な作用	注意する運動方向
小転子	腸腰筋	股屈曲	股伸展
大転子	中殿筋	股外転	股内転
	小殿筋	股内旋	股外旋
	梨状筋	股外旋	股内旋
	大殿筋	股伸展，股外旋	股屈曲，股内旋

表2　大腿骨骨折後に注意する運動方向

骨折部位		主な転位方向	関与する筋	注意する運動方向
近位	近位骨片	屈曲	腸腰筋	股伸展
		外転	中・小殿筋	股内転
		外旋	大殿筋・外旋六筋	股内旋
	遠位骨片	内上方	内転筋	股外転
中央	近位骨片	屈曲	腸腰筋	股伸展
		内転	内転筋	股外転
	遠位骨片	後上方	ハムストリング	股屈曲・膝伸展
遠位	近位骨片	中間位	―	―
	遠位骨片	後方回転	腓腹筋	膝伸展・足背屈

展方向のROM運動を行う際は，必ず医師に確認する．医師の許可が出た場合は，小転子周囲の疼痛や筋の防御性収縮に注意する．大転子も同様に早期のROM改善が迫られていない限りは，負担の少ない股関節外転方向から行う．人工骨頭置換術を行った場合は，さらに脱臼肢位である股関節屈曲・内転・内旋や伸展・外旋の複合運動を誘発しないように注意する．

骨折が大腿骨骨幹部骨折であった場合は，OTAやAOの分類[5]などを用いて骨折の状態を把握し，骨折部位や術前転位の状態を確認する．術前転位の状態（p8，図6：大腿骨骨折の特有の転位）も術後のROM運動の運動方向を決める重要な情報となる（表2）．

例えば，近位部の大腿骨骨幹部骨折であった場合は，転位に関与する筋を伸張させることが骨折部への負担を増加させると考え，極力負担の少ない股関節屈曲や外旋の運動方向から始める．遠位部の骨折であった場合は，股関節よりも膝関節や足関節の運動方向に気を配る．受傷から手術までの期間が長かった場合は，特に，転位方向の軟部組織が短縮していると予測し，ダイレクトマッサージなど関節運動を伴わない理学療法から進めていくなどの工夫も必要となる．

MINI LECTURE

4. おわりに

　ROM運動に限らず，理学療法のアプローチは患者により大きく変わる．したがって，ここで述べた目的が必ず正解であるとはいえない．しかし，アプローチする目的を考え，その目的を患者や他職種に説明しながらかかわることが専門職としての義務であろう．何気なくROM運動を行うのではなく，その行動の意味を考え，負荷量や運動方向を決めていくことが自分なりのコツを習得できる近道となる．

● 文献

1) Oakes BW：Classification of injuries and mechanisms of injury, repair, healing and soft tissue remodeling. Science and Medicine in Sport, 2nd ed, Bloomfield J et al（eds），pp224-245, Blackwell Science, Australia, 1995
2) 家入　章：生活指導．筋骨格系理学療法を見直す，対馬栄輝（編），pp290-305，文光堂，東京，2011
3) Evans EM：The treatment of trochanteric fractures of the femur. J Bone Joint Surg. 31B（2）：190-203, 1949
4) Garden RS：Low-angle fixation in fractures of the femoral neck. J Bone Joint Surg. 43B（4）：647-663, 1961
5) Fracture dislocation compendium. Orthopaedic Trauma Association Committee for Coding and Classification. J Orthop Trauma. 10（Suppl. 1：v-ix）：1-154, 1996

MINI LECTURE

3 大腿骨骨折の病態特性を理解する

永﨑孝之

> 大腿骨は人体の中で最長の長骨であり，大きく骨幹部と2つの骨端部（近位部，遠位部）に分けられる．大腿骨骨折を理解するには，骨幹部，骨端部それぞれの解剖学，機能解剖学的知識と骨折の病態の理解が必要である．大腿骨骨折を正しく理解することにより手術適応やその術式，さらには理学療法についての理解へとつながっていく．

部位別に見る大腿骨骨折

　大腿骨骨折は部位別から，大腿骨近位部骨折，大腿骨骨幹部骨折，大腿骨遠位部骨折に大別される．さらに表1に示すように細かく分けられ，各々の骨折で受傷機序や分類などに違いがある．そのうち骨折後の治癒過程は古くからGurltによる骨の平均癒合日数が用いられている．大腿骨骨折の場合，大腿骨頸部が12週，大腿骨骨幹部が8週とされているが，この期間は骨折治癒過程の途中の期間と捉えるべきであり，完全な骨癒合を示していないと解釈すべきである．以下に整形外科の成書に基づき，大腿骨骨折の病態特性について詳しく述べる[1]．

大腿骨骨折の疫学

　大腿骨骨折の疫学については部位別で状況が大きく異なる．大腿骨頸部骨折および大腿骨転子部骨折に関する調査・研究は多く存在するが，それ以外の部位の骨折に関する調査・研究は見当たらない．

● 大腿骨頸部骨折・大腿骨転子部骨折

　日本整形外科学会・日本骨折治療学会監修の大腿骨頸部/転子部骨折診療ガイドラインは，「わが国における大腿骨頸部/転子部骨折の年間発生数は2007年では約15万例であった．」[2]と報告している．さらに発生率は高齢者に多く，男女では女性に多いとしている．女性は閉経後に骨密度が著しく減少する傾向にあるため，高齢になるほど骨粗鬆症のリスクが高まる．骨粗鬆症は大腿骨の脆弱化を招き，脆弱化を背景に転倒などの軽度な外傷が大腿骨近位部に加わることで容易に大腿骨頸部骨折や大腿骨転子部骨折が生じると推察される．

表1 大腿骨骨折の分類

大腿骨骨折	大腿骨近位部骨折	・大腿骨頭骨折 ・大腿骨頸部骨折（内側骨折） ・大腿骨頸基部骨折 ・大腿骨転子部骨折（外側骨折） ・大腿骨転子下骨折
	大腿骨骨幹部骨折	・大腿骨近位骨幹部骨折 ・大腿骨中位骨幹部骨折 ・大腿骨遠位骨幹部骨折（顆上骨折）
	大腿骨遠位部骨折	・大腿骨顆部骨折

表2 大腿骨骨折の年間発生数（推計）

	患者数（川﨑病院）	年間発生数（推計）
大腿骨頸部骨折	70人	15万人
大腿骨転子部骨折	86人	
大腿骨転子下骨折	5人	0.5万人
大腿骨骨幹部骨折	5人	0.5万人
大腿骨遠位部骨折（含；顆上骨折）	8人	0.8万人

註：表中の15万人は「大腿骨頸部/転子部骨折診療ガイドライン」の数値を引用.
「医療法人社団慶仁会川﨑病院　平成26年9月～27年9月；年間患者数統計」より

● その他の大腿骨骨折（大腿骨転子下骨折，大腿骨骨幹部骨折，大腿骨遠位部骨折）

　大腿骨頸部骨折，大腿骨転子部骨折以外の大腿骨骨折については，ガイドラインなどの調査・資料は見当たらない．そこで年間発生数を推計するため，医療法人社団慶仁会川﨑病院の協力を得て平成26年から平成27年の1年間の大腿骨骨折患者数を基に，各大腿骨骨折の年間発生数を推計した．全国的調査ではないが，大腿骨骨折の傾向を捉える意味では貴重な統計資料である（表2）．

　表2に示すように，大腿骨骨折の患者数の約90％（156人）が大腿骨頸部骨折および大腿骨転子部骨折であり，その他の大腿骨骨折はすべて合わせても10％程度（18人）である．大腿骨頸部骨折および大腿骨転子部骨折の年間発生数が約15万人であることから，それ以外の大腿骨骨折の年間発生数は合わせて1.8万人程度であると推計される．

「大腿骨近位部骨折」は骨折線の位置が決め手！

　大腿骨近位部骨折は図1[3)]に示すように骨折線がどこにあるかで分類される．特に骨折線が関節包の付着部より内側（関節包内）か外側（関節包外）かで，大腿骨頸部骨折と大腿骨転子部骨折とに分類される．これまでは大腿骨頸部骨折を大腿骨頸部内側骨折（関節包内骨折）と大腿骨頸部外側骨折（関節包外骨折）に分類し称してきたが，近年では関節包内

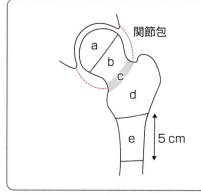

図1 大腿骨近位部骨折の分類

「日本整形外科学会診療ガイドライン委員会，大腿骨頸部/転子部骨折ガイドライン策定委員会，他（編）：第1章 大腿骨近位部骨折の分類，大腿骨頸部/転子部骨折診療ガイドライン，p10，南江堂，東京，2005」より引用

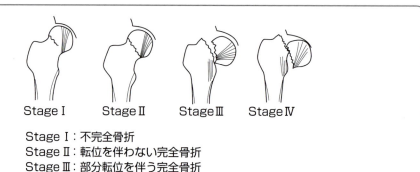

Stage Ⅰ：不完全骨折
Stage Ⅱ：転位を伴わない完全骨折
Stage Ⅲ：部分転位を伴う完全骨折
Stage Ⅳ：完全な転位を伴う完全骨折

図2 GardenによるStage分類

「Garden RS：Low-angle fixation in fractures of the femoral neck. J Bone Joint Surg Br. 43B：651-652, 1961」より作図，筆者訳

骨折を大腿骨頸部骨折，関節包外骨折を大腿骨転子部骨折と呼ぶようになっている．また大腿骨小転子より5cm下方までに骨折線が存在する場合は大腿骨転子下骨折と呼ぶ．

● 大腿骨頸部骨折

　大腿骨頸部骨折は関節包内で生じる骨折で，**最も骨癒合しにくい骨折**である．この骨折は高齢者，とりわけ骨粗鬆症を有する高齢者が転倒することで受傷する場合が多く，カーペットや敷居などの低い段差に引っかかり，下肢に急激な捻れ（外旋）が生じることで骨折する場合もある．受傷直後より起立・歩行が困難となり，股関節部痛，骨折側肢の短縮などが生じる．大腿骨頸部骨折は転位の程度により4つに分類されたGarden分類が最もよく用いられ，手術適応など治療選択はGarden分類を参考にすることが多い（図2）[4]．合併症としてGarden分類のStage ⅢやⅣは，Stage ⅠやⅡに比べ骨頭壊死や偽関節を生じるリスクが高い．

> **メモ　大腿骨頸部骨折は…なぜ骨癒合しにくいのか？**
>
> 大腿骨頸部骨折が骨癒合しにくい理由として，
> ①関節包内骨折のため仮骨形成に必要な骨膜が存在しない，②関節液（滑液）があるため血腫が形成されにくい，③骨頭への栄養血管が乏しく骨頭は阻血状態になる，④骨折部に剪断力がかかりやすく骨癒合が阻害されやすい，⑤骨粗鬆症を有する高齢者の場合は再生能力が低下している，の5つが考えられる．

● 大腿骨転子部骨折

　大腿骨転子部骨折は関節包外で生じる骨折で，骨折部の血流が十分に保たれているため，大腿骨頸部骨折より骨癒合しやすい．大腿骨頸部骨折は大腿骨転子間骨折，大腿骨転子貫通骨折とも呼ばれる．この骨折も大腿骨頸部骨折と同じく転倒により受傷する．特に大腿骨大転子を直接強打した場合に多い．症状も大腿骨頸部骨折と同様に受傷直後より起立・歩行困難となる．股関節痛は外側部（大腿骨大転子部周辺）にみられ，関節包外骨折のため腫脹や皮下出血を認める．また骨折側肢は短縮し外旋位となる．大腿骨転子部骨折には多くの分類法があるが，臨床上Evans分類が用いられる．この分類はX線写真正面像の内側骨皮質の損傷の程度，および整復操作後の整復保持の難易度によって分類されている（図3）[5]．

　大腿骨転子部骨折では血流が十分であるため，合併症として骨頭壊死や偽関節は起こりにくいとされている．しかし特にEvans分類の不安定型では，骨折部の変形（内反，後捻）を生じやすい．

● 大腿骨転子下骨折

　大腿骨転子下骨折は大腿骨小転子から大腿骨下方5cmまでの間に生じる骨折であり，転倒よりも交通事故や転落など大腿骨に大きな力が加わって生じる場合が多い．症状は基本的に大腿骨転子部骨折と相似しているが，骨折線と筋の作用（腸腰筋，中・小殿筋，内転筋群）により近位骨片は屈曲・外旋・外転方向へ，遠位骨片は内転方向へ転位しやすい．大腿骨転子下骨折の分類はSeinsheimerの分類がよく用いられる．この分類は骨片の数や骨折線とその部位により細かく分類されている（図4）[6]．

「大腿骨骨幹部骨折」は骨折線と筋の作用で転位方向が決まる！

　大腿骨骨幹部骨折は交通事故，高所からの転落およびスポーツ外傷などの強力な外力が骨幹部に働くことで生じる骨折であり，高齢者にも起こり得るが若年層（青壮年期）に多い．受傷直後から立位不能となり，疼痛とも相まって関節運動は困難となる．また腫脹，皮下出血も著明である．大腿骨骨幹部骨折は骨折線の位置により特徴的な転位を呈する．これは骨折線と筋の作用により生じる（図5）．

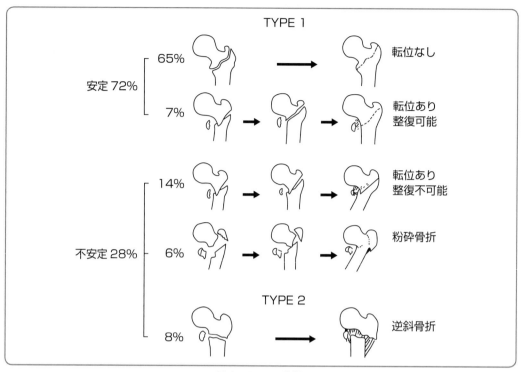

図3 Evans 分類

「Evans EM: The treatment of trochanteric fractures of the femur. J Bone Joint Surg Br. 31B(2):191, 1949」より引用,筆者訳

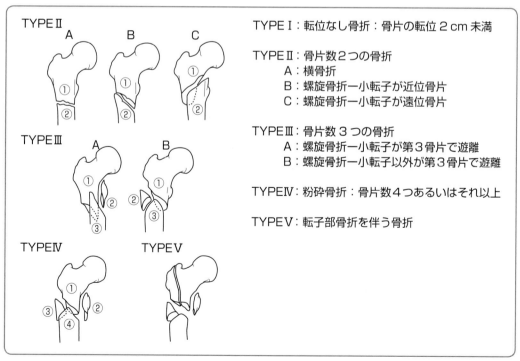

図4 Seinsheimer 分類

「Seinsheimer F: Subtrochanteric fractures of the femur. J Bone Joint Surg Am. 60(3):300-306, 1978」より引用,筆者訳

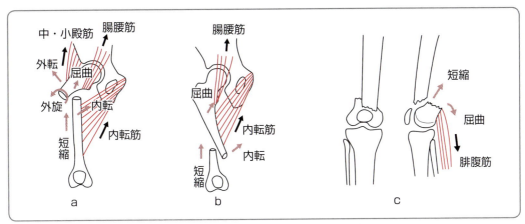

図5 大腿骨骨幹部骨折の特徴的な転位

● 大腿骨近位骨幹部骨折

　大腿骨近位骨幹部骨折は骨幹中央部より上位の骨折であり，大腿骨近位1/3の骨折である．この部位での骨折の転位は大腿骨転子下骨折と類似している．なぜなら，内転筋群は遠位骨片に付着しているため，近位骨片は内転作用を失い中殿筋，小殿筋の筋作用により外転する．さらに腸腰筋の筋作用により屈曲，外旋する．また遠位骨片は内転筋の筋作用により内転方向へ転位し上方へ短縮する（図5a）．

● 大腿骨中位骨幹部骨折

　大腿骨中位骨幹部骨折は骨幹中央部，大腿骨中位1/3の骨折である．この部位での骨折の転位は内転筋群がどちらの骨片に付着するかで分かれる．骨折線が中央上部で内転筋付着部より上位の場合には，大腿骨近位骨幹部骨折と同様の転位をとる．逆に骨折線が中央下部で内転筋付着部よりも下位の場合には，近位骨片は内転筋の筋作用により内転すると共に腸腰筋の筋作用により屈曲する．また遠位骨片は後上方へ短縮する（図5b）．

● 大腿骨遠位骨幹部骨折（顆上骨折）

　大腿骨遠位骨幹部骨折は骨幹中央部より下位の骨折であり，大腿骨遠位1/3の骨折である．骨折線が大腿骨骨幹中央部に近い場合は，近位骨片は内転筋の筋作用により内転すると共に腸腰筋の筋作用により屈曲する．また遠位骨片は後上方へ短縮する．大腿骨顆上骨折と呼ばれる骨折線が大腿骨遠位端部に近い骨折は遠位骨片の転位が著しく，骨片は上方へ短縮すると共に腓腹筋の筋作用により後方に転位し屈曲位をとる（図5c）．そのため近位骨片端が大腿四頭筋などの周囲組織を損傷する場合がある．

　大腿骨顆上骨折は後述する大腿骨遠位部骨折（大腿骨顆上・顆部骨折）として分類されることもある．

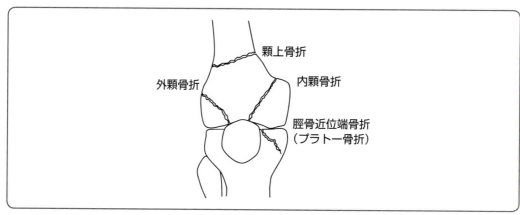

図6 大腿骨遠位部骨折

「大腿骨遠位部骨折」は膝関節の骨折

　大腿骨遠位部骨折は遠位骨端，すなわち大腿骨顆部（内側顆，外側顆）の骨折である（図6）．この骨折は骨粗鬆症を伴う高齢者が膝から転倒して受傷する場合や，交通事故などの大きな力が膝関節に加わることで受傷する場合が多い．受傷直後より立位不能となり，膝関節および周囲の腫脹，疼痛が顕著となる．また骨片の転位状況で内反あるいは外反変形が生じる．さらに骨片が後方に転位した場合は，膝関節後方を走行する膝窩動脈を損傷する場合がある．

　大腿骨顆部は脛骨近位端（脛骨顆部）と膝蓋骨で膝関節を形成する．そのため受傷機転によっては大腿骨顆部骨折ではなく脛骨顆部骨折や膝蓋骨骨折が生じる場合がある．特に膝関節側方から力が加わった場合は脛骨側の骨折が生じることが多い．

> **メモ AO法による骨折分類および骨折治療**
> 　骨折分類および骨折治療についてはこれまでにさまざまな分類，治療法が提唱され用いられてきた．近年ではAO法に基づいた骨折分類や骨折治療が用いられるようになってきている．

> **▶若手理学療法士へひとこと◀**
> **骨折の病態特性の理解は理学療法実践のために重要**
> 　骨折の病態特性の理解は，大腿骨骨折に限らず骨折全般についても言えることである．患者に適切な理学療法を適応できるか否かは，単に個々の技術力が高いだけでは不十分であり，なぜその技術を用いるかを判断する洞察力が必要である．その基となるのは骨折の病態であり，病態によって予後や手術適応，術式が決定され，その後の理学療法へとつながる．骨折の病態特性の理解は理学療法実践の根幹をなしている．

Further Reading

日本整形外科学会診療ガイドライン委員会,大腿骨頚部/転子部骨折診療ガイドライン策定委員会(編):大腿骨頚部/転子部骨折診療ガイドライン 改訂第2版,日本整形外科学会・日本骨折治療学会(監修),南江堂,2011
▶ 大腿骨近位部骨折の分類,疫学から治療法に至るまで診療に関するガイドラインとしてまとめられており,大腿骨近位部骨折の治療に携わる理学療法士は必読の一冊である.

● 文献

1) 玉井和哉:第37章 骨折・脱臼.標準整形外科学 第12版,松野丈夫・中村利孝(総編),pp801-817,医学書院,東京,2014
2) 日本整形外科学会診療ガイドライン委員会,大腿骨頚部/転子部骨折診療ガイドライン策定委員会(編):第2章 大腿骨頚部/転子部骨折の疫学.大腿骨頚部/転子部骨折診療ガイドライン 改訂第2版,日本整形外科学会,日本骨折治療学会(監修),p20,南江堂,東京,2011
3) 日本整形外科学会診療ガイドライン委員会,大腿骨頚部/転子部骨折ガイドライン策定委員会,他(編):第1章 大腿骨近位部骨折の分類.大腿骨頚部/転子部骨折診療ガイドライン.p10,南江堂,東京,2005
4) Garden RS:Low-angle fixation in fractures of the femoral neck. J Bone Joint Surg Br. 43B:647-663, 1961
5) Evans EM:The treatment of trochanteric fractures of the femur. J Bone Joint Surg Br. 31B(2):190-203, 1949
6) Seinsheimer F:Subtrochanteric fractures of the femur. J Bone Joint Surg Am. 60(3):300-306, 1978

4 大腿骨骨折術後の理学療法の流れを確認する

榎 勇人

　大腿骨骨折は，特に骨接合術後では骨折部位や骨折型，患者の年齢や受傷前の能力，合併症や生活環境などにより症状や術後の経過が多様となり，機能的予後や転帰先にまで影響を及ぼす．そこで，術前や術直後の急性期（臥床期）では，筋萎縮や認知症の予防，栄養管理やリスク管理を行い，回復期（離床期）では，骨癒合状態を確認しながら骨折部への負担や荷重応力を考慮した理学療法と退院に向けたチームアプローチが必要であり，生活期（在宅）では，再骨折防止に向けた介入や生活指導を行うことが重要となる．

急性期（臥床期）の理学療法のポイント

● 患肢以外の理学療法も大事！

　大腿骨骨折の治療は，近年手術療法の進歩により，術後早期より荷重が開始されるようになり，臥床期間が短くなっている傾向にある．しかし術前に関しては，特に高齢者では，合併症や全身状態の管理のために手術までに臥床による待機期間を要する患者も多く認められる．また整復のために直達・介達牽引療法を行う患者も臥床状態を強いられる．術前の待機期間や臥床期間は，筋肉量の低下や認知症の増悪を招き，さらには食事摂取も不良となり栄養状態の低下が認められる[1,2]．よって術前から，上肢機能や健側下肢の運動，また患肢足関節の運動を行うことが必要であり，さらには呼吸理学療法や口腔内ケアが推奨されている[3]．具体的には，患肢以外の上肢や健側下肢は，自動運動や抵抗運動など積極的な筋力増強運動を行い，患肢に関しては骨折部の整復に悪影響を及ぼさないよう，健側下肢を利用したcross educationによる筋力トレーニングが望ましい（図1）．等張性筋収縮運動はもちろんのこと，等尺性筋収縮運動においても抵抗を要する場合や下肢伸展挙上運動などは，骨折部に負荷が加わってしまうため行わないほうが良い．さらに術後やギプス固定後に骨折部位の隣接関節の可動域運動を行う場合は，整復部に負荷がかからないよう，骨折部をまたいだ固定による可動域運動は行わないように注意する．また足関節自動運動により，腫脹や静脈血栓塞栓症（venous thromboembolism：以下VTE）の予防に努める．臥床による呼吸機能の低下や誤嚥なども起こりやすいため，呼吸理学療法の介入および言語聴覚士や看護師と協力して口腔内を清潔に保つ必要がある．さらに栄養状態や認知症が，術後の歩行能力や日常生活活動（以下ADL）の改善に関連するとされ[4〜8]，栄

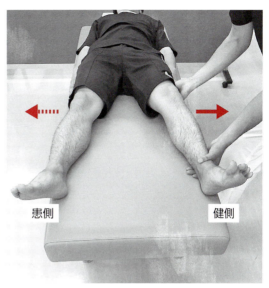

図1 cross educationによる患肢股関節外転筋トレーニング
健側下肢の外転筋最大等尺性収縮運動により，患肢の外転筋収縮を促通する．

養サポートチームなどと連携した積極的な栄養管理と，認知症の悪化を防ぐ取り組みが必要である．

● 合併症を念頭におこう！

　理学療法を行ううえでのリスク管理としては，骨折の部位や不安定性の有無を確認する．骨折部位が不安定な場合や手術による固定が不十分な場合には，患肢の運動は特に愛護的に行う必要がある．また，合併症として骨折や手術による末梢神経障害の有無を確認する．神経障害があった場合は，回復の見込みがあれば脱神経筋への電気刺激療法などの物理療法も行う．全身所見としては貧血や栄養状態の把握を行い，運動強度の調節も行う必要がある．さらに，理学療法中に呼吸困難感や頻呼吸，急な胸部痛や息苦しさなど胸部症状を訴える場合は，脂肪塞栓症候群（fat embolism syndrome：以下FES）による呼吸器系障害やVTEによる肺血栓塞栓症（pulmonary thromboembolism：以下PTE）を疑い，早急な対応をとる必要がある．特にVTEの発生には股関節骨折に加え，大腿骨骨幹部骨折や骨盤骨折が高リスクとされ[9]，単独下肢外傷に対するギプス固定中の患者の4.3〜40％に合併するとする報告もある[10]．さらにわが国での骨折後のPTE発生率に関する多施設調査[11]では，2年間に発症した81例中，大腿骨頸部骨折が24例（29.6％）と最も多く，次いで大腿骨骨幹部骨折19例（23.5％）であった．このことからも，大腿骨骨折後の理学療法時には，これらの疾患を念頭におく必要がある．

表1 脂肪塞栓症候群における鶴田[15]の診断基準

大基準	1) 点状出血 2) 呼吸器症状および肺X線病変 3) 頭部外傷と関連しない脳神経症状
中基準	1) 低酸素血症（$PaO_2 < 70\,mmHg$） 2) Hb値低下（$<10\,g/dL$）
小基準	1) 頻脈 2) 発熱 3) 尿中脂肪酸 4) 血小板減少 5) 血沈亢進 6) 血清リパーゼ値上昇 7) 血中遊離脂肪滴

診断基準：大基準2項目以上，あるいは大基準1項目，中・小基準4項目以上
疑症：大基準0項目，中基準1項目，小基準4項目
「鶴田登代志：脂肪塞栓症候群．整形外科．32：875-879，1981」より引用，作成

メモ 静脈血栓塞栓症と脂肪塞栓症候群

静脈血栓塞栓症（venous thromboembolism：VTE）とは，深部静脈血栓症（deep vein thrombosis：DVT）とPTEの関連性が強いことから一連の病態として捉えた病名である．整形外科の領域では，人工股・膝関節全置換術後や股関節骨折術後に多く発症し[12]，そのほとんどが無症候性であるため，臨床所見から見つけることは難しく，通常血清D-dimer値でスクリーニングを行い，造影CTや下肢静脈エコーによって診断される[13]．PTEが発症すると，呼吸困難，胸痛，冷汗，動悸，背部痛などの症状が認められ，他覚所見としては，血圧低下，頻脈，意識消失，徐脈がみられ，パルスオキシメータによる酸素飽和度の低下，動脈血二酸化炭素分圧の低下が認められることもある[12]．
脂肪塞栓症候群（fat embolism syndrome：FES）とは，骨折した骨髄より脂肪滴が血管中に入り込み閉塞を起こす状態で，受傷後48時間以内に発症することが多い[14]．症状は肺型，脳型，混合型の3型に分類され，初期症状として呼吸器症状（頻呼吸，胸部痛，頻脈，チアノーゼ，発熱など）が75％にみられ，次いで意識障害などの中枢神経症状を伴うことが多い[12,14]．診断には鶴田の基準（表1）[15]が臨床でよく使われる．

メモ 大腿骨近位部骨折の分類と名称の整理

わが国ではこれまで大腿骨近位部の骨折は大腿骨頸部内側骨折（関節包内骨折）と頸部外側骨折（関節包外骨折）とに分類され，両者を合わせて大腿骨頸部骨折と呼んでいた．しかし2005年に大腿骨頸部/転子部骨折診療ガイドライン[16]により，欧米の呼称に合わせ，**関節包内骨折を大腿骨頸部骨折，関節包外骨折を大腿骨転子部骨折**という名称に統一された（p26，図1）．本項でもガイドラインに準じた名称を使用する．

> **Advice** 特に急性期では，血液生化学データにより，貧血の有無，栄養状態，電解質異常，炎症反応，肝・腎機能，感染徴候，血糖値，血清D-dimer値などを確認し，全身状態を把握しておくことが重要である．

回復期（離床期）の理学療法のポイント

● 骨折型や内固定材料の固定性，術後の骨折部の変化を確認することは，術後理学療法の大原則！

一般的に骨折型は，頸部骨折はGarden分類[17]，転子部骨折はEvans分類[18]で分類される．Garden分類のStage Ⅰ・Ⅱは非転位型，Stage Ⅲ・Ⅳは転位型とされ，Evans分類はType Ⅰのgroup 1・2が安定型，group 2・3およびType Ⅱが不安定型とされ，これらの骨折型によって内固定材料や人工骨頭置換術が選択される．骨接合術の場合，内固定材料による固定性の良し悪しが骨癒合に影響を及ぼすことはもちろん，荷重時期など術後の理学療法の進行に直接関係してくる．そのため，術直後は固定力に影響を及ぼすラグスクリューの刺入位置やプレート固定時の骨折部のギャップの程度，髄内釘における髄腔占拠率や使用しているスクリューの数や配置などを確認する必要がある．ラグスクリューでは，tip-apex distanceの評価にて，20mm以下になるとカットアウト率が下がるとされ[19]，髄内釘の髄腔占拠率では，占拠率が低いと骨癒合が遷延しやすいことが示唆されている[20]．骨折部とスクリューの距離では，5cm未満になるとインプラントにかかるストレスが急激に増加したとする報告がある[21]．また頸部骨折における術後の骨折部の変化（telescoping，骨頭壊死，遷延治癒，偽関節）が30％に認められたとの報告もあり[22]，特に荷重開始してからの骨折部の経時的評価も重要である．特に，ラグスクリューのカットアウト，プレートや固定スクリューの破損や緩み，骨折部のtelescoping，骨頭壊死や癒合不全の有無などを評価し，いずれも認められた場合は，早急に荷重制限や安静度などを医師と相談し，リスク管理に努める必要がある．さらに，理学療法を進めるうえで変形治癒の確認やそれに伴う荷重時の下肢アライメントの評価が必要である．特に転子部骨折術後に平均2.2°（最大11°）の頸体角が減少した報告[23]や，骨幹部骨折における骨幹部の許容できる変形治癒は，わずか短縮1cm，内外反5°以内との報告[24]があり，大腿骨近位部骨折における頸部短縮や頸体角の減少，骨幹部骨折の骨幹部内外反や回旋変形などに注意する．これらの変形治癒や大腿骨幹部の弯曲があれば，患肢が短くなり脚長差が出現するため，程度によってはインソールや補高靴の適応を検討する必要がある．また頸部の短縮や頸体角の減少は大転子高位となるため，股関節外転筋などが短縮位となり収縮効率が落ちることにより（頸体角の減少はレバーアーム長は伸びるが，大転子高位により相対的には外転筋の収縮効率は落ちる），跛歩の原因ともなり得る．さらに，頸体角の減少や骨幹部の内外反変形治癒が起きると，荷重時の下肢アライメントが変化しMikulicz line上に膝関節の中央が位置しなくなることも考えられる．図2に示すように，頸部骨折により頸体角が減少して内反股になれば，膝関節はMikulicz lineより内側に位置しやすくなり，荷重応力は膝外側に集中しやすくなる．逆に骨幹部が内反変形すれば膝関節は外側に位置しやすくなり，荷重応力は膝内側に集中しやすくなる．これによって，術後に膝関節周囲に痛みを訴える患者も認められ，長期的には変形性膝関節症を招いてしまうことも危惧される．このような患者には，二次性変形性膝関節症の予防も踏まえた運動療法や動作指導，装具

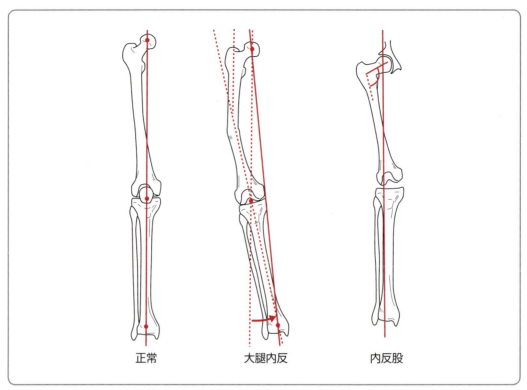

図2 変形治癒における下肢アライメント変化
大腿内反変形があると，膝関節はMikulicz lineより外側に位置しやすくなり，頸体角の減少による内反股変形では，内側に位置する傾向となりやすい．

療法なども行う必要がある．また，非定型大腿骨骨折（atypical femoral fracture）では，骨幹部の弯曲が両側（健側にも）に起きやすく，これによってもMikulicz lineと膝関節の関係性も変化し，健側の骨折に起因する場合もあるため注意が必要である．

メモ 非定型大腿骨骨折（atypical femoral fracture：AFF）

非定型大腿骨骨折とは，ビスホスホネート（BP）製剤の長期使用に伴う合併症として2005年にOdvinaら[25]が提唱し，severely suppressed bone turnover（骨代謝回転が抑制され，骨の材質特性や強度に悪影響を与える）が主因とされ，近年注目されている疾患である．2014年にはアメリカ骨代謝学会[26]にて定義が改訂され，薬剤使用については定義から除外されたが，severely suppressed bone turnoverによる脆弱性骨折と大腿骨の形態（主に弯曲と思われる）が原因と考えられる疲労性骨折とされている．

Advice 術後の定期的なX線チェックの間隔を把握し（急性期では通常1週間に1回の間隔で撮影している場合が多い），できる限り撮影日は理学療法前にX線画像を確認し，異常がないことを把握したうえで理学療法を行うことが望ましい．

● 術後の機能的予後について

　わが国の大腿骨近位部骨折における術後1年での歩行能力が，受傷前の状態に回復した割合は67％とされ[27]，ガイドライン[19]では**術後の歩行能力に関係する因子として，術前の歩行能力と年齢が大きく影響し，次いで骨折型（不安定型が不良）や筋力，認知症の有無が影響する**とされている．または頸部骨折後の歩行獲得の有無には，回復期リハ病棟への入院時（急性期病院からの転院時）のAlb値が関連し（オッズ比5.18）[4]，Alb値3.0g/dL以下の低栄養群は，入院8週目までに歩行が自立レベルに到達しなかった[7]との報告もある．さらに入院後Alb値が増加した栄養改善群は，非栄養改善群と比較して入院6週目以降の歩行能力回復が有意に高く，栄養改善と歩行能力の回復の関係性を示唆すると共に，栄養状態を考慮した理学療法の重要性を報告している[28]．したがって安定型の骨折では，術後早期離床により臥床期間を短縮させることで筋力低下や認知症の増悪を予防し，早期荷重歩行トレーニングや筋力増強運動を行う．これに栄養サポートチームと連携して栄養管理を行うことで，できるだけ早期の歩行獲得を目指す．さらに動作指導も重要である．ほとんどの動作が速度に依存して骨折部への応力が増加するため，ゆっくりとした動作を指導する．また臼蓋-骨頭最大接触圧[29,30]は自由歩行5.6MPaに対し，座面高38cmの椅子からの立ち上がりは15.0MPaであり，立ち上がりでは必ず上肢の力を利用して立ち上がるよう指導する．さらに股関節90°屈曲位のサドル高による無負荷（回転数60bpm）での自転車エルゴメータは5.5MPa，背臥位での股関節外転筋等尺性収縮は9.0MPaである（図3）[29,30]．よって自転車エルゴメータによる運動は，全荷重歩行開始となるまでは行わないほうが良い．また股関節外転筋等尺性収縮運動は，骨癒合が得られるまでは行わないほうが良いと考える．

　不安定型骨折により早期の離床や荷重が困難な場合，認知症を合併している患者には増悪を予防するために作業療法など他職種による介入を検討する．また廃用性筋萎縮の予防のために，上肢や健側下肢の積極的な筋力増強運動を行う．患側下肢は，骨折部に負担がかからないよう，先述したcross educationによる筋力トレーニングや，さらに筋萎縮予防[31]や筋力増強効果[32]が報告されている神経筋電気刺激により，筋萎縮や筋力低下を予防する．臼蓋-骨頭最大接触圧では，下肢伸展挙上（straight leg raise）運動は，30°/secで3.0MPa，60°/secで3.7MPa，背臥位での股関節外転筋自動運動2.8MPaであり，いずれも静止立位時1.2MPaの約2倍以上の圧がかかる（図3）[29,30]．よって患側下肢へのこれらの運動は，特に頸部骨折における骨接合術後では，骨頭壊死の予防のためにも全荷重が許可されるまでは行わないほうが良い．

● 入院時から社会復帰に向けた検討をしよう！

　大腿骨骨折患者の**自宅退院には，受傷前のADL，同居者数，認知症の有無，歩行能力，Functional Independence Measureの移動項目などが関連する**[33〜36]．したがって，入院期間中から受傷前のADLや同居者，退院後の家族の支援体制，家屋構造，生活様式（ベッドの有無，トイレ様式など）などを把握しておく．そこで必要な場合は，ソーシャルワー

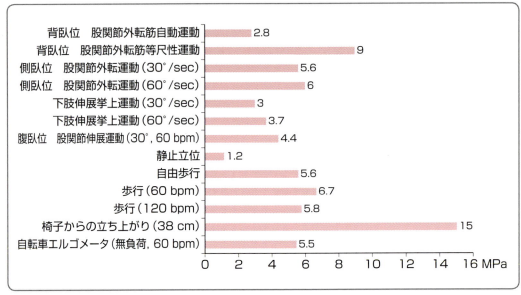

図3 臼蓋-骨頭最大接触圧

「Hodge WA, Carlson KL, Fijan RS, et al：Contact pressures from an instrumented hip endoprosthesis. J Bone Joint Surg Am. 71（9）：1378-1386, 1989」,「Tackson SJ, Krebs DE, Harris BA：Acetabular pressures during hip arthritis exercises. Arthritis Care Res. 10（5）：308-319, 1997」より引用，作成，筆者訳

カーやケアマネージャーなどと連携して退院に向けた退院前家屋訪問や家屋改修，福祉用具の設置や介護保険制度の活用の有無などを検討していく．同居者数は2人以上必要[33]であり，同居者数が少ない場合は家族への介護指導などの介入も十分に行う必要がある．特に**入浴動作は認知機能の有無にかかわらず低下し，認知症などを合併している場合は，歩行以外に更衣動作や排泄動作が低下しやすい**[34]．よって入浴・更衣・排泄動作に関係する環境整備，ADL指導や介護指導が特に重要となることが示唆され，入院早期から家族指導も含めた社会復帰に向けた取り組みを行っていく必要がある．

生活期（在宅）の理学療法のポイント

●退院後の理学療法の主目的の一つは，転倒における再骨折の予防！

大腿骨近位部骨折の術後は，最低6ヵ月程度はリハビリテーションによる機能回復が期待でき，退院後のリハビリテーションの継続は有効であるとされている[3]．したがって，退院後に継続して理学療法を行えば，十分な機能回復やADLの向上が見込まれる．

大腿骨近位部骨折術後における再転倒率の報告では[37]，再転倒率52.6％であり，その内85％が屋内であった．またガイドライン[38]では，大腿骨近位部骨折患者は，対側の大腿骨近位部骨折のリスクが明らかに高いとされ，さらに再骨折した患者の54.5％が1年未満に発生していた[39]との報告もある．したがって，**退院後の理学療法の主目的の一つと**

しては，特に1年未満の転倒における再骨折の予防が挙げられる．

転倒のリスク要因は，一般的に外的要因（環境や物理的要因）と内的要因（身体的要因）に分けられる．外的要因である住環境の改善は，転倒防止に有効とされている[40]．退院後の転倒は屋内での頻度が高い[37]ため，特に屋内における段差の改善や手すりの設置，ベッドの使用や屋内での動線の整備などが重要と考える．内的要因としては，地域高齢者の転倒発生に関係する5年間の追跡調査の結果，歩行速度と過去の転倒経験がリスク要因として挙げられている[41]．高齢者の歩行速度の低下は，下肢筋力低下や可動域制限に加え，体幹の姿勢変化[42〜44]や可動性[45]も関連している．Balziniら[42]は，高齢者の立位における体幹屈曲姿勢を簡便に評価する方法として，occiput-to-wall distance（図4）を計測しており，その結果mild群（≦5.0cm）に比べ，moderate群（5.1〜8.0cm）とsevere群（>8.0cm）は有意にバランス能力や歩行能力が低下していた．したがって，下肢筋力や可動域の評価・治療はもちろんであるが，occiput-to-wall distanceのような簡易な客観的評価などによる体幹前傾姿勢や，下肢関節も含むマルアライメントの評価を行う必要がある．円背による体幹の前傾姿勢や伸展可動性の低下が認められる場合，筆者らはパピーポジションの姿勢を自主トレーニングも含めて指導している（図5）．パピーポジションは，簡便で道具も使用しないため自宅でも行え，患者本人により体幹伸展を安全に調節でき，姿勢改善の報告[46]もされており有用な運動と考える．

また転倒による骨折予防として，ヒッププロテクターの装着が勧められており[38]，転倒リスク要因のある患者には，適応を検討する．しかしヒッププロテクターや杖などは，患者のアドヒアランスが低い場合が多い．患者のQOLを下げてしまっては本末転倒となってしまうため，患者の意見や気持ちを十分に理解したうえで適応を検討する必要がある．

POINT

骨折における変形治癒後のアライメント変化も含め，特に高齢者の立位姿勢変化は，足部の狭い支持基底面内に安定して身体重心を位置させるべく，下肢・体幹の関節を戦略的に制御した結果であることに留意する必要がある．つまり，一部分の姿勢や関節可動性を改善しても，立位姿勢のマルアライメントは変化しないばかりか，立位や歩行がより不安定となる場合があることに注意しなければならない．

● 生活指導のトピックス

転倒以外の大腿骨近位部骨折の危険因子として，加齢，低体重，喫煙，多量のカフェイン摂取がある[47]．詳しい内容は，喫煙に関しては閉経後の喫煙者は非喫煙者と比較して10年で2％の骨密度減少を認め，大腿骨頸部骨折危険率が60歳で17％，70歳で41％，80歳で71％，90歳で108％増加する．コーヒーやカフェインに関しては，コーヒー4杯以上/日以上やカフェイン800mg/日以上を摂取している群の女性は，摂取しない群と比べ大腿骨頸部骨折は3倍となる．したがって，日常生活指導として喫煙者への禁煙やカフェイン

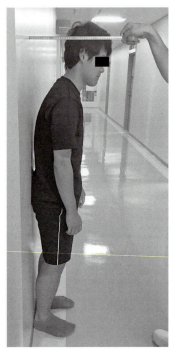

図4 occiput-to-wall distance
壁に踵を密着させた立位姿勢における，壁と後頭部との距離を計測．
mild（≦5.0cm），moderate（5.1〜8.0cm），severe（＞8.0cm）

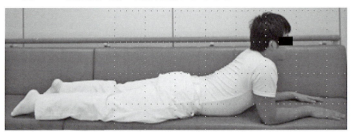

図5 筆者が実際に使用しているパピーポジションの自主トレーニング用パンフレット

含有飲料の多量摂取を控えるよう指導することも一考の価値はあるが，喫煙やコーヒーなどは嗜好として日々の生活の楽しみとしている患者も多いため，無理強いとならないよう注意が必要である．

● 骨癒合後も骨頭壊死や非定型大腿骨骨折を念頭に入れておこう！

　大腿骨頸部骨折後では，荷重部に広範囲な骨頭壊死が生じると，形態学的（X線学的）

変化であるlate segmental collapse(以下LSC)をきたす．LSCは術後1〜2年経過した後に明らかとなることが多いため，少なくとも術後2年間の経過観察が必要とされている[48]．したがって，骨折部の癒合が得られた患者であっても定期的なX線撮影による評価が必要であり，患者から股関節周辺の荷重時痛の訴えがあった場合は，骨頭壊死を疑い荷重を控えさせると共に，MRIによる骨頭壊死の確認をするようアドバイスする必要がある．また，非定型大腿骨骨折患者では再骨折や反対側の骨折のリスクが高く，前駆症状として大腿部痛のみならず股関節周辺痛を訴える場合もあるため，健側下肢も含めた確認が必要である．

POINT

生活期(在宅)の理学療法は，患者にできるだけ受傷前と変わらない，安全で快適な生活を送ってもらうという，社会復帰に向けた生活場面における実践的な最終調整ともいえる．そういう意味では，術前から介入してきた理学療法の集大成ともいうべき生活期(在宅)の理学療法の責務は重大であり，責任をもって患者や家族が納得する状態で理学療法を終えなければならない．したがって，入院中から計画して介入した，家屋改修や福祉用具が有効に使われているか，介護保険サービスはうまく機能しているか，また忘れてはいけないのが，同居者や支援している家族の負担が想像以上に増えていないかなど，退院後に必ず再評価し，患者を取り巻く家族も含めた最終ケアが必要である．

▶若手理学療法士へひとこと◀

大腿骨骨折のなかで，高齢者の骨折は圧倒的に大腿骨近位部骨折が多く，臨床でも比較的よく担当する疾患である．よってクリニカルパスが整備されている施設も多く，しばしば画一的な理学療法をしてしまいがちである．しかし実際は，症状や治癒経過は多様であり，一人として同じ経過をたどる患者はいないと言っても過言ではない．したがって，患者の全身状態，合併症，骨折部の治癒経過，生活スタイルや家族構成など，広い視野による多面的な評価を行い，社会復帰に向けた個別的な多様性のある理学療法を行うことが重要である．

Further Reading

日本整形外科学会診療ガイドライン委員会，大腿骨頚部/転子部骨折ガイドライン策定委員会，他(編)：大腿骨頚部/転子部骨折診療ガイドライン．南江堂，2005
  ▶ わが国の大腿骨近位部骨折におけるガイドラインであり，骨折の危険因子や治療効果，予後や退院後の管理にいたるまで網羅され，理学療法を行うために十分参考となる一冊である．

●―文献

1) O'Daly BJ, Walsh JC, Quinlan JF, et al：Serum albumin and total lymphocyte count as

predictors of outcome in hip fractures. Clin Nutr. 29(1): 89-93, 2010
2) 友原妃東美, 佐藤亮介, 内山里美, 他：大腿骨骨折患者における安静度と栄養状態に関する検討. 栄評治. 31(1): 24-25, 2014
3) 日本整形外科学会診療ガイドライン委員会, 他：第9章 大腿骨頚部/転子部骨折のリハビリテーション. 大腿骨頚部/転子部骨折診療ガイドライン, pp179-185, 南江堂, 東京, 2005
4) 岡本伸弘, 増見 伸, 水谷雅年, 他：高齢大腿骨頚部骨折患者の栄養状態と歩行能力予後との関連性について. 理療科. 30(1): 53-56, 2015
5) 対馬栄輝, 二ツ矢昌, 坂野晶司, 他：高齢な大腿骨近位部骨折患者における日常生活活動と知能の関係. 理療科. 20(2): 143-147, 2005
6) 藤瀬一臣, 吉川尚秀, 嘉本光人, 他：大腿骨転子部骨折の歩行機能の検討. 整外と災外. 58(3): 428-431, 2009
7) 岡本伸弘, 増見 伸, 水谷雅年, 他：大腿骨頚部骨折患者の栄養状態からみた歩行能力の経時的変化. 理療科. 30(4): 523-527, 2015
8) 白井智裕, 竹内幸子, 福田憲子, 他：大腿骨近位部骨折症例における予後予測―術後1週の歩行能力に着目した検討―. 理療科. 30(2): 213-217, 2015
9) 日本整形外科学会肺血栓塞栓症/深部静脈血栓症（静脈血栓塞栓症）予防ガイドライン改訂委員会：[7]本ガイドラインの策定および実施方法. 日本整形外科学会静脈血栓塞栓症予防ガイドライン, pp22-23, 南江堂, 東京, 2008
10) Testroote M, Stigter W, de Visser DC, et al：Low molecular weight heparin for prevention of venous thromboembolism in patients with lower-leg immobilization. Cochrane Database Syst Rev：CD006681, 2008
11) 高平尚伸, 新藤正輝, 塩田直史, 他：骨折後の肺血栓塞栓症発症状況の現状―2001～02年における日本骨折治療学会会員および所属施設を対象としたアンケート集計結果―. 骨折. 26(1): 39-43, 2004
12) 峰原宏昌：第4章骨折 D.急性期合併症・副損傷. 運動器外傷治療学, 糸満盛憲（編）, pp110-136, 医学書院, 東京, 2009
13) 新倉隆宏, 三輪雅彦, 李 相亮, 他：骨盤骨折と大腿骨骨折における静脈血栓塞栓症の診断. 骨折. 32(3): 512-517, 2010
14) 生田拓也：11章 脱臼, 骨折, ほか 大腿骨骨幹部骨折. 最新整形外科学大系17 膝関節・大腿, 越智光夫（編）, pp349-355, 中山書店, 東京, 2006
15) 鶴田登代志：脂肪塞栓症候群. 整形外科. 32: 875-879, 1981
16) 日本整形外科学会診療ガイドライン委員会, 他：第1章 大腿骨近位部骨折の分類. 大腿骨頚部/転子部骨折診療ガイドライン, pp9-18, 南江堂, 東京, 2005
17) Garden RS：Low-angle fixation in fractures of the femoral neck. J Bone Joint Surg Br. 43B: 647-663, 1961
18) Evans EM：The treatment of trochanteric fractures of the femur. J Bone Joint Surg Br. 31B(2): 190-203, 1949
19) 日本整形外科学会診療ガイドライン委員会, 他：第7章 大腿骨転子部骨折（いわゆる外側骨折）の治療. 大腿骨頚部/転子部骨折診療ガイドライン, pp117-155, 南江堂, 東京, 2005
20) 伊勢福修司, 伊澤亮平, 小圷知明, 他：大腿骨骨幹部骨折の治療におけるreamed interlocking nailの太さが骨癒合に与える影響. 骨折. 25(1): 258-261, 2003
21) Bucholz RW, Ross SE, Lawrence KL：Fatigue fracture of the interlocking nail in the treatment of fractures of the distal part of the femoral shaft. J Bone Joint Surg Am. 69

(9)：1391-1399, 1987

22) 小林　望, 藤原三郎, 千野孔三, 他：大腿骨頸部骨折に対する骨接合術の術後成績. 骨折. 36(4)：889-891, 2014

23) 樫原　稔：IPTネイルによる大腿骨転子部骨折術後の骨折部内反変形についての検討. 骨折. 36(2)：320-322. 2014

24) de Bore P：Diaphyseal fracture. AO Principles of Fracture Management, Rüedi T, Murphy WM, Colton CL, et al(eds), pp92-103, Thieme, Stuttgart New York, 2000

25) Odvina CV, Zerwekh JE, Rao DS, et al：Severely suppressed bone turnover：a potential complication of alendronate therapy. J Clin Endocrinol Metab. 90(3)：1294-1301, 2005

26) Shane E, Burr D, Abrahamsen B, et al：Atypical subtrochanteric and diaphyseal femoral fractures：second report of a task force of the American Society for Bone and Mineral Research. J Bone Miner Res. 29(1)：1-23, 2014

27) Kitamura S, Hasegawa Y, Suzuki S, et al：Functional outcome after hip fracture in Japan. Clin. Orthop. 348：29-36, 1998

28) 岡本伸弘, 増見　伸, 水谷雅年, 他：低栄養状態に陥っている大腿骨頸部骨折患者の歩行能力回復と栄養状態改善の関連性についての検討. 理療科. 43(2)：172-173, 2016

29) Hodge WA, Carlson KL, Fijan RS, et al：Contact pressures from an instrumented hip endoprosthesis. J Bone Joint Surg Am. 71(9)：1378-1386, 1989

30) Tackson SJ, Krebs DE, Harris BA：Acetabular pressures during hip arthritis exercises. Arthritis Care Res. 10(5)：308-319, 1997

31) Hirose T, Shiozaki T, Shimizu K, et al：The effect of electrical muscle stimulation on the prevention of disuse muscle atrophy in patients with consciousness disturbance in the intensive care unit. J Critical Care. 28(4)：536.e1-536.e7, 2013

32) Lepley LK, Wojtys EM, Palmieri-Smith RM：Combination of eccentric exercise and neuromuscular electrical stimulation to improve quadriceps function post-ACL reconstruction. Knee. 22(3)：270-277, 2015

33) 文野喬太, 佐藤新介, 椿原彰夫, 他：自宅退院不可能であった大腿骨骨折患者の検討. J Clin Rehabil. 18(5)：470-473, 2009

34) 対馬栄輝, 二ツ矢昌夫, 坂野晶司, 他：高齢な大腿骨近位部骨折患者における日常生活活動と知能の関係. 理療科. 20(2)：143-147, 2005

35) 対馬栄輝, 二ツ矢昌夫, 森永伊昭, 他：退院後に身体機能が向上した高齢な大腿骨近位部骨折患者の特徴. 理療研. 22：21-24, 2005

36) 新居雄太, 小田剛士, 川勝慎也, 他：当院における大腿骨頸部骨折患者の転帰に影響を及ぼす因子の検討. 理療京都. 45：136-137, 2016

37) 杉澤裕之, 千葉　恒：大腿骨近位部骨折術後症例における自宅退院後の再転倒に関わる要因. 北海道理学療法士学術大会抄録集. 64(suppl)：89-89, 2013

38) 日本整形外科学会診療ガイドライン委員会, 他：第10章　大腿骨頸部/転子部骨折の退院後の管理. 大腿骨頸部/転子部骨折診療ガイドライン, pp187-191, 南江堂, 東京, 2005

39) 奥村朋央, 藤田　裕, 塚本義博, 他：当院における大腿骨近位部再骨折例の検討. Hip Joint. 37：673-675, 2011

40) 日本整形外科学会診療ガイドライン委員会, 他：第4章　大腿骨頸部/転子部骨折の予防. 大腿骨頸部/転子部骨折診療ガイドライン, pp43-52, 南江堂, 東京, 2005

41) 鈴木隆雄, 杉浦美穂, 古名丈人, 他：地域高齢者の転倒発生に関連する身体的要因の分析

的研究―5年間の追跡研究から―. 日老医会誌. 36(7):472-478, 1999

42) Balzini L, Vannucchi L, Benvenuti F, et al:Clinical characteristics of flexed posture in elderly women. J Am Geriatr Soc. 51(10):1419-1426, 2003

43) Hirose D, Ishida K, Nagano Y, et al:Posture of the trunk in the sagittal plane is associated with gait in community-dwelling elderly population. Clin Biomech(Bristol, Avon). 19(1):57-63, 2004

44) Takahashi T, Ishida K, Hirose D, et al:Trunk deformity is associated with a reduction in outdoor activities of daily living and life satisfaction in community-dwelling older people. Osteoporos Int. 16(3):273-279, 2005

45) 榎 勇人, 石田健司, 永野靖典, 他:地域高齢者の歩行と体幹姿勢・脊柱可動性の関係性および歩行指導の即時効果の検討. 第37回中国四国リハビリテーション医学研究会 第32回日本リハビリテーション医学会中国・四国地方会抄録集, pp110-111, 2013

46) 井上雅之, 宮川博文, 稲見崇孝, 他:高齢者における円背改善運動についての検討(第二報). 運動療物理療. 22(2):244, 2011

47) 日本整形外科学会診療ガイドライン委員会, 他:第3章 大腿骨頚部/転子部骨折の危険因子. 大腿骨頚部/転子部骨折診療ガイドライン, pp27-41, 南江堂, 東京, 2005

48) 日本整形外科学会診療ガイドライン委員会, 他:第6章 大腿骨頚部骨折(いわゆる内側骨折)の治療. 大腿骨頚部/転子部骨折診療ガイドライン, pp60-115, 南江堂, 東京, 2005

MEMO

ミニレクチャー

術前に必要な理学療法評価と全身管理について

古田幸一

1. 術前評価のガイドライン

　大腿骨骨折の術前評価の中心は，目標設定に必要な情報を収集することと，既存疾患を管理することである．妥当な目標設定は的確な評価と予後予測に裏づけされている．目標設定には，受傷前のADL（activities of daily living）と術式や骨折のタイプ，認知機能や精神機能および年齢が影響を与えることが多い．さらに考慮すべき点は，高齢女性に多いことと，受傷原因としての転倒である．高齢女性は身体的にも精神的にも複数の愁訴があり，それを踏まえた対応が重要である．そのため，まず情報収集にて受傷前の状態と，既存障害の有無についての把握を行い，実際に検査測定を実施する．カルテや問診で得られる情報として診断名，合併症，禁忌，現病歴，既往歴，手術歴，家族歴，生化学検査，画像所見などの現状のデータを収集していく．さらに理学療法評価にて運動，動作，行為のそれぞれのレベルでの検査測定により，全体像の把握と全身状態の管理を行う．情報収集や理学療法評価にて得たものを，症候と障害で分類することにより，全体像がわかりやすくなる[1]．これは動作の観察・分析が基本となり，問題解決に向けて原因を究明するプロセスである．このカテゴリー分類により，それぞれの患者に応じた問題点の抽出がわかりやすくなる（図1）．しかし大腿骨骨折患者の多くは，術前は動作が行えないので，情報収集のなかで可能な限り術前の状態を把握することは必要不可欠となる．

2. 術前評価の詳細

1）症候分類

　医学的情報として既往歴や手術歴を確認し，現在までの患者の状態，いわゆる身体に現れる症候の理解が必要となる．また術後の安静固定や体動制限によりADLレベルは確実に低下するため，まず受傷前の状態を可能な限り把握する．診断名や合併症のみならず，現病歴において大腿骨骨折を受傷した経緯を知ることと，過去に骨折の既往があれば部位，回数，原因についての情報を収集する．また骨折に関与する喫煙や飲酒などの生活上の因子についても確認しておく．大腿骨骨折患者は高齢者が多く，骨折のみならずその他の呼吸循環器疾患や内科疾患を罹患しているケースは多くみられる．特に骨折と関与が深いといわれている疾患として，甲状腺機能亢進症や糖尿病の既往歴は確認が必要である．さらに大腿骨骨折は，転倒による受傷がほとんどであるため，今後は転倒後症候群などの骨折後の転倒恐怖や自信喪失による"閉じこもり"や"生活圏の狭小化"を防ぐために（図2），受傷前の生活自立度の把握が重要となる．

　大腿骨骨折後の生化学検査において，貧血，低蛋白血症，血液ガス異常が認められたと

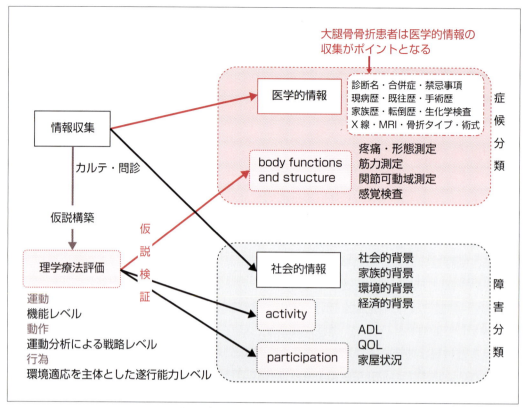

図1　症候と障害による評価の分類

長谷川ら[2]が報告している．貧血はHb値，低蛋白血症はTP値で知ることができ，血液ガスでは低酸素（PO_2）の値をみていく．また術後の合併症として肺塞栓症（pulmonary embolism：PE）と深部静脈血栓症（deep vein thrombosis：DVT）があり，それに対してはD-dimerの値を注意深く観察していくことが，全身状態を管理するうえで必要である．骨代謝マーカーは，骨粗鬆症の病態解明に使用される臨床指標であり，骨吸収マーカー高値は大腿骨骨折のリスクが高いことから，術後合併症を含めてみておく必要がある．

画像所見は，単純X線写真では骨頭骨折はピプキン分類（typeⅠ～Ⅳ），頸部骨折はGarden分類（StageⅠ～Ⅳ），転子部骨折はEvans分類（TypeⅠ～Ⅱ，TypeⅠはgroup 1～4に分類）が用いられる．また単純X線写真ではではわかりにくい不顕性骨折も起こりやすいため，MRIなどの確認も重要である．さらに骨折型には内側骨皮質の破砕がない安定型と破砕している不安定型があり，この内側骨皮質の連続性が術後の荷重時期を大きく左右する．これらの医学的情報を統合することにより術後の目標設定の指標とする．

理学療法評価では骨折部位を含めた疼痛の確認が必要となる．骨折の主症状は疼痛であり，それを詳細に評価することは重要である．一般的に視覚的アナログスケール（visual analogue scale：VAS）や数値評価スケール（numerical rating scale：NRS），語句評価ス

MINI LECTURE

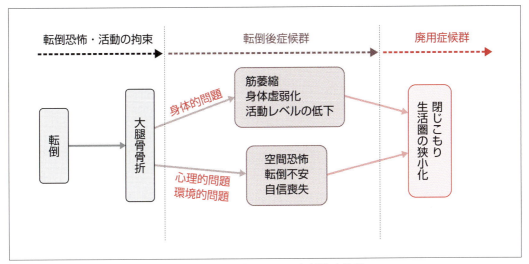

図2 大腿骨骨折における転倒後症候群

ケール（verbal rating scale：VRS）などの量的評価や，マクギル疼痛質問表などの質的評価が用いられる．また大腿骨骨折患者は手術や安静固定などにより，回復への心理的不安が増強する．そのためPain Catastrophizing Scale[3]のように心理的側面を見る評価にて「反芻」「無力感」「拡大視」の3つの下位尺度を見ていくことも必要となる．

その他関節可動域や筋力に関しては，患側肢は固定や疼痛のために測定できないことが多い．しかし体幹や非患側肢は患側肢の筋萎縮，筋力低下，関節可動域制限を捉えるための参考値となる．さらにアプローチ効果や回復の判定において基準となるので，あらかじめ測定しておく必要がある．感覚検査においても，臥床姿勢に起因する腓骨小頭の圧迫で，腓骨神経麻痺を引き起こすことから，深腓骨神経の固有知覚領域の検査はルーティンに測定する．

2）障害分類

社会的情報においては，家族や経済状況を確認することと，社会参加の有無を確認することにより，退院時の行動指標が予測できる．

ADLは受傷前の状態を可能な限り把握することにより，目標設定の指標とすることができる．

BI（Barthel index）やFIM（Functional Independence Measure）を使用することが多いが，「IADL（instrumental activity of daily living）」「知的能動性」「社会的役割」を聴取できる老研式活動能力指標を用いることも，目標設定を明確化する近道となる．

認知機能においては，見当識障害や記憶障害は術後理学療法の阻害因子となりうる．HDS-R（Hasegawa's Dementia Scale for Revised）やMMSE（Mini-Mental State Examination）が使用頻度も高く，MMSEに関しては記憶だけではなく，動作性認知機能も評価でき，ADL評価と統合して解釈することにより，目標設定の一助となる．

MINI LECTURE

3. 術後に向けて

　術後は，早期より坐位・立位・歩行の獲得を目指した理学療法を展開していくが，最大限に患者の個人因子を考慮する必要がある．脱臼，loosening，DVT，腓骨神経麻痺などの合併症や反対側の骨折を予防しつつ，加速的な理学療法を施行することが重要である．

> **メモ　症候**
>
> symptomは症候・症状・徴候と和訳され，それぞれに意味がある．症状は身体に現れる病的変化であり，症状は病気そのものの状態である．また徴候は病気の前ぶれであり定義が異なる．
> 症候分類は身体に現れた病的変化で機能障害レベルを中心に考慮し，傷害分類は疾患によりもたらされた生活上の困難で参加制約の視点から捉える．

● 文献

1) 内山　靖：症候障害学とは．症候障害学序説，pp5-10，文光堂，東京，2006
2) 長谷川潔，北西正光，岩崎圭至，他：高齢者(65歳以上)の大腿骨頚部骨折治療．骨折．16(2)：310-315，1994
3) 松岡紘史，坂野雄二：痛みの認知面の評価：Pain Catastrophizing Scale日本語版の作成と信頼性および妥当性の検討．心身医学．47(2)：95-102，2007

MINI LECTURE

術式別にみた大腿骨頸部骨折に対する理学療法

PART II

1 大腿骨頸部骨折
―ハンソンピン（Hansson pin）の場合①―

永井秀明

> ハンソンピンは1975年スウェーデンでハンソン教授が小児の大腿骨頭すべり症の内固定材料として開発し，その後大腿骨頸部骨折に適応拡大された．大腿骨頸部骨折の治療は，日本では1990年代後半にハンソンピンが紹介されるまでは，CCHS（cannulated cancellous hip screw）を用いた逆三角形に3本のスクリューで固定する方法が一般に行われてきた．3本のスクリューではなく2本のピンで固定し手術翌日から荷重歩行ができるインプラントとして導入された比較的新しい手術がハンソンピン固定術である．

当該手術法の特徴

　ハンソンピンは先端がスムースで骨頭内に挿入後，先端からフックが出るピン（図1, 2）で，これを2本使用し固定する．
　さらに当科では経皮的テクニックで
　　手術時間短縮：習熟すると通常20分以下
　　低侵襲：約1cmの皮膚切開2ヵ所．筋の外科的侵襲および術中出血はほとんどない
　　強固な固定：固定性は高いが，2本のピンの挿入位置が重要
　　早期離床：術翌日から荷重制限なしで歩行練習
を獲得できる．
　さらに正確に手術すれば，大腿骨頸部骨折固定の三大原則
　①回旋固定性　②角度安定性　③持続的圧着力
を獲得できる手術法である．

手術適応

　当施設ではGarden分類（p26, 図2）[1] Ⅰ型，Ⅱ型（非転位型）に適応を限局している．
　Ⅲ・Ⅳ型（転位型）は高齢者は人工骨頭置換術を選択．若年齢では骨接合術を選択する．
　Ⅲ・Ⅳ型はいわゆる不安定かつ転位した頸部骨折であり，内固定術では骨頭の阻血性壊死（大腿骨頭壊死）の発生頻度が高く，人工骨頭置換術を選択している．
　大腿骨頭を栄養する血流は内側回旋動脈，外側回旋動脈，閉鎖動脈であるが，その血行

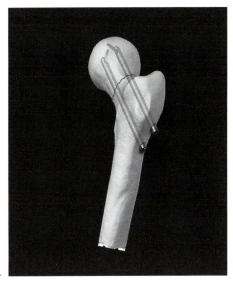

図1　ハンソンピンを骨頭内に挿入

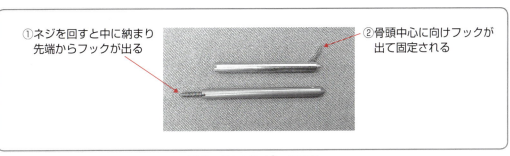

図2　ハンソンピンの固定

の大部分は内側回旋動脈由来である．転位の大きな頸部骨折ではこの血流が遮断され大腿骨頭無腐性壊死を生じる．よって，大腿骨頸部/転子部骨折診療ガイドラインでは，非転位型は骨接合術を推奨し，高齢者の転位型は人工物置換術を推奨している[2]．

手術アプローチ法

● 手術体位・整復

トラクションテーブルと術中イメージ(図3)を使用し，術前に整復をする．特に側面像での後屈を整復する．富田ら[3]や花田ら[4]は骨頭の後屈変形が成績不良因子と報告している．

● 皮切・侵襲

経皮的テクニックでは最初メスは使用せず，フリーハンドで経皮的にガイドワイヤーを透視下に刺入．頸部および骨頭内の至適位置に刺入できたら，ガイドワイヤーに沿いメスで皮膚から深筋膜(外側広筋を覆う筋膜)まで皮膚・筋膜各々1cm弱を切開する．この切

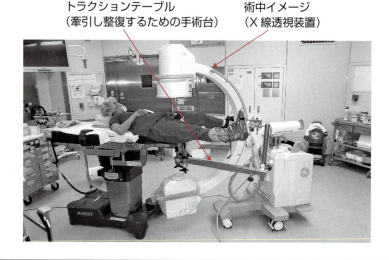

図3　トラクションテーブルと術中イメージ

開部からガイドワイヤーにガイドワイヤー保護用スリーブを挿入し，大腿骨外側皮質まで鈍的にスリーブが筋層を剥離し進む．保護用スリーブ内で中空ドリルを骨頭の軟骨下骨までドリリングし，その穴にハンソンピンを手で挿入する（図4，5）．

よって外側広筋を覆う筋膜のみ約1cmで切開．大腿外側広筋は筋線維間に保護用スリーブを鈍的に進め剥離するため，筋線維への侵襲はほとんどない．

筋線維をブラインドカーテンにみたてると，筋線維に保護用スリーブを挿入し鈍的に剥離していることが想像できる．

> **メモ　理学療法士の気になる手術侵襲は？**
>
> 浅層組織…皮膚と皮下脂肪
> 深層組織…深筋膜（外側広筋を覆う筋膜）と外側広筋（膝関節の伸展）
> 縫合は，皮膚のみ各2針ずつ2か所縫合．筋膜も1cm弱のため縫合はせず，勿論筋層も縫合はしない．最小侵襲である．しかし，筋膜を大きく開けた場合（手技上必要な場合または経皮的テクニックでなくopen method）は筋膜の縫合を要す⇒筋肉ヘルニアを避ける．

手術手技のポイント

ハンソンピンは3点支持固定である．大腿骨外側皮質，頸部髄内皮質，骨頭軟骨仮骨の3点（図6）で固定され機能を発揮する．大腿骨頸部髄内皮質にできる限り接するようにピンを挿入することで，抵抗力を最大限にすることが可能である（図7）（遠位ピンは大腿骨頸部内側髄内皮質にしっかりコンタクトさせることで骨頭の内反を防ぎ，近位ピンは頸部後方髄内皮質にしっかりコンタクトさせることで骨頭の後方への回旋を防ぐ（図8）．

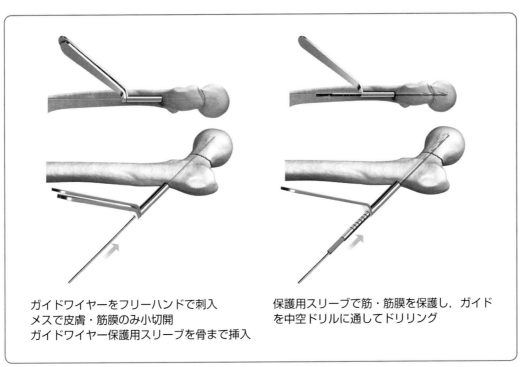

ガイドワイヤーをフリーハンドで刺入 メスで皮膚・筋膜のみ小切開 ガイドワイヤー保護用スリーブを骨まで挿入

保護用スリーブで筋・筋膜を保護し，ガイドを中空ドリルに通してドリリング

図4 ハンソンピンの挿入①
「日本ストライカー社 ハンソンピン手術手技書」より引用

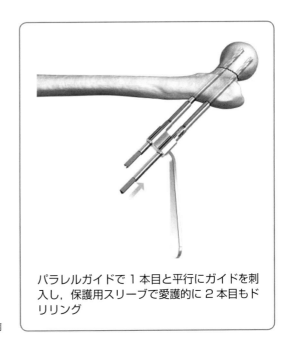

パラレルガイドで1本目と平行にガイドを刺入し，保護用スリーブで愛護的に2本目もドリリング

図5 ハンソンピンの挿入②
「日本ストライカー社 ハンソンピン手術手技書」より引用

　また2本のピンを平行挿入することで，荷重により骨折面に持続的な生理的荷重（ダイナミゼーション）を加える．これによって骨折面の接触が持続し，さらに骨折部の微細な

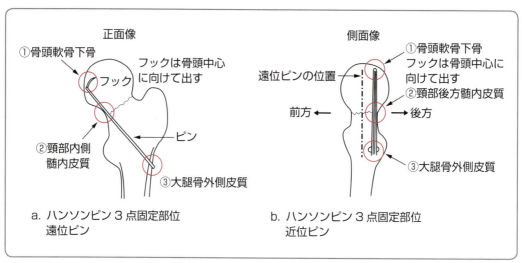

図6　ハンソンピンの3点支持固定

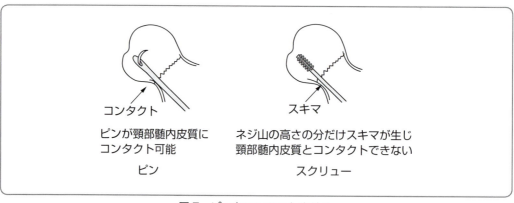

図7　ピンをコンタクトさせる

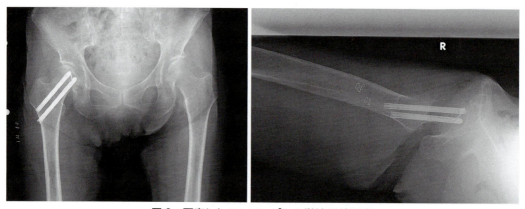

図8　固定したハンソンピンの単純X線写真

動きを促進し骨癒合を早めることになる（一次性骨癒合の獲得）．

さらに先端のフックによる固定が骨頭支持を得る．よってフックは骨密度の高い大腿骨頭の中心（骨密度が高い）に向かって突出し，かつ，やはり骨密度の高い軟骨下骨までピンをしっかり挿入することで強固な骨頭支持を得る．

> POINT
> 髄内皮質にしっかりコンタクトされているか？
> 軟骨下骨までピン先端が挿入されているか？
> フックは骨頭中心に向かっているか？

● CCHSとハンソンピンの比較（図9，10）

Benterudら[5]は，2本のハンソンピンは3本の海綿骨スクリューを挿入するCCHSと比較して固定具の挿入面積が少なく（インプラントの髄腔占拠率が小），無腐性壊死の発生率が低かったと報告．またRagnarssonら[6]は，術中にメカニカルコンプレッション（スクリューでは骨折部に圧迫がかかる）をかけず愛護的にピンを固定すれば，大腿骨頭の生存力に悪影響は与えないと報告している．また3本のCCHSでも2本同様平行に挿入しないとダイナミゼーションが期待できないなどの報告がある．

では，『通常2本より3本のほうが固定力が高いだろう．今まで整形外科の固定は通常スクリューを主に使用していたのにピンおよびフックとは？』と読者は考えることと思われるが，雅楽ら[7]は2本のハンソンピンとCCHS 3本の比較試験で

①骨折の固定力は同等
②骨頭の支持力はハンソンピンの方が高い
③骨幹部の曲げ歪みからハンソンピンの方が刺入部骨折の危険性が相対的に少ない

と報告している．

しかし大腿骨頸部/転子部骨折診療ガイドライン[2]では，内固定材料に何を用いるべきか？ 術式による比較をしたエビデンスで術後成績に明らかな差がないことが報告されている．

CCHSもハンソンピンも大腿骨頸部骨折の推奨される手術法である．

当該手術療法の特性から理学療法士に注意してほしいこと

● 全荷重歩行練習の重要性

CCHSはスクリューの特性上，固定する際（手術の際）に骨折部に圧着を加えるが，ハンソンピンは骨頭を把持し頸部をスライドさせるためのインプラントであり〔手術中は圧着を加えていない（図11）〕，ハンソンピンで骨折部に圧着を加えるためには，患肢を自

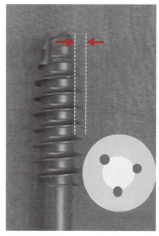
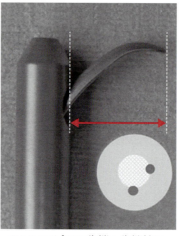

CCHSのキャニュレイテッド　ハンソンピンの先端:先端鈍で　図9　CCHSとハンソンピンの固定
スクリュー:ネジの先端　　フックが後から出るシステム　　　　箇所

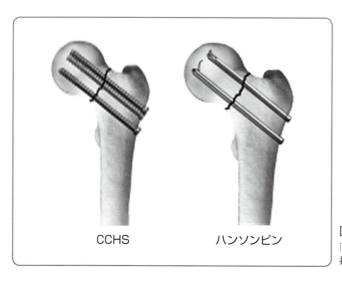

図10　CCHSとハンソンピンの固定
「日本ストライカー社　ハンソンピン手術手技書」より引用

動運動し筋力で,あるいは荷重することで他動的に圧着し骨癒合を獲得する.そのため早期から理学療法を開始し,術直後から荷重制限することなく全荷重を許可し歩行練習を行わせることが重要である.よって,

・麻痺のある患者の麻痺側の骨折,受傷前に歩行していない患者の手術には不向きである.
・偽関節・大腿骨頭壊死の可能性

そしてこの手術は術者が習熟すると単純であるが,固定の方法を間違えると2本の特性から固定性は得られない.理学療法士も術後のX線写真を評価し荷重時期の検討,偽関節・骨頭壊死の可能性をいつも考慮しながら施行していただきたい.患者には偽関節・骨頭壊死の可能性の説明と,発症した場合は主治医と協力し人工骨頭置換術を速やかに勧めることを願う.

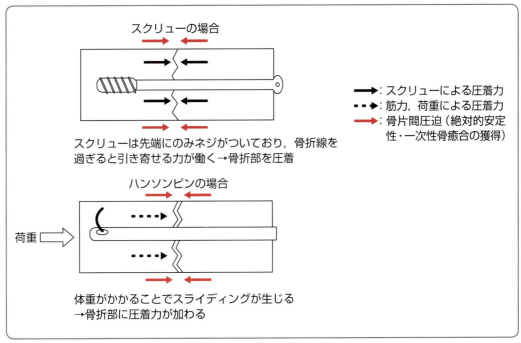

図11 CCHSとハンソンピンによる骨折部の圧縮

　因みに大腿骨頸部/転子部骨折診療ガイドライン[2]では,術式にかかわらず安定型(非転位型)での大腿骨頭壊死発生率は,X線診断で0〜8%,MRI診断で4〜21%と報告されており,また安定型(非転位型)での偽関節率は0〜15%と報告されている.よって痛みが軽快傾向にあったものの痛みが再発したときは,いつも偽関節・骨頭壊死を念頭においた対応が必要である.速やかに主治医に報告あるいは整形外科診察を勧めるべきである.そして2回目の手術をためらう患者に遭遇するが,患者のQOLを考えると,家族と理学療法士と主治医(執刀医)が協力して患者を説得し,人工骨頭に置換し歩行の獲得をしてもらうことが重要である.

おわりに

　整形外科の骨折手術の内固定材料は現在まで鋼線やネジ(スクリュー)がほとんどです.建築工学などでは日々新しい材料・技術が開発され(耐震性やエコロジーなど)進歩しており,また身近なところでも自動車工学など安全性・低燃費等と格段に日々進歩しています.整形外科的固定法もスクリュー以外にもすばらしい内固定材料・固定方法があり,これらを適応に応じ使いこなせる医師になり,より良い進化した整形外科手術を患者に提供したいものです.

▶若手理学療法士へひとこと◀

主治医の先生に聞くには敷居が高くて失礼??

患者さんに託す？『次回診察のときに主治医の先生に聞いて来てください』→ ✕
主治医が忙しくても理学療法士から直接主治医に質問をしましょう．患者さん（素人）からでは正確に伝えることは困難です．誤って伝わります．理学療法士＆医師というプロ同士がコミュニケーションしてこそ正しい医療が患者さんに提供できます．勿論少しでも勉強し，たとえ叱られようとコミュニケーションしていくうちに，患者さんのことを真剣に考えている姿勢が医師に伝わり信頼関係が築かれます．医師も自分の患者さんを理学療法士に信頼し託すのです．

Further Reading

野々宮廣章：大腿骨頸部骨折に対する骨接合術：pin固定かscrew固定か？―Hansson pin固定の立場から．整形・災害外科．53：919-927, 2010

大腿骨頸部/転子部骨折診療ハンドブック―ガイドラインに基づいた診療の実際．松下　隆，渡部欣忍（編），pp114-128, 南江堂，2009

▶ハンソンピンはなぜ2本のピン＋フックで固定力が得られるの？
筆者も愛読する以上の2点は，解りやすく解説された文献です．ぜひ参考にしてください．

●―文献

1) Garden RS：Low-angle fixation in fractures of the femoral neck. J Bone Joint Surg Br. 43B：647-663, 1961

2) 日本整形外科学会診療ガイドライン委員会，大腿骨頸部/転子部骨折診療ガイドライン策定委員会（編）：大腿骨頸部/転子部骨折診療ガイドライン　改訂第2版．日本整形外科学会/日本骨折治療学会（監修），南江堂，東京，2011

3) 富田雅人，野口雅夫，櫛田　学，他：高齢者大腿骨頸部骨折に対する骨接合術の治療成績．整形・災害外科．53(3)：648-654, 2004

4) 花田　充，星野裕信，山崎　薫，他：大腿骨頸部骨折における転位度とハンソンピンによる骨接合術の適応に関する検討．中部整災誌．51(4)：749-750, 2008

5) Benterud JG, Alho A, Höiseth A：Implant/bone constructs in femoral neck osteotomy. An autopsy study. Arch Orthop Trauma Surg. 113(2)：97-100, 1994

6) Ragnarsson JI, Hansson LI, Kärrholm J：Stability of femoral neck fractures. A postoperative roentgen stereophotogrammetric analysis. Acta Orthop Scand. 60(3)：283-287, 1989

7) 雅楽十一，他：ハンソンピンシステムの使用経験．骨・関節・靭帯．13(5)：419-426, 2000

2 大腿骨頸部骨折
―ハンソンピン（Hansson pin）の場合②―

中ノ瀬　剛，湯田健二

> 大腿骨頸部骨折は，現在わが国において年間約10万人の高齢者が受傷している骨折で，脳血管障害，認知症とともに，寝たきり原因の一つである．ただ，この骨折の治療法は進歩しており，一概に「大腿骨頸部骨折＝寝たきり」というものではなくなってきている．それも，積極的な手術治療とリハビリテーションの両者の発展によるもので，最善の治療効果を生み出している．したがって，どのような手術をして，どのようなリハビリテーションを提供していくかが，鍵となる．
>
> この項では「ハンソンピン（骨接合術）」に焦点を当てて，われわれ理学療法士が何を考え，どのようにアプローチしていくべきなのか考えていく．

ハンソンピンはどんな骨折に適応なの？

大腿骨近位部骨折は骨折線が関節包内にあるか外にあるかにより，内側（内転）骨折と外側（外転）骨折に分類される（図1）．**大部分は内側骨折であり，ハンソンピンはその内側骨折に適応する．**

臨床上よく使用されるのが，Gardenの分類[1]である（p26，図2）．

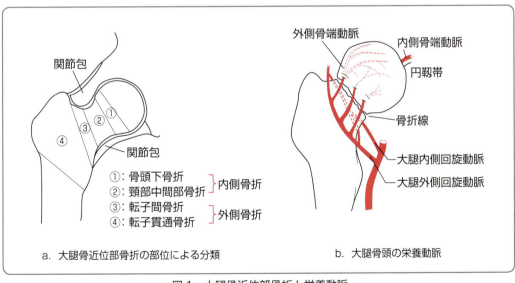

図1　大腿骨近位部骨折と栄養動脈

Garden分類のStageⅠ，StageⅡはハンソンピンが推奨される．非転位型（Garden StageⅠ，Ⅱ）の骨癒合率は85～100％と報告されている[2]．

内側骨折って？

骨構造の特徴からみてみると，ハンソンピンの適応となるものは内側骨折といわれるもので，骨折部が関節包内にあるものをいう．内側骨折は外側骨折に比べ難治性といわれている．それは，なぜだろうか？　骨折部で骨癒合が行われるためには2つの要素が必要である．それは，「骨膜」と「血腫」である．骨膜には骨細胞のもととなる間葉系細胞や骨芽細胞が豊富に存在している．つまり，「骨膜」は新しい骨を作り出すものである．次に「血腫」であるが，骨折によって骨折部には出血があり，血腫が形成される．そのとき，血小板からTGF-βと呼ばれるサイトカインが放出される．これにより骨折部で間葉系細胞の分化，増殖が促進され，軟骨細胞が形成される．その後，吸収され新生骨となる．骨修復過程においては，この2つの過程が同時に起こっている．では，内側骨折はどうだろう？　解剖学的特徴として，大腿骨頸部の関節包内には骨膜が存在しない．また，関節包内では滑液が存在するため血腫が凝固しない．以上のことからも，内側骨折の骨癒合は不良なのである[3]．

さらに，骨折線が垂直に近いほど剪断力が大きくなり，荷重に伴う力学的要因が大きく，骨癒合を困難にする要因の一つでもある．

内側骨折にハンソンピンはどんなメリットがあるのか？

●低侵襲である

これは，前項（大腿骨頸部骨折—ハンソンピン（Hansson pin）の場合①—）でも述べているように，皮膚から深筋膜（外側広筋を覆う筋膜）まで皮膚・筋膜1cm弱の切開であり，筋自体は切開しないため，筋（特に外側広筋）を直接侵襲することはない．また，それに伴い出血量も少ないため，身体的負担は軽減される．

●早期荷重が可能である

3点固定であるということと，2本のピンを平行挿入することで，荷重時に持続的なダイナミゼーションが得られ，一次骨癒合が促進されるため，早期に離床が図れ，廃用予防にも繋がる．

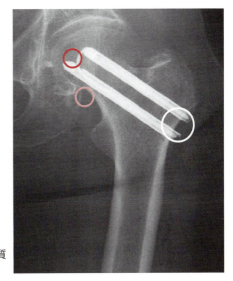

図2 3点固定の箇所
上から,骨頭軟骨下骨(○),頸部髄内皮質(○),大腿骨外側皮質(○).

POINT

一次骨癒合とは？
仮骨を形成せずに骨折部が治癒する治癒形式で,両骨折端が正しく解剖学的に整復され,転位がなく,強固に固定されていることが条件である.

単純X線画像のチェックポイント

● アプローチ前に必ず行うこと！

アプローチする前に,手術を行った医師と必ずコンタクトし,手術状況と手術後のスケジュールの確認,**X線画像で3点固定**（図2）ができているかを確認することが何よりも大切である.

● X線画像でのポイント！

ここでもし,**固定するポイント（骨頭軟骨下骨・頸部髄内皮質・大腿骨外側皮質）**が怪しいと思ったら,医師に確認し,荷重時期を厳密に決めていく必要がある.ただ,X線画像は撮り方や見え方によって異なることもあるので,やはり医師との確認は理学療法を進めていくうえでも必須である.

これらを念頭に置き,アプローチしていく.

アプローチの流れ

全体的な流れとして,術前から退院までの一連の流れは**表1**のようになる.

表1 術前から退院までの一連の流れ

	安定型		不安定型
			荷重時期（医師に指示を仰ぐ）
術前	ベッドサイドにてアプローチ ポジショニング検討 足趾・足関節運動	術前	ベッドサイドにてアプローチ ポジショニング検討 足趾・足関節運動
術当日	ポジショニング検討 足趾・足関節運動 下肢長軸方向への圧刺激（p66, 図4参照） 立位荷重確認	術当日	ポジショニング検討 足趾・足関節運動
術後1日目	寝返り～起き上がり・端座位 車椅子への移動練習 トイレ動作チェック ベッド上でのsemi CKC（p66, 図5参照） 立位荷重確認 平行棒内立位練習		寝返り～起き上がり・端座位 立ち座り時に必ず両手支持 車椅子への移動練習 トイレ動作チェック
術後2日目	平行棒内立位練習 下肢の運動練習		ベッド上での下肢セッティング 下肢長軸方向への圧刺激 （アプローチ準備①参照） ※1 痛みに応じながら，頻度と時間をかけて行う
術後3日目	平行棒内歩行練習 歩行器歩行練習		
術後1週目	杖歩行練習 応用歩行練習 ADL練習		
術後2週目	階段昇降練習 ADL練習 退院時指導 退院		ベッド上でのsemi CKC （アプローチ準備②参照） ※1 痛みに応じながら，頻度と時間をかけて行う
術後3週目			ベッド上でのsemi CKC （アプローチ準備②参照） ※1 痛みに応じながら，頻度と時間をかけて行う ※2 痛みに応じながら立位
術後4週目			※2 痛みに応じながら平行棒内歩行
術後5～6週目			杖歩行・ADL練習 退院時指導 退院

※1：不安定型の荷重は積極的に行えない分，臥位にて安定型で行う足底からの軸圧を痛みのない範囲でより時間をかけてじっくり行っていく．
※2：痛みに応じて，医師と協議を重ねながら身体状況を確認していく．

術後アプローチ時の留意点

　ここでは，術後アプローチ時の留意点を「骨強度」「固定性」「痛み」の3つのポイントを押さえながら述べていく．

●骨強度

　大腿骨頸部骨折を呈する人の多くは高齢者であり，それぞれの背景，ADL，受傷機転もさまざまである．理学療法士は術前の状況，受傷した経緯，既往歴・転倒歴も含め，しっかりと情報収集する必要がある．一つに骨強度がどの程度なのかを知っておかなくてはならない〔骨強度とは骨密度が70％，骨質が30％くらいと関係しているといわれており，骨質は直接計測することが困難であるため，骨強度の推定は骨密度で代用されている．また，WHOが定めたWHO骨折リスク評価ツールFRAX（フラックス）というものもある〕．

　なぜなら，ハンソンピンを施行する際は3点固定がキーポイントになるからである．手術による固定性が良好であっても，骨の脆弱性がみられれば，荷重は慎重な対応が必要となる．ハンソンピンは早期荷重が可能で，一律に負荷をかけてもよいということではなく，その人の背景を把握しておかなくてはならないため，術前からの情報収集は極めて重要となる．

●固定性

　ハンソンピンのメリットは，早期荷重が可能だということであるが，荷重に際してのポイントがある．そのポイントとして，X線画像にて骨折部の皮質の連続性が保たれているかを診ることがまず一つ，さらに，ハンソンピンの特徴でもある大腿骨外側皮質・頸部髄内皮質・骨頭軟骨下骨の3点で固定されているかを確認することが必須である．もし，確認することを怠り荷重していくと，結果として，骨頭壊死や偽関節を招く恐れがある．

●痛み

　やはり，われわれ理学療法士が一番，臨床で直面するのが「痛み」である．ハンソンピンの特徴として，低侵襲であること．これは前項で述べているように，筋自体を直接切離するのではなく，筋線維を鈍的に剝離しているだけなので，実質の筋損傷は少なく，手術侵襲による痛みは強く出現しないと考えられる．そこで痛みを3つに分類し，以下に述べていく．

1）侵害受容性疼痛

　まず，はじめに手術直後から約3日間の痛みであるが，これは，侵害受容性疼痛である．また，この時期，患者は手術直後からどのような経過を辿っていくのか，体をどのように動かせばいいのかといった，不安な状態であることが多いことも踏まえ，痛み・腫脹・発赤・熱感の状態を視診・触診などにより評価することが必要である．

2）早期の痛み（early pain）

　次に，離床し，荷重をかけるときである．ハンソンピンは，荷重をかけることで，持続的なダイナミゼーションを得て，一次骨癒合を促進することが目的であるので，早期に全

荷重が進められる．そこで問題となる痛みが早期の痛み（early pain）である．これは，骨折部の整復が不完全な場合が考えられる．ハンソンピンの特徴として，3点固定がキーポイントであることからも，整復が不完全な状態での固定であれば，不安定な場所にストレスが集中的にかかることは容易に想像できる．また，荷重していくなかで，ピンがテレスコーピングし，固定場所である大腿骨外側皮質から大腿外側広筋に迷入し，痛みが出現してくる場合もある．

通常は荷重されることによって骨癒合が進み，さらに固定力が増すにつれ，荷重時の痛みは軽減してくるため，荷重早期に出現する痛みには注意が必要である．

POINT

荷重をかけていく際にテレスコーピングしてくるのはやむを得ないことであるが，どれくらいまでならテレスコーピングしてきても大丈夫なのか？

簡易的な評価であるTAD（tip-apex distance）というものがある（図3）[4]．これは，CHSやPFNAに用いられることが多いが，ハンソンピンでは指標がないことから，こちらを参考にするとよい．具体的には，X線正面像の骨頭の頂点からピンの先端まで（図中A）と，側面像の骨頭の頂点からピンの先端まで（図中B）の距離の和（A＋B）＝TADであり，25～30mm以上であれば，医師に報告し相談すること．また，骨頭とピンの先端の距離が10mm以下のときも同様である．

ハンソンピンは3点固定が鍵であり，その一つがハンソンピンは先端のフックが骨密度の高い大腿骨頭の中心に向かって突出していることで，強固な骨頭支持が可能となる．しかし，前述したように，骨密度の低下や脆弱性骨折の既往がある患者は特に注意が必要と言える．もちろん，X線画像が完璧とは言い難いが，一つの指標として，患者の訴えとX線画像をマッチングさせ，評価していき，治療の進め方やリスク管理の参考にしていただきたい．

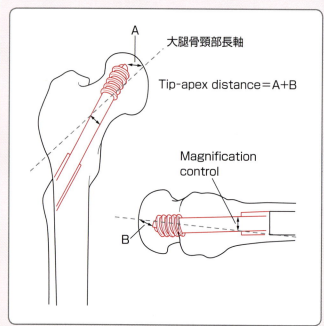

図3　テレスコーピングはどれくらいまでいいの？

「土田芳彦：外傷ガイドライン　大腿骨近位部骨折[internet]，http://www.geocities.jp/ytutida2002/bunsho/newkyoukasyo/proxfemur.pdf，[accessed 2016-08-16]，湘南・札幌外傷整形外科研究所」より引用

3）骨頭壊死・偽関節による痛み

最後に，荷重が進み，痛みも軽減してきて歩行も開始していた患者が，新たに痛みが出現，もしくは痛みが増強してきた場合は，骨頭壊死・偽関節が疑われる．

臨床であるケースとして，歩けていた患者が痛みを訴えてきても，理学療法士側が患者に対して，「活動範囲が増えているから痛みが増強している」「痛みに弱い患者だから…」という対応ではなく，患者の訴えに耳を傾け，前述したことも踏まえ，医師に現状を説明し，プランの再確認をして，X線画像やMRIを撮ってもらい，適宜対応してもらうことが必要である．また，その変化，訴えを敏感に捉え，理学療法士のみで判断するのではなく，必ず手術を行った医師に報告・相談することが必要である．このように，偽関節や骨頭壊死というケースは，歩行開始していた患者が，新たに痛みを訴えてきたり痛みが増強してきた場合に多くみられるため，荷重後の痛みは慎重に対応しなくてはならない．

このように，ハンソンピンの術後アプローチ時の留意点を理解したうえでアプローチすることが大切である．

アプローチ準備と治療戦略

患者は手術後に荷重をかけることが不安・怖いといったことは，日々の臨床でも多くみられる．ハンソンピンであるから，早期荷重が可能だから，「さぁ，早く体重かけましょう」と言うのでは，患者の身体的・精神的負担は計り知れないものである．われわれ理学療法士は，ハンソンピンをターゲットにして患者を診るのではなく，ハンソンピンを施行した患者自身を診ていかなければならない．これは日々の臨床でとても大切なことであり，筆者自身も大切にしていることである．

では，そのような患者にはどのように対処していけばよいのかを以下に述べる．

① 目的として，いきなり立位をとらせて荷重をかけるのではなく，臥位にて足底から股関節に向けて長軸方向への圧力を入力することで，荷重感覚を各関節を通して理解してもらい，荷重をかける準備をしていく．

　方法として，臥位でベッド上に寝ている患者に，徒手で足底から各関節の中心を一つのラインとし，股関節骨頭中心に向け，圧をかけていく（図4）．患者に痛みの度合いや，関節にかかる圧迫感を聞きながら行う（時期としては，手術後，早期に離床する際に行う）．

② さらに，自動的に下肢を動かすことで，段階的に安定したものからボールなどの環境をつくって不安定なものに変え，より協調的な動きを促すことで，協調的な下肢の動きを準備する．

　方法として，壁など安定したものから，ボールなど不安定なものへと段階をへて，それらを各関節の中心を一つのラインとして自らボールなどを押す（図5）（この実

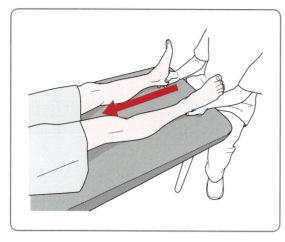

図4 足底からの長軸方向への圧迫

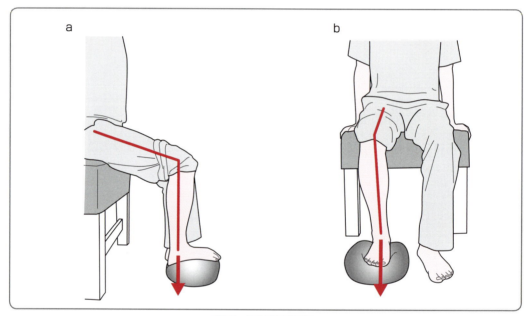

図5 下肢協調運動
a：ボールを床面に押し付けるようにプッシュする．
b：ラインを保持したまま床面をプッシュする．

施時期としては，術後1日からで，立位開始時期を目安に進める）．

これらにより，いきなり，足底を地面に着け，体重をかけることへの不安・恐怖感は軽減され，荷重をかける準備が身体的・精神的にも整うと考える．

さらに，治療が進み，**さまざまな動作が可能になってきている時期は，活動範囲の拡大が考えられる**．そこで，注意点として，ハンソンピンは何よりも「固定力」が大切である．

前述したように，動作が拡大してきた頃に痛みが増強してしまうなどのケースがあり，最悪，人工骨頭置換術の再手術となることも頭に入れておく必要がある．

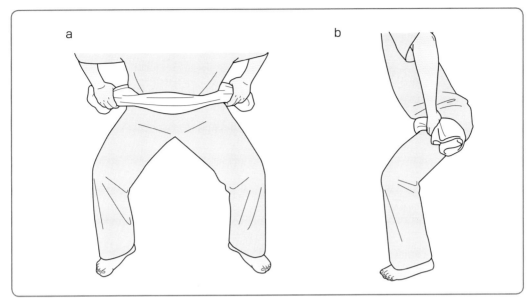

図6 タオルを使った自主練習
a：タオルをしっかりと鼠径部に接着させ，そのタオルを鼠径部に押し込むようにしてスクワットする．
b：タオルを両手でしっかりと後方へ引き，膝が前に出ずに，ヒップが後方に突出するようにスクワットする．

　術後経過中に遅発性骨頭陥没（late segmental collapse：LSC）をきたすこともあり，LSCは術後長期間（術後1～2年）経過した後に明らかとなることが多いので，少なくとも術後2年間の経過観察が必要であるとされている．さらに，MRIでは早期に骨頭壊死の診断が可能であり，術後6ヵ月のMRIで骨頭壊死の可能性が否定できれば，その後の経過観察は不要であるとされている．

　骨頭壊死およびLSCの発生率は偽関節と同様に骨折型によって異なる．発生率は骨頭壊死（MRIによる）が非転位型で4～21％，LSCが非転位型0～8％と報告されている[5]．偽関節の発生率は，骨折型によって異なる．非転位型（Garden Stage Ⅰ，Ⅱ）の骨癒合率は85～100％と報告されている[2]．

　このことから，退院してからも「固定力」に細心の注意を払わなければならない．そのためにも，股関節をしっかりと使っていくことが大切である．なぜなら，限られた部位にストレスが集中しないようにするため，球（臼状）関節である股関節を十分に使えることが重要である．

　また，骨頭壊死やLSCを防ぐためにも，股関節をしっかりと意識して使うことが重要である．図6に自主練習を示す．

■ おわりに

　ハンソンピンの特徴として，手術による侵襲が少なく，対象となる高齢者には身体的負荷が軽減できると考えられる．一方で，整復の程度・ピンの固定力・荷重のかけ方・動作指導など，どれ一つとっても欠けてはいけないものであり，われわれ理学療法士が担う仕事は多く，個々に対応していかなければならない．
　そのためには，上記したことを念頭におき，治療にあたることが大切である．

▶若手理学療法士へひとこと◀

患者を中心に，常に医師と理学療法士の情報共有が重要である．またそれ以上に，われわれ理学療法士は患者により近い存在であることからも，常に患者の情報を医師のみならず，多職種に発信し，多職種と協働して患者をサポートしていくことが大切である．

Further Reading

臨床思考を踏まえる理学療法プラクティス　極める変形性股関節症の理学療法—病期別評価とそのアプローチ．斉藤秀之，加藤　浩（編），文光堂，2013

実践MOOK・理学療法プラクティス　大腿骨頸部骨折—何を考え，どう対処するか．嶋田智明，大峯三郎，加藤　浩（編），文光堂，2009

▶合わせて参考にすることで，基礎から捉える事ができ，治療の視点が広がると思われるので，十分参考になる一冊と言えます．

●―参考文献

- 井波宏壽，高木　直：ハンソンピンを用いた大腿骨頸部内側骨折術後に再手術を要した2例—ハンソンピンの有用性に注目して—．日職災医誌 51(3)：236-240，2003
- 埜口貴弘，德永真巳，宮城　哲，他：ハンソンピンを用いた大腿骨頸部骨折の治療成績．整外と災外．56(4)：619-622，2007
- 赤坂清和，高倉保幸，陶山哲夫，他：大腿骨頸部・転子部骨折の分類と理学療法の注意点．埼玉理療．8(1)：2-7，2003

●―引用文献

1) Garden RS：Low-angle fixation in fractures of the femoral neck. J Bone Joint Surg Br. 43B：647-663，1961
2) 日本整形外科学会診療ガイドライン委員会，大腿骨頸部/転子部骨折診療ガイドライン策定委員会（編）：偽関節の発生率．大腿骨頸部/転子部骨折診療ガイドライン 改訂第2版，日本整形外科学会，日本骨折治療学会（監修），pp105-106，南江堂，東京，2011
3) 加藤　浩：骨構造の特徴から見た内側骨折と外側骨折の違い．実践MOOK・理学療法プラ

クティス 大腿骨頸部骨折,嶋田智明,大峯三郎,加藤 浩(編),pp23-24,文光堂,東京,2009

4) 土田芳彦:外傷ガイドライン 大腿骨近位部骨折[internet],http://www.geocities.jp/ytutida2002/bunsho/newkyoukasyo/proxfemur.pdf,[accessed 2016-08-16],湘南・札幌外傷整形外科研究所

5) 日本整形外科学会診療ガイドライン委員会,大腿骨頸部/転子部骨折診療ガイドライン策定委員会(編):骨頭壊死,late segmental collapseの発生率.大腿骨頸部/転子部骨折診療ガイドライン 改訂第2版,日本整形外科学会,日本骨折治療学会(監修),pp107-108,南江堂,東京,2011

MEMO

3 大腿骨頸部骨折
―cannulated cancellous hip screw（CCHS）の場合①―

森　俊陽

> 大腿骨頸部骨折に対するCCHSでの骨接合は，3本のスクリューを平行に刺入することで固定力を獲得する，侵襲の少ない汎用される手術である．術後は偽関節などが危惧されるため，疼痛などの臨床症状に十分留意する必要がある．

頸部骨折に対するCCHS法は「三矢の訓」！

　大腿骨頸部骨折は，大腿骨頸部に生じた関節包内骨折である．受傷機序は，特に高齢者で転倒などによる低エネルギー外傷が多いが，受傷機転がはっきりしない大腿骨頸部の骨脆弱性骨折の場合もある．高齢者の転位型の場合は，人工骨頭置換術が適応となるが，高齢者の非転位型，もしくは若年者，主に60歳未満の場合には，転位型でも骨接合術が適応とされる場合が多い[1]．**CCHSでの骨接合は，主に3本のスクリューを骨折部に対して平行に刺入することで固定力を獲得する**（図1）．まず1本は外側骨皮質より頸部内側髄内皮質に沿わせるようにし，軟骨下骨まで挿入する．これは骨頭の内反を予防している．続く2本は最初の1本と逆三角形になるように挿入する．これにより内外反に対する固定性を上げるとともに，回旋力に対する固定性を獲得する．またスクリュー固定により骨折部の圧迫力が期待できる（図2）．さらに3本を平行に，いわゆる「三矢の訓」のように逆三角形に配置することにより，材料力学的にも強度をもたせている．

骨接合術のときに注意することは？

　骨接合を行った場合の合併症として，偽関節，大腿骨頭壊死，遅発性骨頭陥没（late segmental collapse：LSC）が挙げられる．CCHSは，器械の特殊性がなく汎用されるものであり，適切な刺入方法を遵守できれば，確実な固定を得ることが可能である．ただ特に高齢者では，術後に早期離床，早期荷重歩行が要求され，また，Pauwels[2]の3型のような垂直剪断骨折では，術後転位を引き起こし**偽関節などにつながることも危惧されるため**[3]，術後の経過，理学療法中の疼痛などの臨床症状は，十分に注意して観察すべきである．

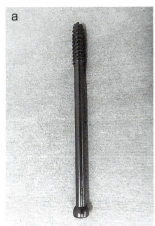
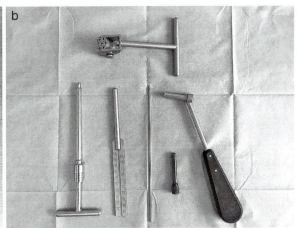
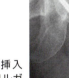
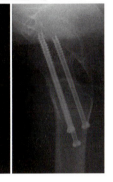

図1 インプラントなどの人工材料の写真
a：cannulated cancellous screw（6.5mm径），b：挿入器具，上：ガイドピン用パラレルガイド，下右から：ドリルガイド（外筒），ドリルガイド（内筒），ガイドピン，デプスゲージ，中空ドライバー，c：大腿骨頸部骨折に対して3本のCCHSが挿入されている．左は正面像，右は軸写像．

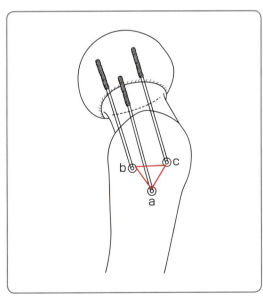

図2 インプラントの刺入方法
1本は（a）外側骨皮質より頸部内側髄内皮質に沿わせるようにし，軟骨下骨まで挿入する．続く2本（b, c）は最初の1本と逆三角形になるように挿入する．

どのような症例に適応するか？

　骨折の状態，転位の状態から分類するGardenの分類（p26，図2）[4]が広く用いられる．StageⅠ，Ⅱの非転位型が主に骨接合術の適応とされる．StageⅢ，Ⅳの転位型は，高齢者では適応にならないが，若年者，主に60歳未満で適応となる[1]．

手術アプローチ

1）手術体位
　仰臥位にて牽引手術台を使用する．健側は股関節屈曲，外転，外旋させると，術中の透視装置の操作がしやすい．
　必要があれば，この時点で整復操作を行う．

2）皮切部
　スクリューの刺入部位は，正面像では大転子下から小転子下縁までで，側面像で大腿骨軸方向に沿うため，消毒ドレーピングの前に，透視にて確認を行う．
　転位が少なく，観血的整復の可能性がなければ，皮膚切開，展開なしに経皮的なスクリューの刺入が可能である．スクリュー刺入はガイドピン越しに可能なため，ガイドピンの位置が決定された時点で，スクリュー刺入用に皮切を各々約1cmずつ加えることになる．
　関節切開が考慮される場合は，あらかじめ大腿骨大転子中央から約5cm長軸方向に縦切開を加え，直接大腿骨へ展開しておく．

3）浅層組織と深層組織の展開（切離した筋の再固定はどう処理しているのか）
　経皮的なスクリュー刺入の場合，大腿筋膜張筋，外側広筋を鈍的に分けているため，通常再固定などの処置は行わない．
　縦切開を加えた場合，大腿筋膜張筋を皮切と同じ部位もしくは後縁で縦切する．外側広筋を鈍的に分けて，大腿骨に到達する．
　スクリュー刺入後は，外側広筋筋膜，大腿筋膜張筋を側側縫合する．

術後理学療法で特に注意してほしいこと

　術後4～6週経過すると，骨折部には結合仮骨や髄腔仮骨ができ，安定性が得られてくる．関節内での骨折であるため，架橋仮骨はみられない．それまでは骨接合によるインプラントに依存した安定性は維持されている．
　骨接合術後の合併症として，偽関節，骨頭壊死，LSCが起きうる．またそれらに引き続いて内固定材料の周囲に骨折を生じたり，内固定材料が骨盤内に穿孔したりすることもある．経過で強い疼痛が生じたり，徐々に強くなったりするような場合はこれらの合併症に留意し，無理に練習のステップを進めず，担当医と協議することが望ましい．

また，全身合併症として，股関節骨折の患者には深部静脈血栓症（肺血栓症を含む）のリスクがある．日本整形外科学会静脈血栓症予防ガイドラインでは，早期運動療法，物理的下肢圧迫法を積極的に行うことが推奨されている．

> ▶若手理学療法士へひとこと◀
> 大腿骨頸部骨折の患者は易転倒性を有する場合が多く，歩行能力が上がっても，転倒には十分気をつけてほしい．

● 文献

1) Thomsen NO, Jensen CM, Skovgaard N, et al：Observer variation in the radiographic classification of fractures of the neck of the femur using Garden's system. Int Orthop. 20（5）：326-329, 1996
2) Pauwels F：Der Schenkelhalsbruch─ Ein mechanisches Problem. Ferdinand Enke, Stuttgart, 1935
3) 佐藤　徹：股関節周囲骨折の部位別問題点　合併症発生症例から．OS NEXUS 4 股関節周囲の骨折・外傷の手術，中村　茂（編），pp2-7，メジカルビュー社，東京，2015
4) Garden RS：Low-angle fixation in fractures of the femoral neck. J Bone Joint Surg Br. 43B：647-663, 1961

4 大腿骨頸部骨折
―cannulated cancellous hip screw（CCHS）の場合②―

村上武史，中元洋子，舌間秀雄，佐伯　覚

　大腿骨近位部骨折は，大腿骨頸部骨折と大腿骨転子部骨折などに分けられ，その原因の多くは転倒による受傷である．近年では，超高齢化社会を迎え，高齢者の占める割合の増大により，大腿骨近位部骨折の発生率は増大している．大腿骨頸部骨折は，高齢者に起こりやすいこと，骨折が関節包内のため外骨膜がなく，骨膜性仮骨が形成されないこと，骨折線が垂直方向になりやすく骨片間に剪断力が働き離開が生じること，大腿骨骨頭への血流障害により骨頭に阻血が生じやすいことなどから，大腿骨転子部骨折と比較して骨癒合が障害されやすい[1]．そのためADL・QOLの維持，改善を目的に受傷後早期に手術療法の選択が原則とされる．大腿骨頸部骨折の術式は，骨折型などの転位の程度で決定される．本項では，非転位型に多く用いられる骨接合術の一つであるcannulated cancellous hip screw（CCHS）の術後の理学療法について説明する．

CCHSについて

　大腿骨頸部骨折の手術には，CCHSなどの骨接合術と人工骨頭置換術の2種類がある．一般的に骨接合術は，骨折の転位の程度で分類するGardenの分類（p26，図2）[2]で非転位型とされるStage Ⅰ，Stage Ⅱに対して行い，人工骨頭置換術は転位型とされるStage Ⅲ，Stage Ⅳに対して行われ，骨接合術であるCCHSは，shaft screwで，骨折部を圧着固定することを目的に開発され，骨頭・頸部・刺入部骨皮質での3点支持固定を行う．手術の適応は，Stage Ⅰ，Stage Ⅱの非転位型となるが，Stage Ⅲ，Stage Ⅳの転位型の症例でも60歳未満の若年者では手術適応となることがある．

　術後の合併症として，偽関節，大腿骨頭壊死，遅発性骨頭陥没（late segmental collapse）が問題として挙げられる．

CCHS術後の理学療法について

● リスク管理

　術後合併症は，せん妄や認知機能の低下などの精神障害や深部静脈血栓症（deep vein thrombosis：DVT），肺炎，循環器障害があり，その中で最も多いのは精神障害とされて

いる．また大腿骨頸部骨折による入院中の死亡原因には肺炎や心不全が多く報告されており[3]，理学療法の早期介入による早期離床は，合併症の予防において大変重要である．

1）せん妄

術後のせん妄は，発生率が高く，術後の理学療法実施上の大きな障害となる．せん妄を起こしやすい因子としては，高齢，男性そして術前からの睡眠導入剤の使用などがあり，理学療法士は術後早期より離床を行い，生活リズムを再獲得させることが大変重要となる．

2）深部静脈血栓症（DVT）

大腿骨頸部骨折術後のDVT発生率は，人工膝関節全置換術など他の手術と比較して高くないが，肺塞栓など重篤な障害を引き起こす可能性があるため，予防が重要となる．DVTは，静脈の内皮障害，静脈の血流停滞，血液凝固能の亢進という要因により長期臥床や手術などを引き金として起こりやすいため，術後は注意が必要となる．DVTの診断には血液検査のD-dimerや体表血管エコーが一般的に用いられており，術後は検査値の確認が必要である．術後7〜10日にDVTは発症しやすいため，予防には，術後早期より離床を促し，整形外科医の荷重許可に基づき早期からの荷重開始が大切である．また臥床を要する患者には，弾性包帯・弾性ストッキング装着下での積極的な足関節底背屈自動運動やフットポンプの併用が効果的と考えられる．

●評価

CCHS術後の理学療法における標準的な評価には，以下の項目が挙げられる．

1）認知機能

改訂版長谷川式簡易知能評価スケール（HDS-R）やMini-Mental State Examination（MMSE）により認知機能を評価する．認知機能の低下は術後の理学療法を実施するうえで大きな阻害因子となる．

2）バイタルサイン

大腿骨頸部骨折の多くは高齢者であり，高血圧や糖尿病などの併存疾患を抱えるものも多く，また受傷後の臥床や手術の影響により，肺炎や心不全を引き起こす可能性がある．術後早期の評価として血圧や脈拍に加え，術後の浮腫などの体重管理による循環動態や熱感や発赤の炎症症状を把握することは大変重要である．

3）疼痛

大腿骨転子部骨折と比較して，術後の疼痛の程度は少ないと考えられるが，疼痛は術後早期の離床や歩行・ADL獲得の大きな阻害因子となる．疼痛の評価方法にはvisual analogue scale（VAS）やnumerical rating scale（NRS）などが一般的に用いられるが，患者の認知機能に応じてVASとNRSを使い分け，また，評価が困難な場合は，動作上からその程度を判断するなど，日々の変化を継時的に確認することが重要である．

4）関節可動域

術後の下肢可動域制限は，手術侵襲に伴う炎症症状により股関節，さらには膝関節にき

たしやすい．特にCCHSでは，大腿筋膜張筋や外側広筋に手術侵襲が加わるため，股関節屈曲，伸展，膝関節屈曲の制限が生じやすい．また高齢者の場合，術前の活動量やADLの状況，加齢による他関節や体幹にも術前から可動域制限が生じていることがあるので注意が必要である．

5）下肢筋力

下肢筋力は，関節可動域同様に手術侵襲に伴う炎症症状により股関節，膝関節の筋力低下が起こりやすい．CCHSでは大腿筋膜張筋や外側広筋に手術侵襲が加わるため，特に股関節外転筋群，膝関節伸展筋群をHand Held Dynamometerなどを使用して客観的に評価する．

6）形態測定

術後の腫脹の評価には周径測定を行う．大腿周径は，膝蓋骨直上から15cm，20cmなどの，股関節により近い部位の左右差を確認することが重要である．また術後のX線画像にて，下肢長の左右差がないことを確認しておく必要がある．

7）荷重

下肢荷重率は，下肢筋力や歩行自立度との相関があることが報告されている[4]．体重計によって評価できる下肢荷重率の測定は簡便であり，平行棒内で測定可能なことから転倒リスクは低く，下肢支持性が低下した患者に対しても比較的安全に実施することが可能で，高い再現性や妥当性も証明されている．また患側下肢の荷重率の状況から，歩行運動時の歩行補助具の選択も可能（免荷〜1/2荷重：両松葉杖，2/3〜3/4荷重：片松葉杖，3/4荷重以上：T字杖）となるため，術後の荷重率を把握することは大変重要である．

> **POINT**
> 荷重量の測定は，平行棒内に2台の体重計を設置し，それぞれの体重計に均等に脚を乗せた静的立位時の荷重量と片側下肢へ最大限に荷重した際の最大荷重量の両方を評価することが一般的である（図1）．最大荷重量は，片脚の最大荷重量を体重で除することにより，下肢荷重率を求め定量化することができる．

8）歩行能力

術後早期では歩行様式や介助量，連続歩行距離などの把握が大切である．歩行機能の評価として，10m歩行試験（10 Meter Walk Test：10MWT）やTimed up and go test（TUG）など，歩行の自立度や転倒との関連が高いとされる歩行指標を用いることが重要である．また跛行の有無を評価することも大切である．大腿骨頸部骨折術後の跛行の代表的なものとして，中殿筋の筋力低下により立脚期に遊脚側下肢の骨盤を水平に保つことができず，骨盤の下制が生じるトレンデレンブルク（Trendelenburg）徴候と体幹を筋力低下側下肢へ傾け代償するデュシェンヌ（Duchenne）徴候がある（図2）．

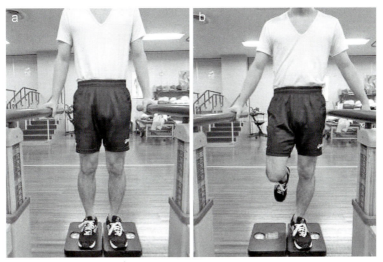

図1　荷重の評価
a：静的立位時の荷重量
b：最大荷重量

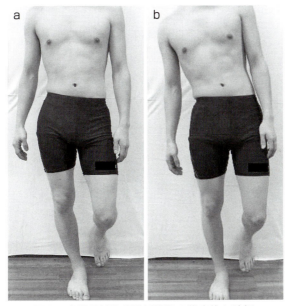

図2　大腿骨近位部骨折術後の代表的な跛行
a：トレンデレンブルク（Trendelenburg）徴候
b：デュシェンヌ（Duchenne）徴候

メモ　10MWTの測定方法

10MWTは，助走路（各3m）を含めた16mの歩行路にて歩行してもらい，その際の所要時間を計測する．その際の歩行速度は快適と最大努力下の2条件で測定する．

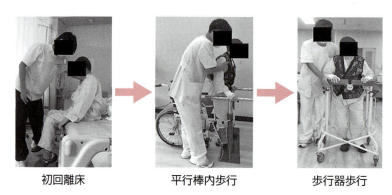

	術前	手術	術翌日	1週	2週以降
安静度	ベッド上		離床開始	理学療法に応じてADL拡大	
理学療法			初回離床（車椅子）		自宅退院へ向けたADL指導
荷重	免荷		疼痛に応じて可能*		
歩行			平行棒内 → 歩行器 → 杖		
移動	ベッド上		車椅子	身体機能に応じて歩行器	
筋力運動	患部以外		等尺性運動 → 等張性での抵抗運動		

＊転移型では，整復の程度により免荷期間を設ける

図3 大腿骨近位部骨折術後の理学療法の流れ

> **メモ TUGの測定方法**
>
> 肘掛け椅子から立ち上がり，3m先のコーンまで歩行・方向転換し，また椅子に戻り座るまでの一連の動作の所要時間を計測する[5]．大腿骨近位部骨折患者における退院後の再転倒を予測するTUGのカットオフ値は24秒と報告されている[6]．

● 術後理学療法

　大腿骨頸部骨折術後の理学療法は，主治医の処方に基づき術後早期より開始される．当院では術翌日の介入により離床を進め，車椅子座位を目標としており，術後2日目からは運動療法室へ移行する．当院の術後理学療法を図3に示す．

1）物理療法

　術後早期の炎症管理には，コールドパックやアイスパックなどの寒冷療法を用いる．寒冷療法の効果としては，炎症をコントロール（疼痛や腫脹の軽減）することや神経伝導速度の低下や痛覚閾値の上昇である[7]．また寒冷療法は術後の炎症に伴う下肢筋力低下に対する即時効果として，最大発揮トルクを増大させることも報告されている[8]．

2）ROM運動

　手術侵襲の影響により，γ運動ニューロンが興奮し，股関節周囲筋群の過緊張を引き起こす．また術後の筋の過緊張状態の持続は，発痛物質であるブラジキニンの血中濃度を上昇させ，疼痛がさらに増悪する．この術後の疼痛と，疼痛に伴う過緊張との悪循環を断ち

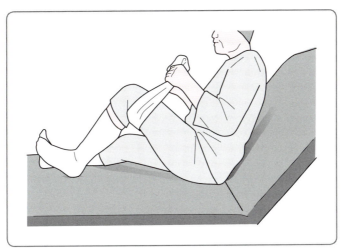

図4 股関節屈曲のROM運動

切る有効な手段として，ストレッチや下肢ROM運動が用いられる．下肢ROM運動は，タオルや患者自身の手を用いた自動介助運動での股関節の屈曲伸展運動をリズミカルに促す（図4）．最終域まで動筋と拮抗筋間で反復交互筋収縮を行わせることで相反抑制手技の一つである交互反復的伸張法の原理により，有効的に関節可動域を改善することができる．手術侵襲が加わった大腿筋膜張筋や大腿四頭筋，さらに股関節外旋筋群のストレッチを必ず実施する．

3）筋力増強運動，筋力トレーニング

　CCHS術後の禁忌肢位がないため，特に股関節周囲筋力の筋力低下に対して実施する．筋収縮の強さには，運動単位の動員数，発火頻度，活動時相による加重が影響するため，等尺性収縮より開始し，等張性運動による抵抗運動へ移行していき，収縮の速度や負荷量についても考慮する必要がある．運動パターンとしても術後早期はopen kinetic chain（OKC）から開始し，closed kinetic chain（CKC）へ移行する．また術後早期では，前述したように疼痛や腫脹の影響で筋出力が低下しているため，寒冷療法を実施後に筋力トレーニングを実施することはより効果的である．また手術侵襲により下肢筋力の低下が持続しやすい股関節周囲筋に対しては，低周波などの神経筋電気刺激（neuromuscular electrical stimulation：NMES）を併用した下肢筋力トレーニングが効果的である．高齢者においては，加齢に伴うtypeⅡ線維の太さの減少やtypeⅠ，typeⅡ線維の数の減少が生じることで，下肢の筋機能は低下しており，骨折や手術の影響によりその機能はさらに低下する．NMESの効果は，typeⅡ線維からの動員を促す[9]．また術後早期の患者においては，下肢筋力増強運動単独群と比較して下肢筋力増強運動にNMESを併用した群は，単独群と比べて術後の筋力の改善が大きかったと報告されている[10]．

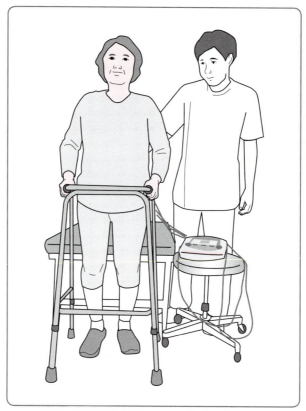

図5　NMESを併用した股関節外転筋力運動

> **Advice**　中殿筋の機能は，立脚中期でのトレンデレンブルク (Trendelenburg) 徴候やデュシェンヌ (Duchenne) 徴候といった跛行に影響するため，大変重要である．そのため荷重運動やCKCでの中殿筋筋力運動にNMESを併用することは，特に中殿筋のtype II線維の収縮を促し，相乗効果として効率の良い運動となる (図5).

4) 荷重練習

非転位型骨折のCCHS術後は，術後初期より荷重することが有用であるとガイドラインにおいても推奨されている．また転位型骨折においても術後早期荷重の実施は，偽関節などの術後合併症などに影響がないとされている[11]．荷重運動は荷重量の評価と同様に，2台の体重計を使用したり，全身鏡を利用したりすることによる視覚的なフィードバックを用いることで，動作が容易となる．

5) 歩行練習

受傷後適切な手術や理学療法を実施しても，すべての症例で歩行が再獲得されるわけではない．歩行の再獲得に影響を与える因子には，年齢，受傷前の歩行能力，認知症の有無

などが報告されている．術後の歩行練習は，下肢筋力や疼痛，転倒のリスクなどを考慮し，平行棒内歩行より開始し，歩行器歩行，杖歩行，階段昇降や屋外歩行などの応用歩行へと進めていく．

6）自主運動指導・術後ADL指導

　術後ADL動作において人工骨頭置換術では脱臼のリスクがあるが，CCHSにおいては脱臼のリスクがない．しかし，大腿骨頸部骨折の受傷機転は，転倒によるものが多いことから，術後の転倒予防が大変重要となる．高齢者における転倒のリスク因子は，内的要因と外的要因に分けられ，外的要因による受傷が約70％であることを考慮すると，生活場面での環境設定や患者教育が重要となる．また内的要因の代表的なものとしては，年齢，下肢筋力，認知機能が挙げられることから，積極的な下肢筋力強化が重要となる．

まとめ

　CCHS後の理学療法では，急性期よりリスク管理のもと手術侵襲に応じた評価や積極的な理学療法プログラムの立案が大変重要であり，加えて術前のADL再獲得と再受傷を予防することが必要である．

▶**若手理学療法士へひとこと**◀

大腿骨頸部骨折は，高齢者に多い疾患であり，受傷後ADL・QOLの著明な低下を引き起こす．患者のバックグラウンド，術式を十分に理解したうえで，患者それぞれの機能障害・能力障害に対して個別性を持った理学療法を実施することが重要である．

Further Reading

Cameron MH：EBM物理療法 原著第4版．渡部一郎（訳），医歯薬出版，2015．
　▶本書籍は，理学療法の一つとして実施する物理療法のメカニズム，効果，エビデンスを詳細かつわかりやすく紹介しており，臨床において大変活用できるものとなっている．

●―文献

1) 小林　巧，神成　透：大腿骨頸部/転子部骨折の機能解剖学的病態把握と理学療法．理学療法．31(9)：921-929，2014
2) Garden RS：Low-angle fixation in fractures of the femoral neck. J Bone Joint Surg Br. 43B：647-663，1961
3) 日本整形外科学会診療ガイドライン委員会，大腿骨頸部/転子部骨折診療ガイドライン策定委員会（編）：第6章 大腿骨頸部骨折の治療．大腿骨頸部/転子部骨折診療ガイドライン 改定第2版．日本整形外科学会/日本骨折治療学会（監），pp98-99，南江堂，東京，2011

4) 加嶋憲作, 清藤真司, 中谷京宗, 他：歩行自立度と下肢荷重率, 等尺性膝伸展筋力との関連—高齢入院患者における検討. 総合リハ. 40(1)：61-65, 2012
5) 對馬　均, 松嶋美正：リハビリテーションにおけるアウトカム評価尺度 Timed Up and Go Test, Berg Balance Scale. J Clin Rehabil. 16(6)：566-571, 2007
6) Kristensen MT, Foss NB, Kehlet H：Timed "up & go" test as a predictor of falls within 6 months after hip fracture surgery. Phys Ther. 87(1)：24-30, 2007
7) Cameron MH：第8章 表在性寒冷・温熱療法. EBM物理療法 第4版. 渡部一郎(訳), pp141-159, 医歯薬出版, 東京, 2015
8) Rice D, McNair PJ, Dalbeth N：Effects of cryotherapy on arthrogenic muscle inhibition using an experimental model of knee swelling. Arthritis Rheum. 61(1)：78-83, 2009
9) Cameron MH：第12章 筋収縮に対する電気治療. EBM物理療法 第4版, 渡部一郎(訳), pp257-273, 医歯薬出版, 東京, 2015
10) Stevens-Lapsley JE, Balter JE, Wolfe P, et al：Early neuromuscular electrical stimulation to improve quadriceps muscle strength after total knee arthroplasty：a randomized controlled trial. Phys Ther. 92(2)：210-226, 2012
11) 日本整形外科学会診療ガイドライン委員会, 大腿骨頚部/転子部骨折診療ガイドライン策定委員会(編)：第8章 大腿骨頚部/転子部骨折の周術期管理. 大腿骨頚部/転子部骨折診療ガイドライン 改訂第2版. 日本整形外科学会/日本骨折治療学会(監), pp180-181, 南江堂, 東京, 2011

MEMO

5 大腿骨頸部骨折
――人工骨頭置換術（前外側アプローチ）の場合①――

小田勇一郎

- 術中操作としては前方へ骨頭を脱臼させる方法である．
- 術後の後方脱臼は非常に起こしにくい方法であるが，脱臼肢位や易脱臼性の有無については術者に確認すること．

特　徴

　人工骨頭置換術の手術アプローチ法として，前方，前外側，外側，後方アプローチなどの方法があるが，この項では前外側アプローチについて述べる．
　前外側アプローチとしては主に
　　（a）中殿筋の前方を一部切離する方法と，
　　（b）中殿筋を切離せずに大腿筋膜張筋と中殿筋の筋間から侵入する方法
がある．（a），（b）いずれの方法でも後方成分（外旋筋群や後方関節包）は温存されるため後方脱臼の危険性が非常に低い特徴があり，当院ではこれらのアプローチを用いている．
　また，（b）の方法に関しては筋肉を切離しないため，術後の後療法に有利に働く可能性がある．
　最近では筋を切離しない（b）を積極的に用いているが，高度肥満であったり骨の脆弱性が強く無理な術中操作で術中骨折などが危惧されたりする場合は，より視野を得られやすい（a）の方法を選択している．

適　応

　基本的には大腿骨頸部骨折のうち，「転位型」と言われる Garden 分類で言う Stage Ⅲ，Ⅳに対して人工骨頭置換術を行っているが，Garden 分類はⅩ線正面像での分類であるため，側面像で前後屈転位の大きいものも転位型と考え，基本的には人工骨頭置換術を選択している．
　転位型でも年齢が若い症例には骨接合を第一選択としている．
　当然，基礎疾患や活動性など個々の症例のバックグラウンドを加味して最終的な術式は決定する．

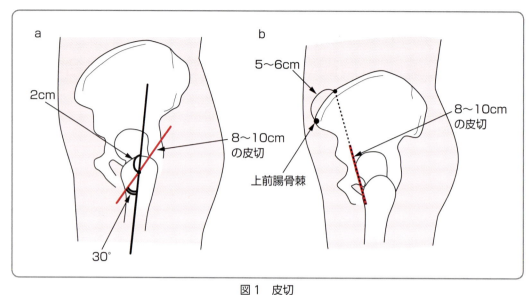

図1　皮切
a：中殿筋の一部を切離する場合，b：中殿筋の一部を切離しない場合．

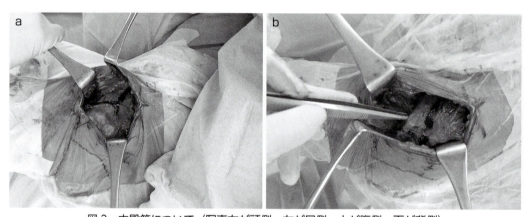

図2　中殿筋について（写真右が頭側，左が尾側，上が腹側，下が背側）
a：中殿筋の一部を切離する場合．中殿筋の前方1/3を大転子から切離する（切離するラインにマーキングしてある）．
b：中殿筋を切離しない場合．中殿筋の前縁，大腿筋膜張筋との間から侵入（図では鑷子の先で示す）．中殿筋は切離しない．

手術アプローチ法

1) 中殿筋の前方を一部切離する方法[1,2]

体位：側臥位

皮切：大転子外側の大腿骨中心軸上で，大転子頂部より約2cm遠位の点を通り大腿骨軸と約30°傾斜（近位は後方，遠位は前方へ）させた線上での8〜10cmの切開（図1a）．

浅層の展開：筋膜も皮切と同様に切開し，中殿筋の前方1/4〜1/3の大転子付着部に縫いしろを残した状態で切離し前上方へ筋弁状に翻転し，関節包へ達する（図2a）．

深層の展開：小殿筋，関節包は一塊にしてL字あるいはT字状に切開し，患肢を屈曲内転外旋させ頸部の前面を出して術前計画に沿って骨切りしたのち骨頭抜去．大腿骨のラスピング後，トライアル人工骨頭をセットし，試験整復．

脱臼の確認：股関節伸展位での外旋で前方脱臼しないこと
　　　　　　股関節軽度屈曲位＋内転位＋外旋位で前方脱臼しないこと
　　　　　　股関節屈曲位＋内転＋外旋位で後方脱臼しないこと
　　　　　　を確認．

〜閉創：関節包，小殿筋を可及的に縫合修復し，切離した中殿筋もエチボンド糸などの強い糸で大転子の縫いしろへ縫着修復．筋膜を縫合し閉創．

インプラント挿入後の脱臼操作：股関節軽度屈曲位で下方牽引しつつ内転＋外旋して脱臼させる（図3）．

2）大腿筋膜張筋と中殿筋の筋間から侵入する方法[3,4]

体位：側臥位（ベッドの一部を除去し，術中股関節の伸展内転が可能になるようにしておく）

皮切：股関節軽度屈曲位とし，上前腸骨棘から腸骨稜に沿って5〜6cm後方の点と大転子無名結節前方を結ぶ線上に8〜10cmの切開（図1b）．
　　　股関節を外転させながら皮下に大腿筋膜張筋と中殿筋との筋間を溝として触れ，それを参考にする．）

浅層の展開：大腿筋膜張筋と中殿筋の筋間の溝の1〜2cm後方で筋膜を切開し，大腿筋膜張筋と中殿筋の筋間を分けて関節包の前外側面へ達する（図2b）．

深層の展開：関節包の前外側面は可及的に切除するが後方は温存する．頸部が邪魔になれば頸部を骨切り後に骨頭抜去．頸部の関節包後外側付着部を十分に剝離することで大腿骨の内転が可能となる．大腿骨のラスピング後，トライアル人工骨頭をセットし，試験整復（注1）．

脱臼の確認：股関節伸展位での外旋で前方脱臼しないこと
　　　　　　股関節伸展位＋内転位＋外旋位で前方脱臼しないこと
　　　　　　股関節屈曲位＋内転＋内旋位で後方脱臼しないこと
　　　　　　を確認．

〜閉創：トライアルを抜去後インプラントを設置し，筋膜を修復し閉創．

インプラント挿入後の脱臼操作：股関節軽度伸展位で下方牽引しつつ，内転＋外旋して脱臼させる（図3）．

（注1）脱臼安定性はかなり高く，試験整復後に脱臼させる際に無理な脱臼操作で医原性の骨折を引き起こす可能性もあり，トライアルの骨頭サイズは計測した

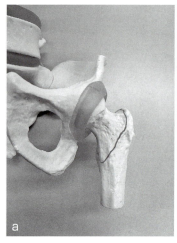 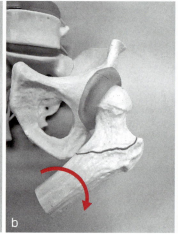 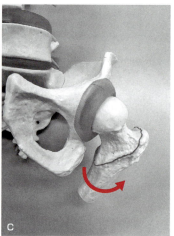

図3　脱臼操作について
a：脱臼前（中間位）
b：術中脱臼肢位（中殿筋を一部切離する方法）．（屈曲―内転―外旋位）で前方に脱臼する．
c：術中脱臼肢位（中殿筋を切離しない方法）．（伸展―内転―外旋位）で前方に脱臼する．

ものより1～2サイズ小さいものを使用している．

術後理学療法における注意点

(1) 中殿筋を切離しない方法では特に制限なく術後の理学療法を行っているが，中殿筋を切離する方法の場合は中殿筋縫合部の離開を避ける意味で，術後2週間は積極的な中殿筋運動は行わないようにしている．
(2) 前方に脱臼させる手術手技のため，前方脱臼肢位である，
内転＋外旋＋（股関節軽度屈曲位or伸展位）には注意が必要．
（基本的には脱臼のしやすさや脱臼肢位については，術者に確認する方が望ましい．）

▶若手理学療法士へひとこと◀

　主に人工骨頭置換術に対する前外側アプローチの術式について述べましたが，術式の違いにかかわらず，どんなに手術がうまくいっても，手術だけでは患者さんは良くなりません．術後の理学療法にかかっていると言っても過言ではありません．そういうプライドと責任をもって，また，主治医の先生や術者の先生，周りのスタッフとの情報の交換・共有を密にして，患者さんのために，がんばってください．

●文献

1) Berger RA：Mini-incision total hip replacement using an anterolateral approach：technique and results. Orthop Clin North Am. 35(2)：143-151, 2004
2) 辻　耕二, 他：Mini-one anterolateral THA, OS NOW Instruction 9 人工股関節置換術, 岩本幸英, 他(編), pp74-86, メジカルビュー社, 東京, 2009
3) Bertin KC, Röttinger H：Anterolateral mini-incision hip replacement surgery：A modified Watson-Jones approach. Clin Orthop Relat Res. 429：248-255, 2004
4) 松原正明：MIS-THA OCM anteloraterale との相違点と工夫, OS NOW Instruction 9 人工股関節置換術, 岩本幸英, 他(編), pp87-100, メジカルビュー社, 東京, 2009

MEMO

6 大腿骨頸部骨折
――人工骨頭置換術（前外側アプローチ）の場合②――

嶋村剛史

　前外側アプローチにおける術式の特徴は，中殿筋の切開や切離による侵襲である．そのため，急性期では手術侵襲に起因する疼痛を評価し，疼痛を増悪させないように全身状態・ADLの向上につなげるアプローチが重要となる．回復期では急性期からの脱却を見極め，身体活動量および応用ADLの向上を図ることが重要となる．生活期では退院に向けての環境整備や社会参加を促し，再発予防に努めることが重要となる．

術後理学療法の流れ

　当院のクリニカルパスに基づき，人工骨頭置換術（前外側アプローチ）後の理学療法プログラムを示す（図1）．術後1日目より，病棟ベッドサイドにて両上肢・非術側下肢の廃用予防運動や術側下肢の深部静脈血栓症（deep vein thrombosis：DVT）予防などの自主練習指導を行う．術後2～3日目より端座位，車椅子移乗・座位を実施し，可能であればリハビリ室での理学療法を開始する．同時に脱臼リスクの説明，基本動作指導を行う．荷重に関しては術後1日目より疼痛自制内で全荷重可能であり，リハビリ室での理学療法開始時から積極的に術側荷重を開始する．具体的には平行棒内立位荷重から開始し，アライメント不良や荷重時痛に注意しながら歩行練習へと進める．歩行練習は平行棒内から開始し，歩行車，杖など歩行様式を段階的に変更していく．関節可動域（range of motion：ROM）運動は術後1日目より拘縮予防，ROM改善，DVT予防，感覚入力を含め自動運動で開始する．自動運動が困難な場合は，介助下で行う．術側中殿筋以外の脊柱起立筋群，大殿筋，大腿四頭筋，ハムストリング，前脛骨筋，下腿三頭筋などは術後1日目より筋力増強運動を実施する．手術侵襲がある中殿筋に対しては術後1日目より筋コンディショニングとして，疼痛自制内で股関節外転運動を実施し，術後3週目より筋力増強運動へ移行していく．最近では，低侵襲での手術が可能となっており，早期より中殿筋の高負荷運動が可能な場合もある．その際は特に炎症や疼痛の評価を基に理学療法を展開することが重要である．応用ADL練習は術後3週目を目安に開始する．基本的にはクリニカルパスに従って理学療法を展開するが，患者の骨が脆弱でインプラントの安定性が不良の場合などは，状態に応じて数週間免荷期間を設けることがある．このような場合は，画像の確認と主治医との綿密な連携が重要となる．

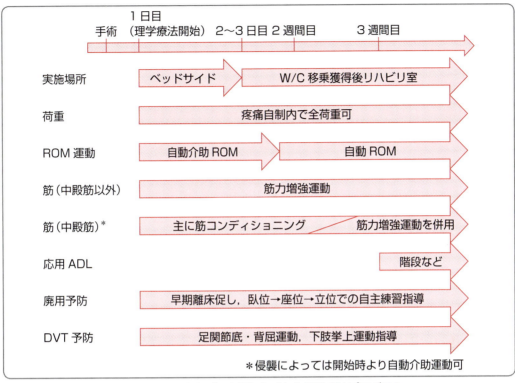

図1 クリニカルパスを基に作成した理学療法プログラム

メモ 筋コンディショニングとは

術後など炎症により熱感や疼痛を有している状態に対応するもので，損傷治癒を早めることを目的としたものである．そのため高負荷での筋力増強運動とは異なり，自動運動や介助下での低負荷の反復運動が主体となる．筋の収縮・弛緩や触圧覚刺激を利用して緊張を緩めることで疼痛の増悪を防いだり，疼痛や精神的不安から過緊張を呈している筋に対してリラクセーション効果も期待できる．

メモ 侵襲とは

侵襲とは，皮切や筋の切開・切離によるものだけではなく，術野を広げたり，インプラントを挿入したりする時などでも生じるものである．生体の恒常性に異常を生じさせる可能性のある外科的治療や投薬なども侵襲である．

> **Advice** 人工骨頭置換術は骨接合術と違い，術前理学療法の実施が可能な場合，術前にROM運動や基本動作練習などが疼痛自制内で可能である．手術時に侵襲を受ける可能性が高い中殿筋の筋コンディショニングや股関節のROM運動，また脱臼リスクを意識した起き上がりや移乗動作の指導も実施しておくと，術後の理学療法がスムーズに行える．

術後理学療法の評価，リスク管理，治療

●急性期

1）評価

　人工骨頭置換術後急性期の評価で一般的なものは，情報収集，疼痛，認知機能，形態測定，ROM，筋力などである．急性期では全体像の把握と共に，健康状態，心身機能，身体構造の把握が重要となる．それらの評価を基にリスクの把握，理学療法の展開を思考する必要がある．

　前外側アプローチ後の評価で最初に重要となるのは主治医（執刀医），看護師，カルテなどからの情報収集である．外側・後方など，その他のアプローチと異なる点の一つは侵襲部位である．そのため侵襲された筋組織やその程度の把握，脱臼リスクの情報収集は，理学療法を開始するにあたり不可欠である．例えば，前外側アプローチでは，中殿筋の侵襲程度（切離を行う場合と行わない場合）により術後の中殿筋の筋力増強運動の開始時期が異なる場合がある．また術後せん妄の有無や栄養状態，ADL状況を把握して理学療法プログラムを考慮することが重要である．

　術後理学療法プログラムを展開するにあたり疼痛は大きな影響を及ぼす．特に急性期の疼痛の特徴は手術侵襲による侵害受容性疼痛である．疼痛の評価は主観的な疼痛部位・程度（強さ）の評価が主となる．疼痛の発生状況の把握として安静時痛（臥位・座位・夜間），運動時痛（伸張痛，収縮痛，短縮痛），荷重時痛の把握が必要である．前外側アプローチで出現しやすい疼痛部位は上前腸骨棘後方から大転子近位前方の皮切周辺である．中殿筋の切開がある場合はもちろんのこと，切開がない場合でも手術を施行するにあたり開創器などで負荷がかかり，侵襲が及ぶ場合もある．また，前外側アプローチ後では中殿筋の代償から大殿筋上部線維，大腿筋膜張筋，腸脛靭帯，外側広筋に過緊張が生じやすい（図２）．適切な筋コンディショニングや動作指導を怠ると，上記の筋以外の股関節内転筋群などにも疼痛部位が拡大する傾向が強い．また，評価時の注意点としては，「痛いですか？」などと痛みを探らせるような質問は，逆に痛みを助長させる場合があるので避けるべきである．

　安静時痛は，手術侵襲による炎症が主な原因であり，基本的に侵襲のある部位に生じていると考えられる．それを踏まえて実際に痛みのある部位やポジションを把握する必要がある．侵襲の影響が少ない部位に安静時痛の訴えがある場合は，筋の過緊張など他の要因が混在している可能性があるので注意が必要である．

　運動時痛は，侵襲がある筋が主であり，前外側アプローチでは中殿筋に生じることが多く，側方移動を含む動作，股関節内・外転運動を含んだ動作時の訴えが多い．疼痛部位の特定と共に，主な痛みは伸張痛なのか，収縮痛なのか，短縮痛なのかを評価して，動作指導を実施する必要がある．

　荷重時痛は，荷重肢位をとるまでの運動時痛が混在している状況が多い．運動時痛がある場合は，荷重により痛みが増悪するか，荷重の乗せ方が不良で痛みが増悪しているのか

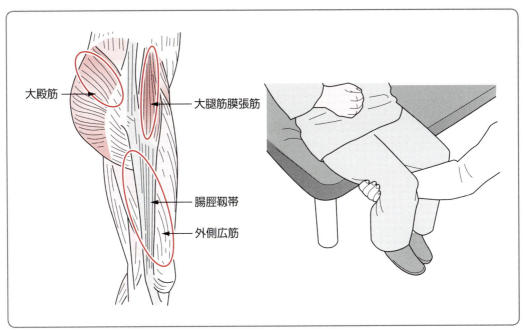

図2 前外側アプローチで出現しやすい疼痛部位
手術侵襲のある大転子近位前方周囲や中殿筋前縁，中殿筋の機能低下を代償することで過緊張が生じやすい大殿筋上部線維や大腿筋膜張筋，それらと連結の強い腸脛靱帯が緊張することで，外側広筋に過緊張が生じやすい．右図のような大腿外側後面への刺激で疼痛が出現しやすい．

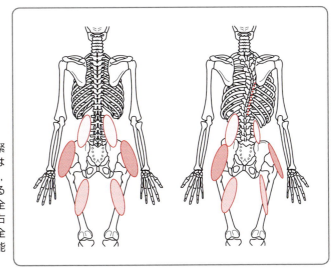

図3 胸腰部側屈位
胸腰部が側屈することで機能不全や過緊張を起こす可能性がある．右側屈位では同側の腰方形筋が機能不全になりやすく，それに伴って身体重心が右側へ移動することで，同側の内・外転筋群の機能不全や対側の過緊張を誘発する．さらに，右回旋が入ると，同側の大腰筋の機能不全や対側の大腰筋の過緊張を誘発する可能性もある．

を区別する必要がある．前外側アプローチ術後では前額面におけるアライメント不良により荷重不良となっていることが多々みられる．つまり，疼痛部位としては中殿筋周囲の外転筋群や内転筋群，腰方形筋，大腰筋などに多く生じやすい（図3）．大腰筋においては，荷重時に代償して痛みを訴えない事が多く，アライメント不良などがある場合は圧痛の有無を評価する必要がある．

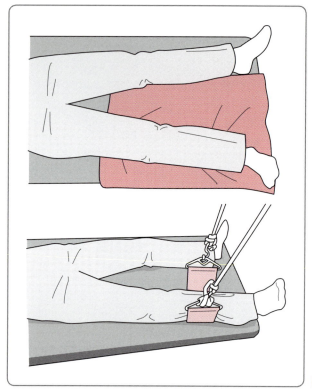

図4　スライディングシートとスリング

> **Advice**　前外側アプローチ術後における中殿筋の運動時痛は，伸張痛・収縮痛・短縮痛が混在している場合が多い．そのためスライディングシートやスリング（図4）を用いて，低負荷で運動させたときの痛みを評価すると比較的鑑別しやすくなる．

　理学療法士は患者の動作のなかの不良な動作や反応を評価することが必要である．例えば，ベッドサイドの起き上がり動作時に上半身優位で直線的な動作を行う人（図5）は，動作時痛を代償で軽減させている可能性がある．また，立ち上がり動作時に術側下肢を前方へ，非術側下肢を後方へ位置させて立ち上がる患者がいる（図6）．これらは術側股関節の屈曲や回旋，術側下肢への負荷を避ける動作である．前外側アプローチ術後患者では，股関節屈曲，内転を避ける傾向が強い．代償動作で疼痛を軽減させることは悪いことではないが，そのままにしておくと生活における術側下肢の筋活動量が低下し，廃用・転倒リスクの改善が難しくなる．そのため理学療法士は早期から患者の個々の動作の癖や代償を評価し，正しい動作指導を行うことが重要である．

2）リスク評価・管理

　一般的に前外側アプローチにおける脱臼肢位は，股関節伸展・内転・外旋の複合動作であるが，実際には各患者によって手術中の脱臼テストの結果は異なる．例えば，良好例で

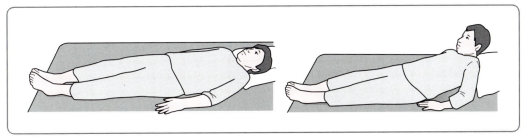

図5 起き上がり動作
ベッドから起き上がる際に，上肢を利用しながら直線的に起き上がり，非効率的な動作になっている．活動性の向上のため，下肢も利用した動作指導が必要である．

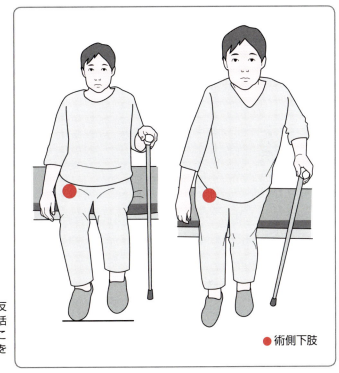

図6 立ち上がり動作
立ち上がり動作時に下肢を引くことで反対側への負荷を代償する．継続すると活動量の低下やアライメント不良が起こる．術側下肢は屈曲，内転などの動きを避けている．

●術側下肢

は禁忌肢位なしの場合もあれば，外旋のみで脱臼リスクが高い場合もある．そのため各患者の個別の状態把握が必要である．

　脱臼テストの一つとして術中に股関節屈曲90°＋内転＋内旋60°で後方脱臼しないこと，加えて伸展15°＋内転＋外旋50°で前方脱臼しないことを確認している．脱臼テストは患者ごとで異なり，前外側アプローチであっても執刀医によっては後方脱臼を危惧している場合もあるため手術記録の確認を行う．また，脱臼テストを実施した執刀医師の感触などもきわめて重要な情報源であり，直接，確認することも大切である．

　リスクを把握するための客観的評価として形態測定も重要である．例えば，周径では腫脹の把握が可能であり，経時的に評価することでDVTの早期発見につながる．下肢長に

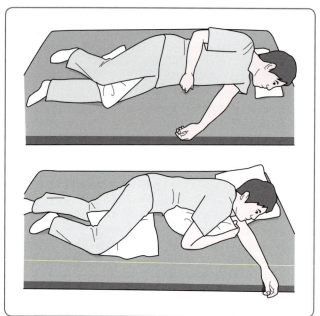

図7 側臥位，前傾側臥位
基本的に術側股関節が内転・外旋位にならないように，クッションなどを用いて安楽な状態を指導する．理学療法士はその状態での筋緊張を確認し，筋コンディショニングに努める．

おいては転子果長で左右差がなく，棘果長で差がある症例を多く経験する．これは安静臥位の肢位で骨盤が傾斜した状態にあることを示しており，股関節の内・外転，内・外旋などアライメント異常が生じている可能性がある．このような術後早期からの肢位の異常は，その後の跛行や疼痛，脱臼を助長する一原因になる可能性があるため，形態測定によるアライメント評価は重要である．

> **Advice** 脚長差に関しては，必ずしも左右差がない方が良いとは限らない．対象が高齢者になると非術側も変形性関節症があったり，既往で可動域制限があったりとさまざまな理由で差が生じていることが多い．患者本人がそれに応じた動作で生活してきている歴史を考慮に入れながら，評価・アプローチを行うことが重要である．

3）治療

人工骨頭置換術後の急性期治療としては，疼痛コントロール，術側の運動性・可動性の改善・向上，術側以外の廃用予防，メンタルサポートなどである．そのなかでも疼痛コントロールは急性期治療の重要な部分を占め，術後経過に多大な影響を及ぼす．

安静時痛，夜間痛においては，側臥位を好む患者の場合，非術側を下にした側臥位をとり，術側股関節内転位，術周囲組織の伸張位を長時間とりやすい．また，腹臥位を好む患者の場合，術側下肢のポジショニングに自由度が少ないため痛みを助長しやすい．これら疼痛誘発肢位に対してクッションなどを利用した側臥位や前傾側臥位（図7）の指導が重要である．また，患者は精神的不安を抱え，傷口周囲に意識が集中することで過緊張とな

り，安静時痛，夜間痛を助長している．夜間痛は睡眠時間の短縮につながり，昼夜逆転や栄養状態不安定など負のサイクルに陥りやすくなるので注意する．

　疼痛コントロールと並行して進める治療として，術側の運動性・可動性の改善・向上，いわゆるROM運動がある．前外側アプローチ後の特徴的な可動域制限は，股関節屈曲・伸展制限である．これは脱臼リスク回避のためADLで股関節の過伸展や深屈曲を注意するあまり，可動範囲を狭めてしまうことが一要因となっている．つまり，**リスク回避の予防動作が股関節の可動域制限につながっている**のである．これは理学療法士が術後初期から股関節周囲筋に対しての自動介助運動やリラクセーション，適切なADL指導を行うことで最小限に抑えることができる．

　疼痛コントロールの進行に合わせて，筋力低下の予防，改善が必要である．前外側アプローチ後の特徴的な筋力低下が起こるのは中殿筋である．侵襲による影響で術後早期からの積極的な筋力増強運動は難しい．加えて，高齢になるほど術後伸展制限や股関節屈曲位の姿勢をとりやすいため，股関節外転筋として大腿筋膜張筋の活動が過剰になる患者が多い．そのため中殿筋，大殿筋の日常の筋活動量の低下から筋力低下を引き起こす．これらに対しては，骨盤前後傾アライメントを調整した筋力トレーニングが有効である．具体的アプローチとしては，まず，股関節伸展方向のROM運動を十分に行い骨盤前後傾中間位に近い状態をつくる．その後，理学療法士は背臥位での股関節外転運動を行う．その際，大腿筋膜張筋，中殿筋，大殿筋を触診しながら収縮状態を確認する．また，立位荷重下で行っても良い．立位で足圧中心位置を踵からつま先などへ変化させながら，荷重下での股関節外転筋群の筋力トレーニングを実施する．足圧中心位置を変化させるのは，上記のトレーニング時に，外転筋群の収縮状態が微妙に変化するためである．また，患者によっては，同じ骨盤アライメントでも立位，臥位で大腿筋膜張筋の収縮状態が異なる場合があるため，どちらの姿勢を選択するかは各患者の特性に合わせることが重要である（図8）．

● 回復期の評価・リスク管理・治療

1）評価

　回復期は，**身体活動量の飛躍的な増加，応用ADLの向上を目指す時期**であるため，それら訓練に耐えられる体力レベルにあるか評価する必要がある．つまり，回復期の理学療法を進めるには，睡眠，休息，食欲，食事量，疲れの有無などの全身状態を把握することが必要である．もし，回復状態が不良な症例に対し，過度な訓練を実施すれば，回復が遅延する危険性もあり注意が必要である．

　次に機能・能力面の評価としては，前外側アプローチ後では股関節外転筋群の機能低下，アライメント不良による疼痛の残存・増悪，ADLの改善状況を評価することが重要である．

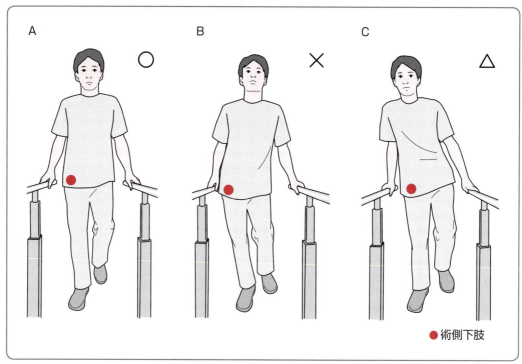

図8 片脚立位での股関節外転筋力トレーニング
Aのような片脚立位から理学療法士が骨盤誘導を行い，各筋の収縮を確認する．Bにならないよう片脚立位初期の誘導も重要である．開始初期からAが難しい場合はCのような片脚立位から開始し，Aへ誘導する．

> **Advice**　病棟内ADLの向上には，一つひとつの動作の評価と，動作の連続性の評価が必要である．移乗動作は安全に行えるが，移乗動作までの移動が不十分など，動作と動作のつなぎ目でリスクが生じることが多々ある．介護福祉士や看護師と連携して進めていくことが必要不可欠である．

2）リスク管理

　病棟内のADL向上に伴い，脱臼リスクも増加する．一般的に前外側アプローチにおける脱臼肢位は，股関節深屈曲，あるいは，股関節伸展・内転・外旋の複合動作である．股関節の深屈曲の例としては，端座位での靴や靴下の着脱動作がある．これらの動作に対しては股関節の回旋運動に注意しながら，股関節が過屈曲にならないよう腰椎の屈曲や足関節の底背屈動作を利用した方法を指導する（図9）．特に注意が必要なのは図10に示すような物取り動作の場合である．この動作では物を取ることに集中するあまり，術側下肢に注意が払われず，股関節回旋運動が含まれる危険性が高い．このようなリスクを回避するために，環境設定と患者指導を行うことが重要である．

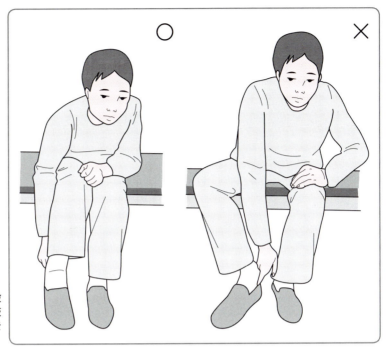

図9　端座位での着脱動作
腰椎の屈曲，足関節底屈で股関節の過屈曲を予防し，上肢を外側から使うことで外旋を予防する．

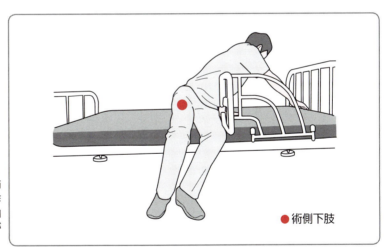

図10　端座位リスク動作
図のような端座位での物取り動作では，術側下肢の股関節は外旋位となっている．動作によっては過屈曲や内転・内旋位にもなりうるので注意が必要である．

● 術側下肢

3）治療

　一般的に回復期の治療は，急性期の治療を踏まえて身体活動量を増加させる必要性がある．そのためには移動や移乗などのADLの自立範囲を拡大することが回復期の治療における最大の目標である．具体的には，起居動作，移乗動作，移動動作（W/C or 歩行）に加え，更衣動作（ズボン，パンツ，靴下，靴など），トイレ動作が確立すれば病棟ADLの自立，身体活動量の向上につながる．このなかでも特に退院に向けて大きな目標になるのがトイレ動作の自立である．実際に上記の動作練習を進めるうえでしばしば問題となるの

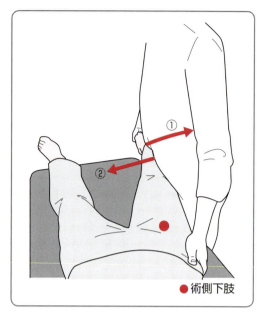

図11 股関節外転筋群 OKC-ex
中殿筋を触察しながら股関節外転運動を実施してもらい，理学療法士が抵抗を調整して求心性収縮と遠心性収縮を練習する．①求心性の運動，②遠心性の運動．最初は①，②を別々に行う．最終的には①〜②を続けて行う．特に遠心性収縮を練習する際は疼痛出現に注意し，抵抗量に気をつけて実施する．

が，立位姿勢での術側への側方移動や方向転換時の術側下肢の不安定性である．これは，前外側アプローチでは中殿筋が侵襲されるため，中殿筋を主とした股関節外転筋力の低下が一原因となっている．そのため，中殿筋を優位に活動させるような筋力トレーニングを実施する．また，歩行動作などでは，立脚期初期に股関節外転筋群は遠心性収縮から求心性収縮への切り返しが生じており，これら筋収縮様式も加味した筋力トレーニングを実施すると，より効果的である．これら筋力トレーニングはまず，臥位のOKC環境下（図11）で実施し，その後，立位CKC環境下（図12）で進める．

前外側アプローチ後の特徴的な跛行（徴候）はトレンデレンブルクとデュシェンヌ（図13）[1]である．どちらも中殿筋の機能低下が関係している．図に示すようなトレンデレンブルク徴候が出現している場合，骨頭中心と上半身重心の距離が長くなることで関節負荷が大きくなり，疼痛増悪を招く可能性がある．デュシェンヌ徴候であれば骨頭中心と上半身重心の距離が短くなるため関節負荷を最小限に抑えることが可能である（図14）．デュシェンヌ徴候への誘導が必要な場合は，上半身重心を患側へ誘導しながら荷重を行うアプローチが必要である．徴候を改善するということにとらわれず，ADL向上へつなげることが重要である．これらを踏まえて足踏み，歩行練習へと進め，上半身や骨盤の傾きを意識して身体重心の移動や歩幅・歩隔を調整する必要がある．

●生活期の評価・リスク管理・治療

1）評価

人工骨頭置換術後の生活期の評価で最も重要となるのは，活動と個人因子を加味した参加が双方向的に向上，拡大できているかどうかの評価である．その理由として大腿骨頸部骨折患者の多くは高齢者であり，退院時に入院前ADLまで改善する患者は少ない．そう

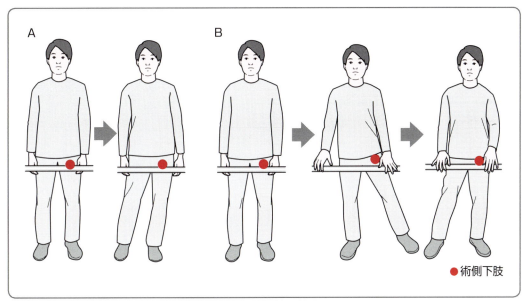

図12 股関節外転筋群 CKC-ex

遠心性収縮のトレーニングを示す．
A：立位荷重下で股関節軽度外転位から軽度内転位までの重心移動を繰り返す．
B：立位での左側方へのステッピング動作を練習する．

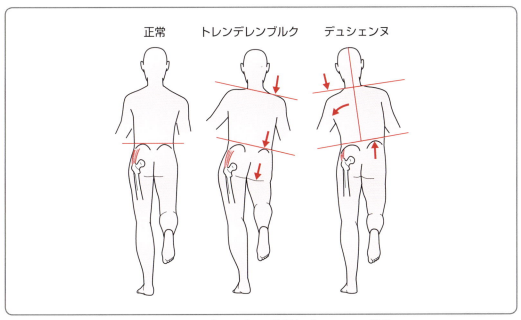

図13 トレンデレンブルク徴候とデュシェンヌ徴候

トレンデレンブルク徴候は患側下肢の立脚期に反対側の骨盤が下がり，上半身が反対側へ傾くことによって上半身重心が反対側へ変位する．デュシェンヌ徴候は患側下肢の立脚期に上半身が同側へ傾くことによって反対側の骨盤が上がり，上半身重心が同側へ変位する．
「津村　弘：機能解剖とバイオメカニクス，標準整形外科学 第12版．松野丈夫，中村利孝（総編），p606，医学書院，東京，2014」より改変して引用

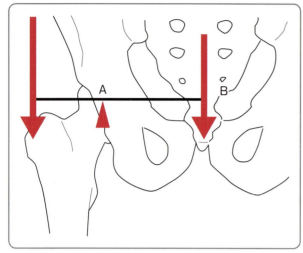

図14 関節負荷
股関節外転筋力と体重により関節負荷が生じる．骨頭中心と身体重心の距離AB間が長くなるとモーメントが大きくなり，関節負荷が大きくなる．逆に，AB間を短くするとモーメントが小さくなり，関節負荷が小さくなる．
A：骨頭中心位置，B：身体重心位置

いった場合，退院後の日常生活の一つに自宅周辺の散歩などといった，身体運動機能が維持・改善されるような機能訓練的要素が組み込まれているかの確認が必要である．身体運動機能面の総合的評価としては，方向転換が含まれるtimed up and go test（TUG）が有効である．目安としては運動器不安定症のカットオフ値である11秒と，最大努力によるTUGでの7秒である．特に筆者は方向転換する方向を術側と非術側に分けて評価し，その差を把握するようにしている．不安定性が出現し，1秒でも差があれば指導が必要な場合がある．多々みられるのは方向転換時の術側下肢の固定による歩行速度の低下と術側へのふらつきである．このような左右差や方向転換時のふらつきがみられる場合の治療方法については次項で説明する．

2）リスク管理

退院後の生活について家族，医療ソーシャルワーカー，ケアマネージャーと情報共有し，リスクの説明，退院前訪問の必要性，手すり設置や福祉用具の必要性，デイケアやヘルパーなどのサービス利用などの検討が必要である．理学療法士はリスクの高い動作の説明と現状ADLレベルの説明を行い，手すりの設置や段差解消などの家屋改造でアドバイスを行う．しかし，過剰な手すりの設置は，逆に術側下肢の機能回復の妨げになる可能性があるので注意する．また，デイケアなどの利用に関しては，消極的な患者も少なくないので，事前に介護福祉士のイベントやデイケアなどの見学，体験を促しておくことも必要である．

3）治療

退院に向けて生活期に必要な治療は，個人の環境設定に合わせた動作確認，ADL指導，ホームプログラムの指導である．自宅の環境を想定した動作練習が主となり，動作速度を意識した下肢の筋力トレーニング，静的・動的バランス練習を実施する．前外側アプローチ後においては中殿筋の関与が大きい左右方向に着目する必要がある（図15）．

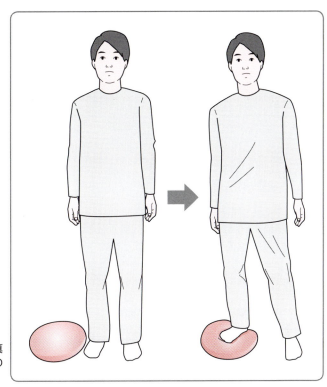

図15 左右方向バランス練習
図ではバランスディスクを用いてほぼ真横方向で実施しているが，前外側方向への実施や屋外不整地で実施も必要である．

　実際には動作スピードを普通・速・遅などで確認し，不安定な条件はないか確認する．さらに，動作を途中で止めたり，不安定な環境下でも確認を行い，不十分な動作に対して指導・筋力トレーニングを実施する必要がある．

　退院時のADL指導において重要となるのは，退院後の生活につながる動作指導と脱臼リスクの説明である．退院前の動作分析において，代償動作が残存している場合は再指導が重要である．脱臼リスクの説明は，回復期〜生活期での評価を基に，特徴的な動作を端的に指導し，注意を促しすぎることによる活動低下を引き起こさないよう実施する．

　ホームプログラムにおいて重要となるのは，実際に**退院後に持続可能であるかどうか**である．意識が高い人でも継続率は低い傾向があり，受け入れの良いホームプログラムを指導する必要がある．前外側アプローチにおいて単純かつ効率的なホームプログラムは片脚立位保持，立位での足踏み運動である．立位が難しい場合は端座位での足踏み運動を指導し，多くの回数を確保することが重要となる．普段からこまめに自主練習を実施しておくなど，継続性を高める指導が必要である．

> ▶若手理学療法士へひとこと◀
> 手術の侵襲の違いでリスクが変化し,それに合わせて理学療法も変化が必要となる.疾患別にある程度のルーチン化を図ることと,個人因子を加味したアプローチを常に心がけて評価,治療を思考することが理学療法士としての成長につながる.

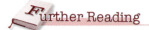

実践MOOK・理学療法プラクティス 大腿骨頸部骨折―何を考え,どう対処するか.嶋田智明,大峯三郎,加藤　浩(編),文光堂,2009
　▶大腿骨頸部骨折に対してのクリニカルリーズニングやバイオメカニクスなどが幅広く,詳細に書かれている.

マニュアルセラピーに対するクリニカルリーズニングのすべて.Jones MA,Rivett DA(編),藤縄　理,亀尾　徹(監訳),協同医書出版社,2010
　▶クリニカルリーズニングという思考過程の基礎を詳述しており,重要性を認識し,思考を磨くにあたり参考になる.

●──文献

1) 津村　弘：機能解剖とバイオメカニクス,標準整形外科学 第12版.松野丈夫,中村利孝(総編),p606,医学書院,東京,2014

7 大腿骨頸部骨折
―人工骨頭置換術（外側アプローチ）の場合①―

吉田健治

　股関節への外側アプローチでは中殿筋・小殿筋をよけて進入するが，大転子骨切りを行い中・小殿筋を上方へ反転する経大転子アプローチ（transtrochanteric approach）と骨切りを行わない方法がある．骨切りを行わないアプローチは1982年にHardinge[1]により報告された外側アプローチ（direct lateral approach）に代表されるが，いくつかの類似した方法がある．Bauerら[2]の経殿筋アプローチ（transgluteal approach），FrndakおよびMallory[3]によるtranslateral surgical approachなどである．これらのアプローチは股関節外転筋群である中殿筋と外側広筋の縦の連続性を保ったまま筋を縦割し股関節を展開する方法である．現在，さらに工夫を加えた方法で行われている[4~6]．われわれは樋口[5]が報告した方法で行っている（図1）．

特　徴

1）前側方からの進入になり，操作が容易で臼蓋の展開が良好である．
2）骨切りを行わないので骨癒合に関する対応が不要である．
3）軟部組織の修復が行いやすい．
4）本法は中殿筋を裂いて展開するための侵襲がある．
5）上殿神経損傷の危険があるので中殿筋の操作には注意を要する．
6）後方関節包を温存するので後方脱臼の危険性が少ない．

適　応

大腿骨頸部骨折の転位型（Stage Ⅲ，Stage Ⅳ）の症例を人工骨頭置換術の適応とする．ただし比較的若年の症例，あるいは骨折型がいわゆるspike型の症例では骨接合術を行う．

手術アプローチ

● 手術体位

Hardingeの原法[1]では仰臥位であるが，われわれは側臥位で行う．

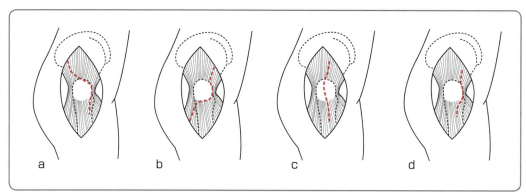

図1 骨切りを行わない側方侵入法
a：Hardinge原法，b：Frndak-Mallory法，c：Bauer法，d：われわれの方法

● 皮膚切開

大転子を中心とする10〜15cmの縦切開を加える．皮下脂肪の厚い例では長くする（図2a）．

● 浅層の展開

皮下組織をよけて大腿筋膜があるのでY字状に切開する．これは閉創の際にVYフラップ状にして緊張がないようにし閉じやすくするためである（図2b）．

● 深層の展開

中殿筋と外側広筋を展開する．Hardingeの原法[1]は図1aのように中殿筋後方1/3から大転子を通り外側広筋前方1/3を通るゆるいS字状に進入するが，われわれはオメガ（Ω）状に進入する（図1d，図2c）．まず大転子基部の外側広筋の起始部に小切開を加え大転子前縁に沿って近位側へ延長する．次に大転子先端に小切開を前縁に沿って遠位へ延長する[5]．その結果，中殿筋と外側広筋は連続したまま大転子前方から解離される．井上[6]が報告した方法と類似している．中殿筋を前方1/3の部で縦切すると下層に小殿筋が存在する．ホーマン鉤で中殿筋を近位へよけると小殿筋が展開される．小殿筋は大転子の前方に腱成分として着いているので，エレバトリウムを刺入して切離する（図2d）．この際，縫い代を残し糸をつけておくと閉創時に便利である．小殿筋を剝離して関節包を展開し，T字状に切開すると大腿骨骨頭が確認される（図2e）．

> **メモ** 上殿神経損傷を生じないための注意
>
> 上殿神経は大転子先端の4cm中枢側を走行するので，中殿筋の切開を短くする必要がある．

● 骨折部の展開

股関節を屈曲，内転，外旋して骨折した大腿骨頸部を露出する．ここで前方に下肢を落とし，設置した清潔な下肢袋で被覆する．次に骨折した近位骨片である大腿骨骨頭を骨頭

摘出器を用いて摘出する（図2f）．円靱帯が残存している場合は切除する．骨頭のサイズをノギスで計測しておく．

● 大腿骨頸部の骨切り・インプラントの挿入

　股関節を外旋して手術台の前方に下肢を落とし，患者の下腿を助手が両膝で挟んで固定する．術者は大腿骨を正面から見ることになる．骨切りガイドを大腿骨頸部の前面に直接あてて骨切りレベルを決定する．通常，小転子上縁から5〜10mm近位の部位になる．大腿骨髄腔のリーミング，ラスピング，カルカーの骨切りの微調整を行った後に，測定したサイズの人工骨頭のトライアルステムを前捻20°の角度をつけて挿入し，トライアルのインナーヘッド・アウターヘッドを一体化して試験整復を行う．下肢を伸展して長軸方向の安定性，股関節の屈伸・内外旋での安定性を確認する．安定性を確認したら脱臼させて，いったんトライアルを抜去する．洗浄したのちに予定したサイズのインプラントを挿入して（図2g）整復し，再度安定性を確認する（図2h）．

● 閉創

　切離した小殿筋の腱性付着部を大転子前方の縫い代に先に残した糸を目印に縫合する（図2i）．次に中殿筋と外側広筋を元に戻し縫合する．両筋ともに糸で目印をつけているので原位置に修復が可能である．縫い代がなければ大転子に骨孔を作製するか，スーチャーアンカーなどを用いて確実に縫着する（図2j）．大腿筋膜は緊張が加わるので先にトリミングしたVYフラップでやや延長し適度な緊張を保ち縫合する（図2k）．縫合不全をきたさないように確実に行う．閉鎖性ドレーンを挿入したのちに皮下，皮膚を縫合する．

POINT

深層の剝離

中殿筋・外側広筋を大転子前方から剝離するときには，大転子前方の軟部組織を厚くつけたまま切離して縫い代としておくと閉創時に役に立つ．できない場合は大転子に骨孔を作製して縫着するかあるいはマイテックなどのスーチャーアンカーを使用する．

● ドレーピング

術創の圧迫ドレーピングを行う．

術後の肢位

　下肢架台および両下肢の間に外転ピローを使用して股関節を軽度屈曲・外転，内外旋中間位に保持する．下腿にタオルなどを敷き腓骨頭後方の総腓骨神経を圧迫しないように注意する．

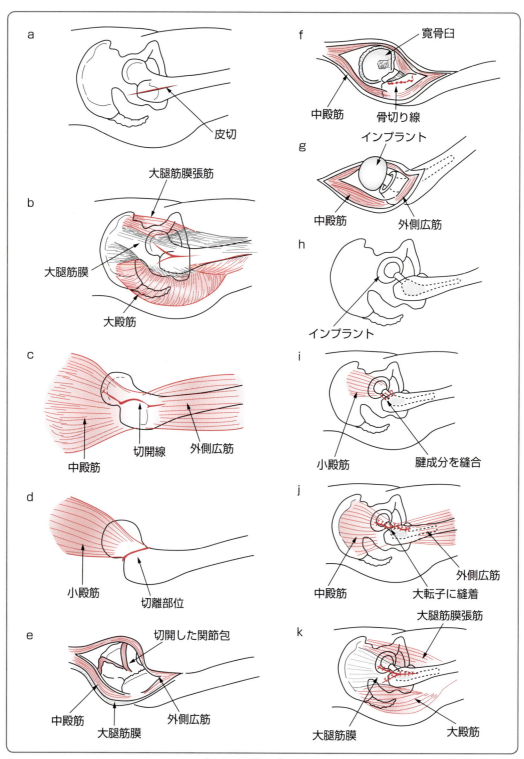

図2 手術アプローチ
a：皮切，b：大腿筋膜Y字状切開，c：中殿筋と外側広筋の切開，d：小殿筋付着部の切離，e：関節包の切開，f：大腿骨骨頭摘出・頸部の骨切り，g：インプラント挿入，h：インプラント整復，i：小殿筋の縫合，j：中殿筋・外側広筋の縫合，k：VYフラップ状に縫合

> **外側進入法に必要な解剖**
> 大腿筋膜張筋,中殿筋,小殿筋…上殿神経支配
> 大殿筋…下殿神経支配
> 外側広筋,腸腰筋…大腿神経支配

合併症

●脱臼
術後は股関節の屈曲・外転・外旋を同時に過度に行う脱臼肢位[5]をきたさないように注意する.患者の協力が得られない場合は肢位を保つ目的で2kg程度で軽く介達牽引を行う.

●坐骨神経麻痺・腓骨神経麻痺
坐骨神経麻痺については術中の整復操作で過度に牽引を行わないように注意する[6].腓骨神経麻痺は術前・術後の下肢外旋による場合が多い.全経過を通じて総腓骨神経の圧迫に注意する.

●大腿骨骨折
術中,髄内のラスピング時やステム挿入時に大腿骨骨切り部の骨折を生じることがあるので注意を要する.骨折が生じた際にはケーブルワイヤーで転子下を締結する[6].

●感染
手術はバイオクリーンルームで行うのを原則とする.術後のドレーンでの吸引を確実に行い血腫を生じないように注意する.抗菌薬の投与は通常どおりに行う.

本術式の特性からみた術後理学療法で特に理解して欲しいこと

●脱臼肢位の理解
股関節の屈曲・外転・外旋を同時に過度に行う脱臼肢位[5],いわゆる「あぐらの肢位」は禁忌であることを理解し患者に指導する.

●外転筋力に関して
direct lateral approachでは股関節外転筋の縦の連続性を温存するが,中殿筋・小殿筋に侵襲を加えるので外転筋不全が起こり得ることは理解しておく.ただし最終的には良好に改善するとの報告もある[7].

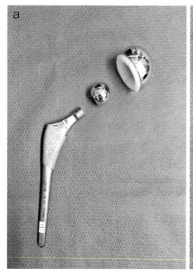
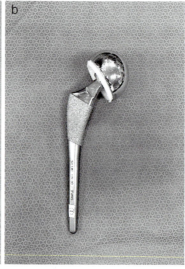

図3. 人工骨頭 Novation®
(Exactech 社)
a：ステム, インナーヘッド, アウターヘッド
b：一体化

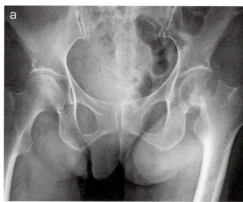
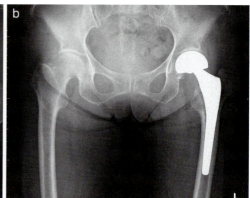

図4 症例：75歳 女性
a：受傷時　b：人工骨頭置換術

インプラントの実際

　Exactech社製Novation® hip systemのセメントレス人工骨頭（大腿骨用）を使用する（図3a, b）．

症　例

　75歳女性．自宅の廊下で転倒し左股関節痛をきたし起立不能となり当科を受診した．左大腿骨頸部骨折Garden分類，Stage Ⅲと診断し（図4a），人工骨頭置換術を予定した．既往歴に甲状腺腫瘍，頸動脈病変，糖尿病，脳梗塞があり精査を必要とし，手術まで日数を要した．手術までベッド上では2kgで介達牽引を行い，離床時は車椅子訓練を行った．受傷後13日目に人工骨頭置換術を行った（図4b）．術翌日より理学療法を再開し軽介助に

て歩行可能となり術後2週，地域連携パスに準じて転院した．

まとめ

　大腿骨近位部骨折の発生は増加の傾向があり，今後も人工骨頭置換術の適応症例は増加する一方である．本項では股関節側方進入路のdirect lateral approach変法について述べた．Hardingeの原法[1]を改変した手術についてはいくつかの進入法がある．それぞれの術式には特徴があるので，理学療法に携わる場合は利点・欠点を理解したうえで術後の治療に対応しなければならない．

> ▶若手理学療法士へひとこと◀
>
> direct lateral approachにおける人工骨頭置換術後の股関節外転筋力に関して，術後理学療法を意欲的に行った患者では中殿筋断裂や縫合不全の有無にかかわらず調査時には良好に改善したとの報告がある（唐島ら[7]）．高齢者では回復の遅れは見られる場合が多いが，理学療法の努力は報われることを患者にも説明してモチベーションを高めることが大切である．

Further Reading

整形外科Knack & Pitfalls　股関節外科の要点と盲点．岩本幸英（監），久保俊一（編），文光堂，2005
▶ 股関節に対する診察の基本から各種の手術アプローチがわかりやすく解説され，各種疾患・外傷の治療の要点が述べられている．

●文献

1) Hardinge K：The direct lateral approach to the hip. J Bone Joint Surg Br. 64(1)：17-19, 1982
2) Bauer R, Kerschbaumer F, Poisel S, et al：The transgluteal approach to the hip joint. Arch Orthop Trauma Surg. 95(1-2)：47-49, 1979
3) Frndak PA, Mallory TH, Lombardi AV Jr：Translateral surgical approach to the hip. The abductor muscle "split". Clin Orthop Relat Res. 295：135-141, 1993
4) 平川和男, 佐藤哲也：股関節への側方アプローチ Hardinge法（direct lateral approach）. 新OS NOW No.28　Useful Surgical Approach, 岩本幸英（編），pp199-203, メジカルビュー社，東京，2005
5) 樋口富士男：股関節へのアプローチ　側方進入法. 整形外科手術イラストレイテッド 骨盤・股関節の手術，内藤正俊（編），pp16-22, 中山書店，東京，2012
6) 井上尚美：大腿骨頚部骨折．人工骨頭置換術（direct lateral approach），大腿骨近位部骨折．佐藤克己，吉田健治（編），pp63-72, 金原出版，東京，2013
7) 唐島大節，内藤正俊，白水　圭，他：Direct lateral approachにおける人工股関節全置換術後の股関節外転筋力の検討．Hip joint. 36：669-671, 2010

8 大腿骨頸部骨折
―人工骨頭置換術（外側アプローチ）の場合②―

飛永浩一朗

　大腿骨の骨頭部分は骨膜がない，栄養血管がない，骨折した骨頭部に体重が剪断力としてかかる，という骨癒合に対して条件が悪い部分である．そのため，大腿骨頸部骨折を受傷し転位があると人工骨頭に置換することが多い．人工骨頭置換術は，術式が異なると禁忌肢位も異なるため，動作の方法は理学療法で再学習する必要がでてくる．ここでは，人工骨頭置換術の外側アプローチに対する理学療法を紹介する．

患者を知る情報収集は患者と向き合う第一歩

　医学的情報と社会的情報があり，患者の社会背景や病歴を知ることは，患者にあった理学療法を提供するために必要である（表1）．

Advice　大腿骨頸部骨折の分類には意味がある！

　大腿骨頸部骨折の程度により4つのステージに分けられているGardenの分類が一般的に用いられている．画像所見よりステージが判別でき，骨折部分の転位の程度より骨接合術もしくは人工骨頭置換術が選択された経緯がわかる．
　大腿骨頸部骨折のX線画像にて骨密度の状態や，骨盤や下肢のアライメントの情報を同時に収集しておくことは，術後の理学療法に活用できる．

人工骨頭置換術前の理学療法がベースを作る

　術前より理学療法を開始する．廃用症候群の予防として関節可動域や筋力のみに着目することなく，呼吸機能や認知機能へのアプローチも行う．褥瘡予防，下腿や足部の浮腫や発赤の確認，足背動脈や膝窩動脈の触診など深部動脈血栓症に留意し，腓骨小頭を圧迫しないようにポジショニングし，足関節や足趾の動き，しびれなどの有無を確認し，総腓骨神経麻痺を予防することが大切である．また，術前より患者との信頼関係を築くことも視野に入れておくべきである．
　骨折部分は人工骨頭と換えるため原則，牽引は行っていない．車椅子乗車や平行棒内で

表1 情報収集

患者情報収集（初回）	基本情報	年齢・性別など
	現病歴	転倒歴
	既往歴・併存疾患	服薬状況
	生活環境・社会的背景	家族構成・家庭や社会での役割など
術前情報収集	保存療法・観血的治療法	術式や治療方針
	患者の全身状態	骨折の種類・血液データなど
	患者・家族の要望	退院の方向性を含めた要望など
術後	手術の結果	術式・合併症の有無・画像確認
	患者の全身状態	血液データ・バイタルサインなど
	治療方針	安静度の確認・理学療法指示
	プロトコールの確認	疾患の予後予測，退院の方向性，社会資源の検討

表2 人工骨頭置換術後のクリニカルパス

		手術前 車椅子乗車 （免荷）	手術日 ラバー牽引 ベッドアップ 30°	〜術後1日 ラバー牽引 ベッドアップ 60°	〜術後2日 ラバー牽引 ベッドアップ 90°	〜術後3日 全荷重開始 歩行可
理学療法	廃用予防			禁忌肢位：屈曲・内転・外旋，外転枕使用		
	関節可動域運動			関節可動域拡大		
	筋力強化・維持			筋力増強		
	呼吸運動			基本動作・日常生活動作能力向上・脱臼予防指導		
	認知機能			呼吸機能・認知機能維持向上		
合併症予防	深部静脈血栓症			深部静脈血栓症		
	腓骨神経麻痺			腓骨神経麻痺		

表3 回復期リハビリテーション病棟でのリハビリテーションプログラム

	回復期リハ病棟入院				退院
チーム医療	医師・看護師など多職種協働による病棟生活の獲得から在宅生活などへの支援				退院後の生活状況の確認
ソーシャルワーク	受傷前情報収集 方向性・入院前の検討	社会資源の検討・申請	外出練習 家屋訪問調査 環境調整 社会資源調整 担当者会議	家屋改修 環境調整 社会資源調整	
理学療法	身体機能向上，基本動作・日常生活動作能力向上，在宅生活に向けての動作の獲得・指導				
作業療法	日常生活・関連動作能力の向上，病棟生活の確立から在宅に向けての生活スタイルの再構築				

の立位練習も可能であれば免荷で行うが，患者は骨折部分は不安定のまま動くため疼痛が伴うことも多い．愛護的にかつ廃用症候群の予防に努めるべきである．

人工骨頭置換術後の理学療法実施前確認項目は？

　人工骨頭置換術後の治療プログラムは，施設や術者で異なるため，施設で使用しているクリニカルパスと術者へ確認を行う．術後早期より理学療法を開始することが望ましい．術後にはせん妄や精神状態が不安定であったりすることもあり，身体機能のみならず全身状態や精神機能を把握する必要がある．問診，視診などのほかに，血液データで炎症や栄養状態などを把握する必要がある．術式や術中での脱臼が起きないことを確認した股関節の角度や術肢位や骨頭と臼蓋との適合の確認など，患者と理学療法を実施する前に収集しておくべき多くの情報がある．

　出血，脱臼，感染症，人工骨頭のゆるみ，骨折，内固定材料の破損など，人工骨頭置換術の合併症も合わせて理解しておく必要がある．

> **メモ　感染症がなぜ起こる？**
> 　人工骨頭には血液がないので菌が付着しやすく，感染の可能性も増える．感染の症状は，発熱，人工骨頭周囲の疼痛や熱感の持続である．悪化すると人工骨頭の抜去を必要とする場合もある．

人工骨頭置換術のクリニカルパスは把握しておく（表2）

　当法人の人工骨頭置換術後の理学療法の進め方は，手術当日ベッドアップ30°〔患肢は架台にのせ介達牽引（ラバー牽引）を行う〕，術後1日目ベッドアップ60°，術後2日目90°，術後3日目より介達牽引は解除され，全荷重（FWB）で歩行が開始される．術後2日目までは介達牽引中であり，ベッドサイドでの理学療法となる．

　各施設で入院からの経過を経時的に示されているクリニカルパスを使用している場合は，そのクリニカルパスに沿った理学療法の提供が求められる．

外転枕の使用はなぜ？ いつまで？

　外転枕は，術後の安静と疼痛緩和と術後脱臼防止の2つの目的がある．手術の脱臼肢位が，股関節伸展外転の場合は外転枕を使用しないことがあるが，脱臼肢位に内転が含まれる場合は外転枕を使用する．外転枕を両下肢の間に挟み内転方向への運動を制限させ脱臼を予防する．

　術後から使用開始し，約3～4週間を目安に使用する．さらに疼痛が軽減し基本動作が自立して可能となる筋力が獲得できることも外転枕を外す目安になる．ただし，主治医や施設の基準や患者の不安感など個人差もあるので，外転枕を外す確認や，患者への動作や外転枕の使用方法の指導なども必要である．

人工骨頭置換術後に脱臼するのはなぜ？
外側アプローチで用いる側方切開法や前方アプローチで用いる前方切開法では，股関節の後方の筋肉は切開せずに前方の筋肉を切開するため，前方脱臼しやすくなる．後方アプローチで用いる後方切開法は，後方の筋肉を切開するため後方脱臼しやすくなる．

人工骨頭置換術後の理学療法（表3）

　理学療法をより効果的にするために，理学療法実施時間の考慮は大切である．併存疾患への考慮はもちろん離床の促しや食事，入浴，理学療法などの活動と，その活動を円滑に行うための休息の配分や，栄養状態，精神状態への考慮が重要となるため多職種での情報共有は欠かせない．

● 関節可動域・可動性の獲得

　人工骨頭置換術には股関節の過度な屈曲（90°以上）は脱臼のリスクがあるため禁忌となる．術式に合わせ脱臼肢位を避け，関節可動域の拡大を図る．骨折や手術により，股関節の可動域制限はもとより膝関節や骨盤，脊椎の可動性も低下する．動作能力の向上を図るためにも，股関節以外の上肢帯から体幹・下肢と可動性の向上も必要になる．

　関節可動時や動作時に股関節や膝関節に疼痛が術後早期にみられるが，経時的に軽減していく．疼痛を確認し自制内で理学療法を行うように留意し，疼痛の増悪や疼痛による恐怖心などが生じないよう十分に心がける．疼痛や熱感・発赤などが持続している場合は医師へ報告する．

● 筋力増強・筋出力の増大を図る

　軟部組織や関節の可動性の向上を図りアライメントを整えた状態で筋収縮を促すことが重要である．アライメントを整え次の動作を考えたうえで筋力増強を図らなければ，理学

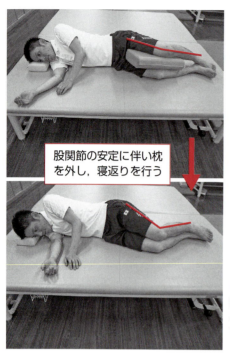

図1 寝返り
禁忌に内転が含まれる術式では，術後は下肢の間に枕などを挟み寝返りを行うが，外転筋力が回復し中間位から外転位を保持できるようになれば，下肢は中間位を自力で保持し寝返りを行う．

療法士が狙う運動につながる筋収縮や運動学習を行うことができない．歩行などの動作では運動の切り返しが必要となるため，その点を考慮した筋収縮を促し筋力増強を図るべきである．

人工骨頭置換術後は股関節の回旋運動が制限されるため，寝返り，起き上がりは特に体幹筋の筋力が求められてくる．人工骨頭置換術が適応となる患者は高齢者が多いため，運動学習の中で意識的に筋を収縮させ，動作時の筋活動を促すことが重要である．**運動学習は，先に非骨折側から人工骨頭側の順で行い，関節運動で生じる筋や筋収縮のタイミングを評価し，運動全体の筋活動の適正化を図る必要がある．**

● 寝返り・起き上がり動作の獲得

寝返り・起き上がりの方法は受傷前と大きく方法が異なるため，動作を新たに学習する必要がある．禁忌肢位に股関節内転が含まれる場合，外転枕などを使用し内転位をとらないよう注意して行う必要がある．本来，寝返り・起き上がり動作は，下肢が内転方向に運動し遂行される動作であるが，人工骨頭置換術により下肢の内転運動が制限される場合は，術後は垂直に起き上がるようにし，股関節の安定性向上に伴い側臥位からの起き上がりを習得していく（図1，2）．脊椎の回旋運動や体幹筋の過大な筋出力を用いて遂行する必要がでてくる．**体幹・四肢の可動性や筋出力の向上，動作の連続性を考慮した可動性や筋力の増大が早期より必要になる．**

● 座位・立ち上がり・立位の獲得

座位保持能力とアライメントに着目する必要がある．受傷後より左右非対称の姿勢を強

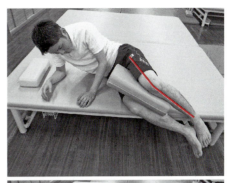
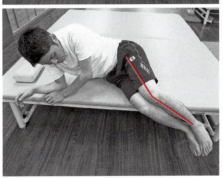

図2　起き上がり練習
術後は介助にて垂直方向に起きるようにするが，股関節が安定してきたら下肢の間に枕を挟み，側臥位より起き上がる．さらに股関節の安定化に伴い枕を外し，中間位を保持し起き上がる．

いられるため，体幹などの可動性や筋長に左右差が認められやすい．**座位姿勢の崩れを修正せず立ち上がり・立位へと進めると，身体重心の軌跡は偏位したまま動作を学習するため，座位姿勢の調整は重要となる．**

　立ち上がりの身体重心の軌跡は，アライメントや筋出力に左右差があると偏位する．立ち上がりでは，体幹から下肢のアライメントが正中化されるように筋活動を促し，運動連鎖を再構築していく必要がある．立ち上がり動作練習は，体幹が軽度屈曲位になるように理学療法士は前方に位置し介助にて行い，能力向上に伴い前方もしくは側方に置いた台やバルーンを支持し，さらに物的支持のない状態での動作練習へと段階的に進めている．理学療法士や台，バルーンなどを支持することで上肢の過剰な参加を減少させ，運動における身体重心の軌跡や筋収縮のタイミングの評価，運動の再学習を促しやすい（図3）．

　立位には，可動性や筋出力の獲得，姿勢アライメント改善，立ち上がり動作での正中化など，前段階まで理学療法効果が反映されてくる．

● 歩行の獲得に向けて

　歩行練習は全荷重が許可された時点で，疼痛自制内での歩行練習を開始する．

　正しい立位姿勢での下肢の振り出しの獲得で歩行能力向上を図る．振り出しを学習する際も，非骨折側に体幹が伸展できる高さに台を置き，片手支持にて実施している．さらに円滑にできれば，より身体重心の移動を学習するためバルーンをプラットフォームの上に置き，片手支持で下肢の振り出しの練習を行っている（図4）．**立位でのステップ練習後，歩行器から杖へと段階的に進めていく．**軽介助レベルあるいは監視レベルに能力が向上し

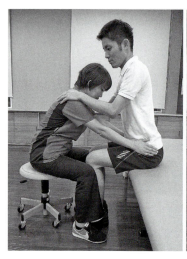 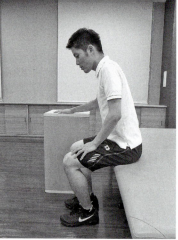

図3 立ち上がり練習
股関節の過度な屈曲や外旋が入らないようにしながら，理学療法士を支持し立ち上がることで動作の軌跡や身体重心移動を評価誘導でき，運動学習を誘導しやすい．その後，台やバルーンを用い上肢の支持を減らし，運動の自由度を上げ左右対称な立ち上がりから立位の獲得を目指す．

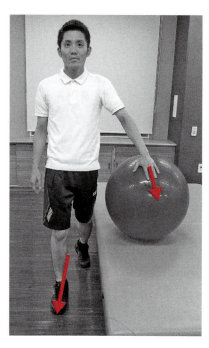

図4 ステップ練習（右）
バルーンを用いることで，上肢の過剰な支持を減らし自由度を上げ，重心移動をより円滑にできる環境のもとに行うことで歩行に結びつける．

た段階で，次に難易度の高い歩行形態に進める．方向転換は，人工骨頭側の下肢が軸となり，回旋運動が強いられないようにステップを踏み方向転換を行う．

人工骨頭は耐久性（10～20年）と言われ，理学療法や日常生活で人工骨頭への負担を軽減させるために，杖の使用や重いものは持たないなど考慮する必要がある．

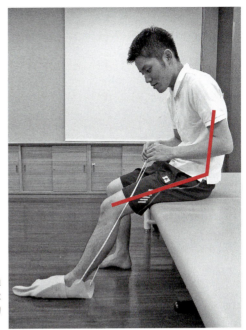

図5 靴下を履く練習
禁忌肢位が股関節屈曲・内転・外旋の場合は，股関節の過度な屈曲を避けるために，ソックスエイドを用いる．禁忌肢位が股関節伸展・外旋であれば，股関節が内旋位での動作を指導する．

 運動方向を促すポイント：軽い抵抗を加え運動方向を的確に示す

人間は軽い抵抗を加えられると抵抗と反対方向に押し返そうとする．そこで，運動方向を誘導するには，理学療法士の手のひら（手指は閉じ，抵抗を加える方向を1つにする）で軽く抵抗を加えることで可能となる．

日常生活における人工骨頭との付き合い方

日常生活動作は自助具や環境調整，身体能力と脱臼肢位を念頭においた指導が必要となる．

- 横座り・足を組むことはしない．
- 股関節を深く曲げない．曲げなければいけない場合は足を開く．
- 椅子などからの立ち上がりや着座はゆっくりと行い，反動はつけず衝撃を避ける．
- 転倒に気をつける．安定性が向上するまで杖を使用する．
- 人工骨頭の消耗を抑えるために，屋外など長い距離を歩く際は杖を使用する．
- 靴下はソックスエイドを使用する（図5）．スニーカーソックスであれば禁忌肢位に注意すれば図6の靴のような手順で着脱も可能となる．
- 靴は着脱しやすいものを選ぶ．脱臼肢位をとらないようにする（図6）．
- トイレは洋式トイレで，高さは股関節が90°以上屈曲位にならないようにする．

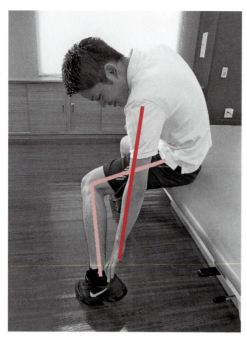

図6　靴を履く練習
人工骨頭側は浅く座り，体幹は非骨折側に軽度回旋する．人工骨頭側の下肢は相対的に軽度屈曲・内旋・外転位となり，上肢は外側より靴を履く．

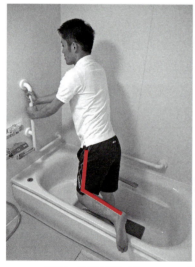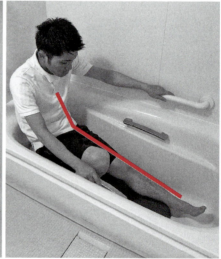

図7　入浴練習（入るときは禁忌肢位が屈曲・内転・外旋の場合）
非骨折側の下肢より浴槽に入り，禁忌肢位が屈曲・内転・外旋の場合は股関節伸展位で，伸展・外旋の場合は股関節屈曲位で浴槽に入る．浴槽内では台などに座り股関節の深屈曲を避ける．立ち上がるときは，介助バーを把持し，非骨折側を軸足として立ち上がる．浴槽内には滑り止めマットを敷くなど転倒に留意する．

- 入浴は，浴槽のふちが高く腰を掛けられるときは浴槽のふち，もしくはバスボードに座り非骨折側から浴槽に入り，人工骨頭側の下肢から出る．浴槽のふちが低い場合は手すりや浴槽のふちを把持し，非骨折側から浴槽に入り，出るときは，出る側に非骨折側が来るように姿勢をとり，非骨折側から人工骨頭側の順で行う．そのため手すり

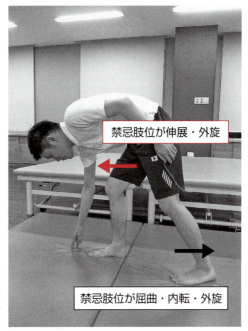

図8　床のものを拾う練習
禁忌肢位が屈曲・内転・外旋の場合は人工骨頭側の下肢を後方に引き，伸展・外旋の場合は前方に出す．リーチャーなどを使用する．

は両側に設置することが望ましい．一側にしか手すりがない場合，出る方向を向き非骨折側から出る．慣れてくると，手すりなどを把持し人工骨頭側からの跨ぎ動作で可能となる場合もある．ともに禁忌肢位をとらないよう注意する（図7）．洗体はシャワーチェアーなどに座り，足部はブラシなどで洗うようにする．

爪切りは浅い椅座位で下肢外転位にて行う．しかし，困難な場合は他者に爪を切ってもらうようにする．

床のものを拾う場合は，脱臼肢位や股関節が深屈曲にならないように注意する．リーチャーを使用し行うことも可能である（図8）．

応用動作の指導も欠かせない．床上動作，階段昇降，不整地歩行，車の乗降の練習も必要となる．

退院に向けて取り組むこと

退院時期が近づいてきたら，**生活スタイルの確立のため入院生活においてスケジュール管理など退院後の生活を想定したリハビリテーションを多職種で提供すること**が必要となる．退院前に家や施設を訪問し，動作指導や環境調整を行うことが重要である．

退院後の社会資源の活用などを円滑に導入するため，入院中より家族や介護支援専門員などと情報交換を行う必要がある．

再受傷要因は**転倒で，身体機能向上や環境整備，人的支援の導入などさまざまな方面から転倒予防にも努める**べきである．退院後継続できる**運動や趣味活動**などを提供する．

▶若手理学療法士へひとこと◀

運動連鎖を理解し運動パターンと運動のタイミングを統合して診る能力は優れた臨床技術を生み出す.

理学療法士は適切な動作を導くために，患者ごとに求められる運動パターンと運動が起こるタイミングをイメージできることが重要である．そのため身体機能の評価と動作分析を照らし合わせ，適切な運動連鎖から動作能力の向上に結びつけるために必要な因子が描出できるように統合と解釈を行ったうえで理学療法を提供するように努めるべきである.

Further Reading

実践MOOK・理学療法プラクティス 運動連鎖〜リンクする身体．嶋田智明，大峰三郎，山岸茂則（編），文光堂，2011
▶運動連鎖の捉え方やメカニズム，評価・治療まで疾患や症例も含め記載されており，臨床で活用するには十分参考になる一冊.

MEMO

9 大腿骨頸部骨折
─人工骨頭置換術（後方アプローチ）の場合①─

浅山　勲

> 梨状筋腱を含む短回旋筋群は股関節外転筋機能を発揮するためのインナーマッスルとして重要な働きをしており，股関節の後方アプローチにおいて切離した短回旋筋腱や梨状筋腱の修復は重要な手術操作である．そして，術後理学療法においてはこれらの修復過程を妨げないプログラムを実施することが大切である．

特　徴

　後方アプローチは，股関節に対する代表的な手術アプローチ（展開）の一つである．股関節および大腿骨近位の後方を坐骨神経の前方から展開するアプローチで，中殿筋，小殿筋，梨状筋腱を温存することが可能であるため，中殿筋の一部や小殿筋腱を切離してアプローチする側方（外側）アプローチよりも術後早期の外転筋力がよいとされている．人工骨頭置換術においては，脚長と大腿骨オフセット（大腿骨軸から骨頭中心におろした垂線の距離）を正しく再建することができれば，短回旋筋群（梨状筋腱，内外閉鎖筋腱，上下双子筋腱）の修復が可能となる．これにより脱臼のリスクを減少させるとともに，よりよい股関節外転筋機能の獲得を期待することができる．筆者は，後方アプローチで行った人工骨頭置換術例および全人工股関節置換術例において，これまでに術後脱臼例の経験はない．綿密な術前計画で骨切り位置とインプラントサイズ，インプラント設置位置などを予定しておくことは，スムーズに手術を行うために重要であると考えている．

適　応

　後方アプローチは，大腿骨頸部骨折に対する人工骨頭置換術のほか，不安定型の転子部骨折のような一部の大腿骨近位部骨折，変形性股関節症や特発性大腿骨頭壊死症などに対する人工股関節全置換術，転子下骨切りを併用した人工股関節置換術や人工股関節再置換術などに用いられる．

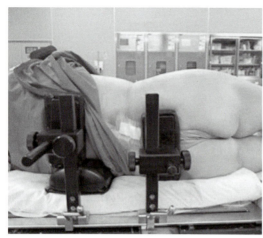 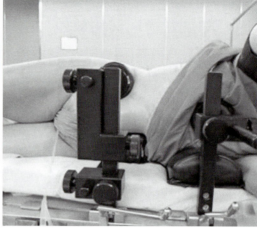

図1 筆者が使用している側部支持器

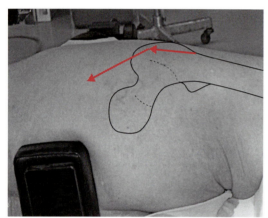

図2 筆者の皮膚切開

手術アプローチ法

●手術体位

　患側上の側臥位とする．筆者はカーボン製の側部支持器で骨盤を固定している（図1）．骨盤の患側が前方や後方に倒れないように固定することは，人工股関節全置換術では臼蓋コンポーネントを正しく設置するために重要である．下肢間に特別に作製した枕をおき，両膝と両踵を触知できるようにしている．この側部支持器はX線透過性であり，脚長やインプラント設置位置の確認などのために術中X線写真を撮影する場合は有用である．

●皮切部位

　大転子の遠位から頂上を通り，ここからおよそ30°後方へ傾斜した約15cmの切開を使用している（図2）．習熟した術者では10cm未満の小切開から行うことも可能であるが，筆者はアライメントの確認が十分可能な視野を確保するために，必要に応じて皮膚切開長を延長しており，13～17cmが適当であると考えている．

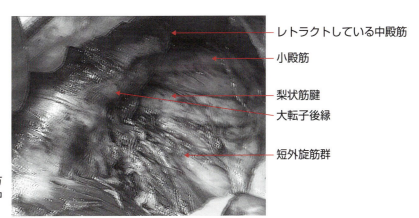

図3 左股関節の後方軟部組織(術中写真)

レトラクトしている中殿筋
小殿筋
梨状筋腱
大転子後縁
短外旋筋群

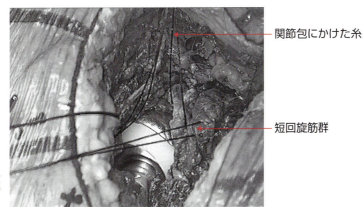

図4 関節包は割を入れて展開した部分を修復する

関節包にかけた糸
短回旋筋群

● 浅層組織と深層組織の展開（切離した筋の再固定はどう処理しているのか）

　皮切と同様に筋膜を切開する．大殿筋は線維方向に鈍的に分けて展開する．短回旋筋群を覆う脂肪組織を内側および後方へ鈍的によけると，近位は中殿筋の後縁から遠位は大腿方形筋までを確認できる．中殿筋の後縁をレトラクトすると，梨状筋腱が大転子頂上に付着していることを確認できる（図3）．

　まず大腿方形筋の近位1/3ほどまでを切離し，ホーマン鉤を大腿骨頸部遠位に挿入する．ここから骨関節包と短回旋筋を一塊のまま骨膜下に近位方向へ剥離を進める．内閉鎖筋腱レベルでこれを大転子付着部で切離すると，臼蓋後方から上方部分の関節包が確認できる．切離した短回旋筋群には非吸収糸のステイスーチャーをおいておく．関節包は左股関節では1～2時（右では10～11時）の位置で割を入れて展開している．このとき関節唇を損傷しないように注意している．関節包の割を入れた部分は，インプラント設置後に非吸収糸で修復している（2～3針）（図4）．

　筆者は，展開が悪い症例では中殿筋の大転子付着部後縁を大転子から剥離したり，梨状筋腱を大転子頂上部で切離したりしている．いずれも手術の最後に容易に修復できるので，インプラントのデザインや症例ごとの大転子の形状などによっては，正しいインプラ

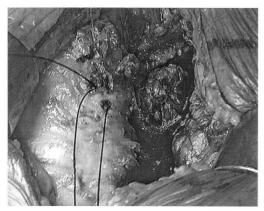

図5 短回旋筋群にかけた糸を大転子に作製した骨孔に通す

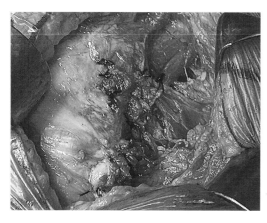

図6 短回旋筋群を縫合し，大腿方形筋近位部を縫合

ントの設置のためであれば，必要に応じてこの処置を行っている．短回旋筋群に非吸収糸をロッキングスーチャーとして4本(2本の糸)固定し，大転子の付着部に作製した骨孔(骨孔を3つ作製し，真ん中の骨孔には糸を2本，近位と遠位に1本ずつ通す)へ短外旋筋腱を修復固定している(図5, 6)．

　脚長と大腿骨オフセットを過不足なしに正しく再建できれば，切離した腱はすべて修復できる．症例により吸収糸で補強縫合を追加する場合もある．筆者は基本的にセメントレスシステムを好んで使用しており，ドレーンは使用していない．術後理学療法は症例の体調や意欲に合わせて術翌日から全荷重まで許可している．術後6週間程度は，短外旋筋の修復部位への緊張を加えないように可動域を制限(屈曲+内転+内旋をしない)できるとよいが，症例によっては制限できないものもある．

▶若手理学療法士へひとこと◀

どのような手術がなされたかを症例ごとに確認することが，症例個々に合わせた理学療法プログラム作成の第一歩となります．マクロ解剖，メゾ解剖そして機能解剖を理解したうえで，手術侵襲を受けた組織の治癒過程を妨げないような理学療法プログラムを実施することが大切です．

Further Reading

新OS NOW No.28 Useful Surgical Approach—定型からオリジナルまで．岩本幸英（編），メジカルビュー社，2005
▶ 日本語で読みやすい本です．

Miller MD, Chhabra AB, et al：Orthopaedic Surgical Approaches, 2nd Ed., Saunders, 2014
▶ 図・写真がよくできています．

Hoppenfeld S, Boer P, Buckley R：Surgical Exposures in Orthopaedics — The Anatomic Approach, 5th Ed., Wolters Kluwer, 2016
▶ 日本語版〔整形外科医のための手術解剖学図説 原書第4版，寺山和雄，他（監訳），南江堂，2011〕もあります．

MEMO

10 大腿骨頸部骨折
―人工骨頭置換術（後方アプローチ）の場合②―

楠元正順

> 近年の人工骨頭置換術は早期荷重が可能であり，術後より積極的な理学療法が行われ，早期退院の流れにある．しかし，大腿骨頸部骨折患者の多くは高齢者であり，認知面などリスク管理をしながら，適切な評価，そして理学療法が実施されなければならない．特に術後早期では，疼痛増悪に注意しながらROMや筋力増強といった運動能力の改善を図る．そして，限られた時間の中で，これら運動能力の改善に加えて，基本動作や歩行，ADL練習といった動作能力の改善，向上も並行して進めることが求められている．

臨床上よくみられる姿勢の特徴は？

股関節短外旋筋群や後方関節包は股関節の安定性に寄与するとされる．短外旋筋は股関節屈曲・内転・内旋位で伸張され筋張力発揮に有利となる．短外旋筋群は屈曲時に内転，内旋方向のdynamic stabilizerとして，後方関節包は後方のstatic stabilizerとして作用している[1]．そのため，手術によるこれら組織の切離や修復の状態が理学療法の遂行に影響を与える．また，大腿骨頸部骨折患者の多くが高齢者であるため，脊柱は後弯し，股関節屈曲・外旋，膝関節屈曲といった高齢者特有のアライメントに加え，疼痛回避のために身体重心は非術側へ偏位し，体幹は術側へ側屈し，骨盤は術側と同側へ回旋した肢位となる場合が多い．このマルアライメントの主たる原因としては，疼痛，可動域制限，筋力低下，バランス能力低下などが挙げられる．そして，このマルアライメントの修正は，その後の効率的な基本動作や歩行といった動作能力向上の練習につながるため，早期からアプローチすることが重要である．

理学療法プログラムの進め方は？

理学療法の目的は，急性期と回復期では異なる．急性期では主に①屈曲・内転・内旋の脱臼肢位を避けた寝返り動作や起き上がり動作といった基本動作の獲得，②早期の荷重能力と移乗動作能力を獲得し早期離床を目指す．次に回復期では，主に①ズボンの着脱などの更衣動作や床からの立ち上がり動作能力など，自宅生活に必要な能力の獲得，②屋内に加えて屋外での歩行動作能力の獲得，③ホームエクササイズ指導が挙げられる．つまり，

表　人工骨頭置換術プロトコール

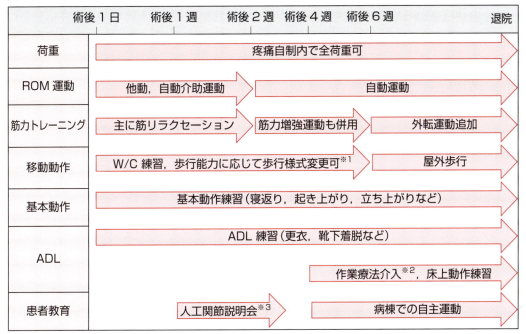

※1　歩行様式は，身体状態に応じて変更を段階的に行っていく．
※2　作業療法介入は主治医指示より，介入開始時期の変更あり．
※3　手術や今後のリハビリテーションの進め方などを理学療法士が患者へ説明する会．

急性期では早期荷重のメリットを活かし，離床時期を早め，回復期ではその短縮された時間を利用し，病棟内ADL能力の獲得に留まらず，退院後まで見据えたアプローチが重要である．

何をどのように評価するのか？

●急性期の評価

急性期の評価は，単純X線写真，カルテ情報や手術記録（切開・切離した関節包や筋，軟部組織の修復の有無など）を確認する．さらに執刀医へ直接確認することも重要である．なぜなら，執刀医は術中に直接筋に触れており，その硬さ，萎縮の程度などを一番詳しく把握しているからである．これらの情報と理学療法評価の結果を踏まえて，リスク管理と理学療法プログラムの立案実行につなげる．

> **Advice**　手術記録だけでは得られない情報を積極的に取りに行くことは，執刀医と話をする機会を増やすことでもあり，専門職間としての関係性もより強くなり，両者の信頼性の構築に繋がる．

1）まずは疼痛の評価を行う

　術後疼痛は早期の基本動作やADL獲得に大きく影響し，理学療法を進めるうえで問題となる場合が多い．そのため，安静時，動作時での評価が必要である．筋は切開や切離をしていなくても，術中の侵襲によりストレスがかかり，少なからずダメージを負っているため，急性期の疼痛の一原因となっている場合が多い．そこで，問診においてVASやNRSなどの主観的評価に加え，カルテ情報から血液検査データを確認しCRP，白血球数など客観的評価を行う．さらに，静的評価として，圧痛部位，筋スパズムの部位の評価を行う．次に動的評価として，基本動作の自立に必要な，座位，立位の姿勢，そして，寝返り，起き上がりなどの基本動作時の疼痛評価を行う．また，これら動的評価では，介助量の程度や疼痛回避動作も併せて評価することが重要である．

2）関節可動域と筋力はどのようにチェックするか？

　急性期では，術後早期は疼痛などにより，一般的なROMテストやMMTは実施困難な場合が多い．そのため，筆者はROMテストやMMTで個別に関節可動域や筋力を評価することよりも，基本動作やADLが可能かどうかといった一連の動作の中で，関節可動域や筋力の評価を実施している．例えば，立ち上がり動作では，股関節屈曲・伸展の関節可動域と股関節伸展，膝関節伸展の筋力の程度が評価できる．また，起き上がり動作では，体幹屈曲，股関節屈曲の筋力の程度が評価できるし，起き上がった後，座位姿勢を見ることで股関節の屈曲可動域の程度も評価できる．この他にも，車椅子のフットレストに足が上がるかなど，早期からベッドサイドで実際の患者の動作を見ることで評価していく．特に立位や座位姿勢，起き上がりや起立動作，移乗動作は早期離床に必要な動作である．

> **Advice**　ベッドサイドの動作時評価の一つとして，起き上がり動作時に鼠径部中央付近に疼痛を訴える症例をしばしば経験する．詳細に評価してみると，下前腸骨棘に圧痛が最も強い場合が多い．筆者はこの疼痛の原因筋として，腸腰筋よりも大腿直筋を重要視している．実際に大腿直筋に対してアプローチすることで，起き上がり動作の改善が顕著になる症例が多い．

3）患者の動作能力を実際の病棟内ADLから評価する

　基本動作は，支持物や介助があれば可能か，なしでも可能かを評価する．寝返り，起き上がりはベッド柵の使用の有無，座位保持や立位保持での手すりの使用の有無を評価する．ADLは更衣，トイレなどセルフケア動作を評価する．特にトイレ動作に関しては，患者が最も早期自立を望む動作の一つである．そのため，トランスファーの介助量を評価する．また，基本動作やADLは，禁忌肢位を避けた動作で行っているか評価する．

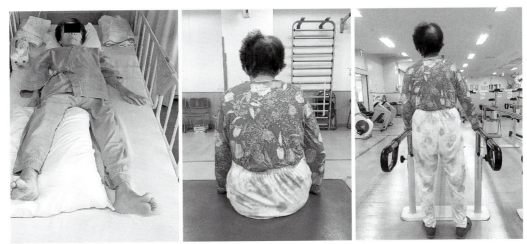

図1 臥位（左）と座位（中央），立位姿勢（右）
身体重心の非術側（左）への偏位がみられる．

> **Advice** 人間にとってトイレ動作は最も羞恥心を伴うプライベートな行為の一つであるため，自立移動ができない患者は，トイレを我慢している場合が多い．トイレを我慢するために水分摂取を控え，脱水症状を呈する場合もある．転倒リスクを考慮しつつ，早期に車椅子レベルから自立して移動を行えるようにすることが重要である．

4) 1日をどのような姿勢で過ごしているかを評価する

急性期では，患者は1日のほとんどをベッド上で過ごしていることが多く，臥床姿勢が座位や立位などに影響する．例えば，臥位は抗重力位でないため，安定している．ここで体幹の回旋などのアライメント不良があると，抗重力位になった場合，アライメント不良が助長されることが予想される（図1）．そのため，疼痛を回避する姿勢をどのようにとっているかを評価する．臥位では，重力の影響を除いた姿勢評価となり，座位では下肢の影響を除いた評価，立位では身体全体の評価ができる．立位でのアライメント評価では，荷重量を目安に行うと，より身体重心の偏位が評価しやすい．

5) 歩行の評価は段階的に行う

当院では手術翌日から全荷重開始を基本としている．まずは，平行棒内にて立位保持ができるか，起立動作や着座動作で膝折れが出現しないか，足踏みができるか，各動作で疼痛は生じていないかを評価する．また，足踏みのとき体幹の直立がとれているか，頭部や体幹の代償動作が起きていないか，前額面と矢状面より評価を行う．歩行可能であれば，平行棒内歩行にて，疼痛，動作の評価を行う．歩幅や歩隔，立脚時間から歩行全体のイメージを掴む．平行棒内歩行が安定すれば，歩行器歩行，杖歩行，そして独歩へと歩行レベルを上げて評価する．

6) リスク管理

後方アプローチの脱臼発生率は2.0～7.8%とされている[2,3]．股関節屈曲・内転・内旋，あるいは股関節過屈曲動作が脱臼肢位となる．患者は脱臼に関して，不安を感じることが多いため，正しく脱臼肢位を理解し，適切な動作指導が重要である．手術後に微熱が続く場合は感染の可能性が考えられるため，主治医への報告が必要である．また，手術前後の臥床状態により，認知機能低下，せん妄が生じることがある．特に急性期は夜間せん妄がみられることがしばしばあるため，看護記録などにより情報収集を行い，状態を把握しておく必要がある．

● 回復期の評価

当院では術後2週目より回復期病棟へ転棟となる．回復期の評価は，骨折や手術侵襲による炎症症状が落ち着き，症状が安定するため，ADL拡大と在宅復帰に向けての評価が中心となる．自宅での生活に合わせた動作能力の獲得が必要となるため，家屋環境の情報や術前の生活状況を踏まえて，機能面や能力面の評価をしていくことが重要である．

1）疼痛の特徴とは？

この時期は手術侵襲による疼痛の軽減がみられるが，ADL拡大に伴う運動量増加により，創部周囲以外の疼痛がしばしば出現する．特に荷重や歩行量が増加すると，股関節周囲筋としては，大腿直筋や長内転筋，大腿筋膜張筋に疼痛が生じやすい．そのため，手術侵襲によるものか，それとも運動量増加によるものか区別して評価することが重要である．

> **Advice** 人工骨頭置換術後の患者の多くは高齢者であるため，運動を行う際は，合併症も考慮して，運動量の調整に加えバイタルのチェック，さらには疲労の評価なども併せて行うことが重要である．

2）関節可動域制限と筋力低下の特徴とは？

関節可動域は，ROMテストに加えて，更衣動作など在宅復帰に必要な動作レベルでの制限があるか評価する．この時期は急性期より股関節のROMテストは容易に実施しやすくなるが，禁忌肢位には引き続き注意が必要である．また，ADLの拡大で運動量が多くなり，創部周囲や弱化した筋への負荷が増し，過緊張による可動域制限がみられる場合がある．特に，股関節周囲筋の過緊張により，股関節伸展制限が残っていることが多い．一方，筋力は，MMTに加えて，日常生活を意識した荷重位での動作レベルの評価を行う．具体的にはスクワット動作や片脚立位，ステップ位での前方踏み込み動作（フォワードランジ）により評価する．荷重位で行う場合，非術側への身体重心の偏位がみられることが多いため，偏位を補正した肢位がとれるかどうか評価する．

3）禁忌肢位を守れているか

　まずは，基本動作や病院内でのADLは，禁忌肢位を避けた動作で行えているか評価する．次に，患者ごとに自宅での生活環境は異なるため，退院後の実際の生活状況を十分把握したうえで，退院後のADL動作で同様の評価を実施する．

4）歩行は屋外まで

　歩行に関しては，スピード，安定性，持久性に加え，退院後の移動を想定した歩行補助具の選択ができているかまで評価する．また，実用的な歩行に関しては，病院内は整地されているため，屋外不整地での歩行能力を評価する．筆者は，病院内での評価に加え，病院外での歩行能力も重視している．その理由として，当院は地域柄，農家が多く，退院後は山や田畑など，傾斜地や舗装されていない土の上で仕事をする患者が多い．そのため，不整地での歩行能力についても評価している．

実際のアプローチについて

●急性期の目的

　急性期における理学療法アプローチの目的は，①疼痛軽減，②関節可動域や筋力など下肢運動機能維持増強，③基本動作獲得，④荷重能力と移乗動作能力獲得である．

1）疼痛に対するアプローチ

　疼痛は術後早期に取り組む課題の一つである．疼痛による動作困難は理学療法に対するモチベーションの低下を引き起こし，治療遂行の妨げとなる．特に臥床期間が長くなる高齢者にとっては，疼痛の改善は極めて重要な課題となる．急性期の疼痛の原因は，骨折時の軟部組織損傷，手術の侵襲によるものがある．急性期における創部周囲は熱感，発赤，腫脹，疼痛などの炎症症状がみられ，筋の過緊張を起こしていることが多い．さらに臥床姿勢や座位姿勢から，アライメント不良によって疼痛が出現しやすい．そこでまずは，疼痛軽減を図るためアイシング，筋の過緊張に対してはリラクゼーションを行っていく．リラクゼーションの方法としては，筋のマッサージに加えて，自動介助運動で相反抑制を利用して，筋緊張の緩和を図っていく．1週間ほど経過すれば炎症症状は改善してくるので，ホットパックなど温熱療法で組織代謝を上げて，疼痛軽減や筋の過緊張の軽減を図っていく．

2）下肢運動機能に対するアプローチ

　股関節を含めた下肢関節の関節可動域や筋力へのアプローチは，基本動作を利用して運動を上手く行っていくこと，疼痛を増悪させないことがポイントとなる．例えば，人工骨頭置換術は比較的術後の可動域制限は少ないため，端座位や立位をとるなど日常生活で可動域は確保されやすい．そのため，基本動作の獲得が必要であり，端座位などに必要な股関節屈曲や伸展可動域の改善は重要となる．ROM運動は，早期は筋が過緊張を起こしているため，他動運動から行うよりも自動介助運動から開始したほうが上手くいくことが多い．他動運動やストレッチが行える場合は，脱臼肢位に注意して行う（図2）．また，筋

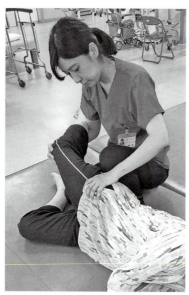

図2 ROM運動の一例
骨盤を固定し，過伸展に注意して股関節伸展を行う．

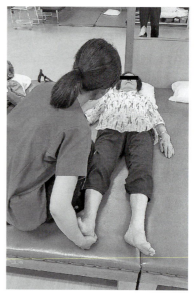

図3 筋力トレーニングの一例
踵骨から大腿長軸方向に圧縮をかけ，殿筋群に収縮を促す．

力トレーニングは，早期は関節運動を伴うと疼痛の訴えがあるため，関節運動を起こさないように筋に刺激を与えていく．例えば，臼蓋へ圧迫をかけることで関節内の受容器を刺激し，筋収縮を高める（図3）．急性期は，関節可動域制限や筋力低下がよくみられるが，何によって制限，低下を招いているのかに合わせてアプローチを行う．例えば，関節可動域制限の場合は，骨折時や手術侵襲による軟部組織損傷や侵襲筋による制限がある．特に短外旋筋群など股関節後方組織の柔軟性低下は，股関節屈曲や伸展可動域制限となる．そのため，筋の回復に合わせて徒手的なリラクゼーションや物理療法を行い，柔軟性の改善を図っていく．また，筋力低下の場合は，廃用症候群による筋力低下がみられる．さらに，患者の多くが高齢者であるため，筋力低下に加えて心肺機能も低下していることも多い．そのため，全身状態に合わせて運動を行い，筋力の改善を図っていく．

> **Advice**　術後の疼痛などによって，術側下肢の運動が困難な場合は，廃用予防目的に非術側下肢や両上肢への運動を積極的に行っていく．

3) 基本動作やADLに対するアプローチ

基本動作やADLに対するアプローチは早期離床へ繋がる．まず，早期離床には端座位確保が必要である．急性期では，端座位は骨盤後傾，身体重心の非術側への偏位がみられ

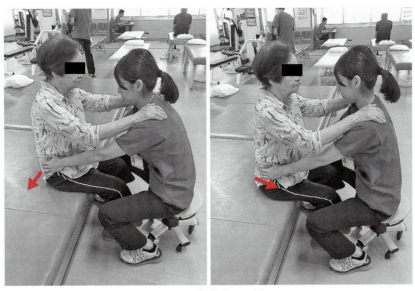

図4 骨盤運動の一例
骨盤の前後傾を誘導する．

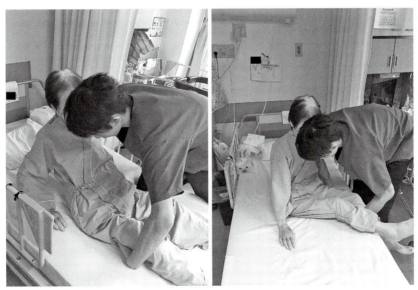

図5 起き上がり（左）端座位まで（右）の介助の一例
脱臼肢位に注意して，術側（右）を介助しながら行う．

ることが多いため，骨盤前傾の促し，身体重心の偏位の改善を行う（図4）．さらに，端座位確保には，寝返りや起き上がり動作などの起居動作の改善が重要である．多くの場合，起居動作は疼痛により自力で行えないため，脱臼に注意しながら介助量軽減を目指して介入を行っていく（図5）．一方，ADLは，「できるADL」と「しているADL」の評価を行う．これらのADL能力は，リハビリ室と病室では環境が違うため，能力に差が起きる場合が多い．
　なお，当院では，人工骨頭置換術後の患者を対象に，人工骨頭に関する患者説明会を

目次

はじめに	P1
人工骨頭置換術について	P2〜3
手術後の合併症について	P4〜5
手術後の生活	P6〜
1. 手術後の注意点	P6〜8
2. リハビリについて	P9〜10
手術後の生活上の注意点	P10〜
1. 日常生活	P10〜14
2. 家事	P15
3. その他	P16〜20
福祉制度	P21〜23
ホームエクササイズ	P24〜28
異常の早期発見と健康管理	P28
おわりに	P29

図6　人工骨頭置換術についての患者説明用パンフレット

行っている．説明会では，事前に配布したパンフレット内容に沿って，模型を用いた手術説明やADL上の注意点，今後のリハビリの流れなどについて理学療法士による説明を行っている（図6）．

4）荷重能力と移乗動作獲得に対するアプローチ

荷重能力へのアプローチは，立位をとる前にまず，体幹安定性を向上させる練習（図7），そして，座位を利用した荷重感覚や身体重心移動を促す練習（図8）を行う．また，ベッド上で歩行周期に合わせた荷重感覚の練習（図9）も行い，立位での荷重に向けての準備を整えたうえで，立位から平行棒内での歩行練習を行っていく．当院では，疼痛自制内であれば，歩行レベルは変更可能であるため，疼痛や筋力により，歩行能力に患者の個人差があり，能力に応じて段階的に進めていく．また，移乗動作獲得は，ベッドから車椅子やトイレへの移乗練習を病室，病棟トイレにて行う（図10）．つまり，動作獲得には，実際の生活場面にて練習を行うことが重要である．

● 回復期の目的

回復期における理学療法アプローチの目的は，①歩行能力向上，②自宅生活に必要なADL獲得，③自宅生活に向けての準備である．

1）歩行能力向上に対するアプローチ

この時期は，炎症症状は落ち着いてくるが，荷重や歩行量が増加するため，大腿直筋，内転筋群，大腿筋膜張筋に疼痛が起きやすい．これらに注意しながら歩行量を調整し，歩行練習を行っていく．荷重応答期〜立脚中期では，股関節周囲筋の筋力低下による股関節支持性低下がみられるため，立位支持やステップ動作を利用して改善を図る（図11，12）．また，歩行能力向上には，股関節と膝関節や足関節の協調的な運動が必要であるため，スクワット動作を利用して下肢の協調的な動作獲得を図っていく．しかし，ス

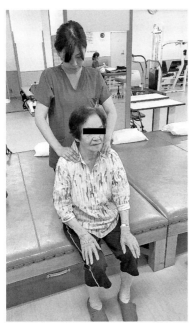

図7 体幹安定性練習の一例
体幹に外乱を加えて,安定性を高める.

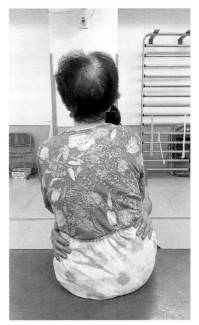

図8 荷重練習の一例
坐骨支持を行い,術側(左)の荷重感覚を促す.

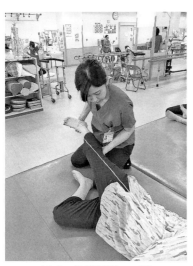

図9 荷重練習の一例
歩行周期に合わせた位置で行っていく(図は立脚中期を想定している).

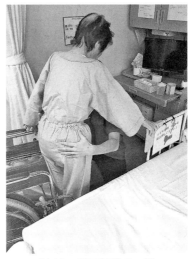

図10 移乗練習の一例
病室ベッドから車椅子へ練習している.

クワット動作は体幹が直立位のまま股関節軸を意識して行えない場面に遭遇することが多い.そのため,スクワット動作練習は椅子から立ち座りを行うと自然に股関節軸を意識した動作が起きやすい(図13).さらに,歩行練習は退院後を想定し,整地歩行のみでなく,坂道歩行や屋外歩行で不整地での歩行練習を行っていく.

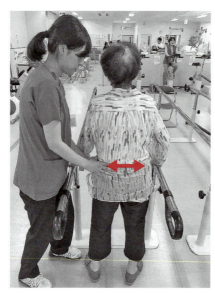

図11　歩行練習の一例
立位支持で左右に体重移動させて術側（右）股関節の支持性の向上を図る．

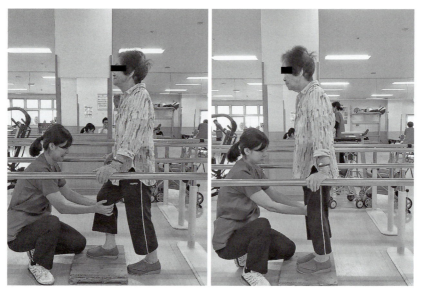

図12　歩行練習の一例
下腿を直立位に保ち，股関節伸展を促す．

2）自宅生活に必要なADL獲得に対するアプローチ

　急性期は病院環境下でのADL獲得を目指していくが，回復期では自宅での生活環境に基づいたADL獲得を目指す．例えば，寝具が布団である場合，床上動作の獲得が必要となってくる．また，正座など床に座って食事をする場合も獲得が必要となってくる．ほかに浴槽のまたぎ動作や階段昇降など，自宅での環境を模倣した環境設定で練習を行う（図14）．さらに，家事動作が必要であれば，掃除や調理練習を行っていく．

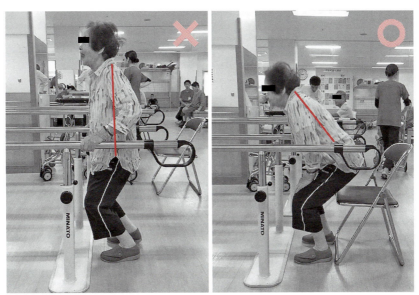

図13 スクワット動作
左側は股関節の軸を意識できていない．右側は股関節の軸を意識した動作．

3）自宅生活に向けての準備

a．家屋調査（図15）

　当院では，家屋調査を行い，段差や手すりの有無など家屋環境の評価に加えて，実際の自宅でのADLや歩行動作などを評価している．自宅での患者の動作能力は，院内とは異なると感じる場面がある．例えば，上がり框といった段差昇降場面で，理学療法士の介助を必要とせず，介助なしで段差昇降動作が可能であったりする．また，練習してきた動作ではなく，入院前の動作で行う場面も遭遇する．そのため，家屋調査にて動作を把握することは，家屋改修の検討だけでなく，理学療法プログラムの再考へ繋がる．さらに，家屋調査は，家族へのADL指導の機会となるので，事前に家族指導のシミュレーションをしておくことが重要である．

b．ホームエクササイズ指導

　退院後も運動を継続することは，機能維持だけでなく，再転倒予防に繋がる．運動は，工夫して高齢者にわかりやすい指導をすることが重要である．例えば，膝伸ばし運動を50回でなく3分間といった，運動を回数ではなく時間を目安にするといった，回数や実施方法などを工夫する．当院では，運動に関するパンフレットを作成している．それを用いて患者に合わせた運動を指導し，ホームエクササイズの定着を図っている．

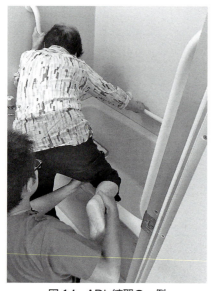

図14 ADL練習の一例
禁忌肢位を避けた浴槽のまたぎ動作の獲得を目指す.

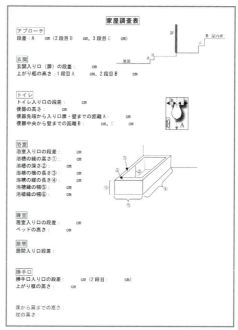

図15 家屋調査用紙

▶若手理学療法士へひとこと◀

レベルアップには基礎の積み重ねが大切

　困ったとき，わからないときこそ，基礎が自分を助けてくれる．特別なことができることよりも，基礎に基づいて，「当たり前のことをちゃんとできる」ことが必要となる．さまざまな情報が氾濫している現在，特別なことに流されず，基礎を身に着けて，土台を作っていくことがレベルアップへ繋がる．

Further Reading

運動療法の「なぜ？」がわかる超音波解剖．工藤慎太郎（編），医学書院，2014
> ▶ 治療ポイントを「なぜ？」という視点で記載している．また，超音波解剖でわかったことの記載があり，さらにweb動画で筋の動きがみられるので，運動療法を進めるうえで参考になる一冊である．

●文献

1) 松原正明：「THA crossfire―股関節へのアプローチ―脱臼防止の観点から―」序文．日整会誌．84(2)：201-202，2010
2) Sierra RJ, Schleck CD, Cabanela ME：Dislocation of bipolar hemiarthroplasty：rate, contributing factors, and outcome. Clin Orthop Relat Res. 442：230-238, 2006
3) 石井研史，小林雅文：前側方アプローチによる人工骨頭置換術の脱臼防止効果．Hip Joint. 32：572-574，2006

ミニレクチャー

更衣（ズボン，靴下，靴）・トイレ・入浴動作のコツ
～大腿骨頸部骨折を呈し人工骨頭置換術（後側方アプローチ）を施行した場合～

井手宗樹

　高齢者の4大骨折（大腿骨近位部骨折，脊椎圧迫骨折，橈骨遠位端骨折，上腕骨近位部骨折）のうち，大腿骨近位部骨折は移動の早期確立が重要であり，ADL動作の中では更衣・トイレ・入浴動作が早期に行えるか否かで，早期ADL回復と家庭復帰時期にも影響を与える[1]．人工骨頭置換術（後方アプローチ）の患者に対し，当院において実際に指導している禁忌肢位を配慮した更衣・トイレ・入浴動作について述べたい．

1. 更衣動作（ズボン，靴下，靴）

　更衣動作は，ズボン・靴下を広げる→足先に入れる→ズボン・靴下を引き上げる過程である．更衣動作時，股関節屈曲・内転・内旋運動にならないよう指導し，入院前の動作の確認も必要である．手術後の更衣動作では，座位または立位のどちらで行うか評価し，座位において下肢の肢位が端座位での股関節屈曲外転外旋位や股関節・膝関節屈曲位，長座位での股関節屈曲外転外旋位や股関節・膝関節屈曲位などに分けられる（図1, 2）．

　これらの肢位での動作を獲得するためには，股関節屈曲・外転・外旋の可動域，膝関節屈曲可動域と胸腰椎の柔軟性（脊柱起立筋の伸張性）と，それに伴う筋機能などが必要となる[2]．特に外旋可動域に関して，外旋筋の一部は，術中に切離しているため，早期からの筋機能練習を行う[3,4]．

　立位では片脚立位バランスが必要となる．足先に手が届かずズボンや靴下が履けない場合，リーチャーやソックスエイドなどの自助具の使用を勧める．

2. トイレ動作

　下衣の操作→排泄→お尻拭き→流す過程で，トイレ動作の自立を図る場合，坐位，立ちしゃがみ，立位保持動作とトイレ内での更衣動作を関連づけて練習内容を検討する．

　お尻拭きでは，前方より手を伸ばして行う場合と背中後方に手を伸ばして行う場合がある．前方からの場合は，股関節屈曲・内転・内旋位にならないように注意する．後方より行う場合は，利き手と術側が同側の場合は，術側の下肢が固定されているため，術側方向への体幹の回旋が術側股関節内転・内旋を相対的に強めるため，注意が必要である（図3, 4）．

　流す場合においても，レバーの位置に注意し，流す際には座位のまま術側方向へ回旋しないように気をつける．

3. 入浴動作

　入浴動作は，洗体と浴槽縁のまたぎが必要となり，下肢の洗体は，靴下・更衣動作の下肢・体幹の操作に準ずる．浴槽縁のまたぎは，環境によって異なるが，手すりがない場合

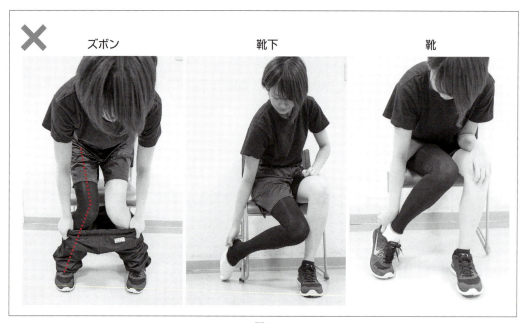

図1

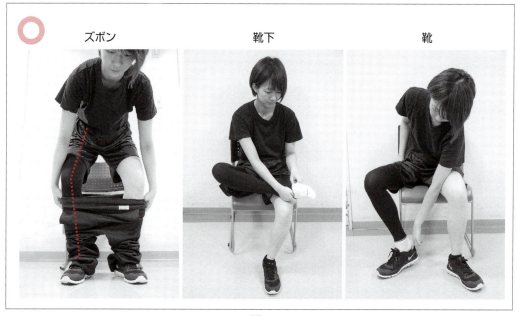

図2

を紹介する(図5, 6).

　手すりなしで浴槽に入る場合，浴槽縁を把持し，先に術側股関節を屈曲・外旋・外転，膝関節を屈曲しながら浴槽内に入れ，健側下肢を入れる．浴槽から出る場合は，先に健側下肢，その後術側下肢の順に行う．股関節屈曲・内転・内旋に注意する．動作獲得のため

MINI LECTURE

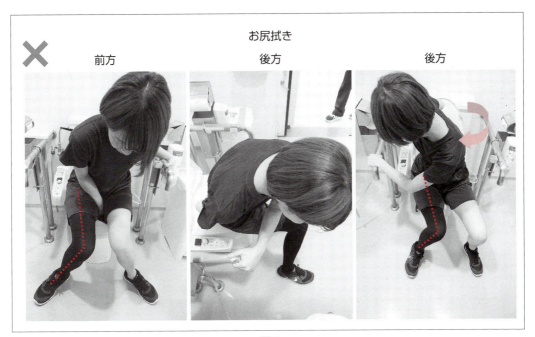

図3

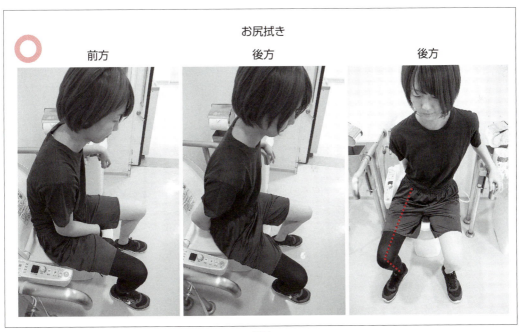

図4

に，術側股関節の可動域と筋機能，骨盤股関節の協調性，健側下肢の支持性（特につま先立ちができることによってまたぎ動作がしやすくなる）が必要になる．

　浴槽縁・バスボード利用・浴槽縁に並べられたシャワーチェアーなどに座ってから，股

MINI LECTURE

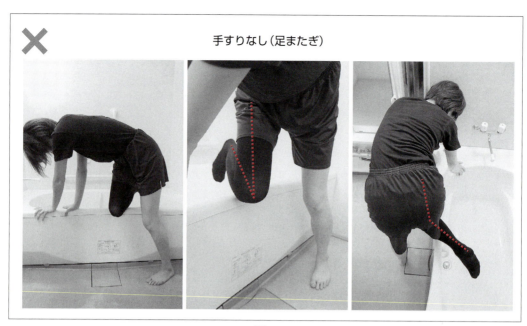

図5

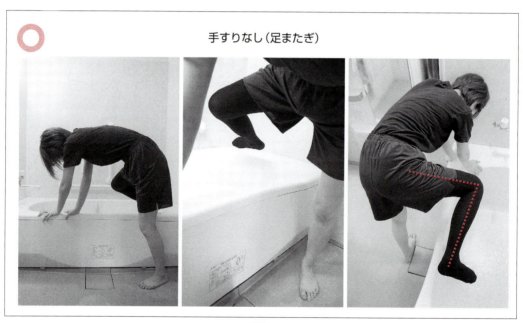

図6

関節外転方向に広げながら浴槽内に入れる方法もある．
　以上のように，当院で実際に行っている内容を記したが，認知機能低下がみられると，各ADL動作（トイレ動作，更衣動作，入浴動作）の開始時期に遅れがみられることがこれまでの経験によりわかった．これは，各動作において禁忌肢位を配慮した動作方法の理解

に時間を要することが考えられる.これらを踏まえ,当院では,主治医と手術中の脱臼角度の確認をしており,その角度を参考に,各ADL動作を本人だけでなく家族にも資料や写真を活用して指導している.

● 文献

1) 日本整形外科学会診療ガイドライン委員会,大腿骨頚部/転子部骨折診療ガイドライン策定委員会(編):第9章 大腿骨頚部/転子部骨折のリハビリテーション.大腿骨頚部/転子部骨折診療ガイドライン 改訂第2版,日本整形外科学会,日本骨折治療学会(監修),pp188-190,南江堂,東京,2011
2) 加藤 浩:多関節運動連鎖からみた骨関節疾患の筋機能.多関節運動連鎖からみた変形性関節症の保存療法,井原秀俊,加藤 浩,木藤伸宏(編),pp26-47,全日本病院出版会,東京,2008
3) 木下一雄:機能解剖からみた股関節深層外旋筋群のトレーニング.ブラッシュアップ理学療法,福井 勉(編),pp198-202,三輪書店,東京,2012
4) 颯田李央,工藤慎太郎:大腿骨頚部骨折.運動器疾患の「なぜ?」がわかる臨床解剖学,工藤慎太郎(編),pp97-107,医学書院,東京,2012

術式別にみた大腿骨転子部・転子下骨折に対する理学療法

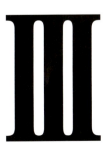

PART III

1 大腿骨転子部・転子下骨折—compression hip screw（CHS）の場合—Evans分類（group 1, 2），Type 1 安定型①—

小川浩司

> 大腿骨転子部骨折の手術療法の内固定材料としては，近年，CHS型と髄内釘型が主流を占めている．この章ではCHSを中心に，手術適応・手技などを簡単に説明することで，後療法で何を注意していく必要があるかを考えていただきたい．

特徴—大腿骨転子部骨折について

　大腿骨近位部の骨折は，関節面に近い側から1）骨頭，2）頸部（骨頭下も含む），3）頸基部，4）転子部，5）転子下に発生する．このうち，骨頭骨折・転子下骨折は主として交通事故や労働災害などの高エネルギー損傷の結果として生じ，頸部骨折・頸基部骨折・転子部骨折は主として高齢者の転倒による低エネルギー損傷の結果として生じる．

　大腿骨転子部骨折は関節外骨折に分類されるが，近年，頸基部骨折という骨折型も分類されるようになった．この頸基部骨折では骨折線は滑膜性関節包の内外にまたがっている骨折で，血行の点からは転子部骨折の亜型として扱うのが妥当とされている．

　大腿骨転子部骨折は，一般的に出血量も著しく，疼痛も強い骨折であることなどを考慮し，大転子部のみの骨折を除き，特別な理由がない限り手術の適応となる．

● CHS の特徴

　CHS型の内固定材料（ラグスクリューとプレートが合わさった形状の固定材料）は，多数のメーカーが作製しており，メーカー独自のさまざまな工夫をこらしている（ラグスクリューとプレートの角度，ラグスクリューの形状，ラグスクリューとプレート間での回旋防止機構の有無，適切に設置固定するためのガイド部品，その他）．

　しかし，基本的にはどの機種もプレートとラグスクリューの間は骨接合術後もスライディングが可能な機構となっている．ガイドラインなどで，SHS（sliding hip screw）という表記もみられるが，現在用いられているCHS（図1）はほぼ同じと思っても差し障りないと思われる．

　また，頸基部骨折の場合など，整復および固定時の骨頭部回旋を予防するためのスクリューを挿入する方法が，ガイドライン上も推奨されている．プレート部分を近位側に延長した形状で，そのまま，骨頭部への追加スクリューを挿入できる形のプレート部分を持つCHSや，追加部品を使用することで同様の機能を持たす機種もある．

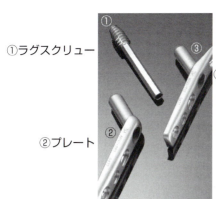
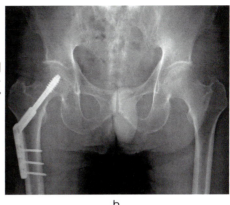

図1　CHS

a. ラグスクリュー①は，プレート②もしくは③についている筒に挿入される．現在用いられているCHSのほとんどは，ラグスクリューとプレートの間でスライディングする機構となっている．③は筒の上（近位）にもプレートを通して骨頭方向に追加スクリューを打てる形状のプレート．機種によっては通常の②の形状のプレートに，術中に追加（かぶせる）タイプのものもある．また，ラグスクリューも，通常のネジ状のみならず，羽状のものや爪状のものなど機種により工夫されている．
b. 術後のX線写真

> **メモ　スライディング機構**
>
> プレートから張り出している筒の部分にラグスクリューのスクリューのない部分（おおむねプレートの筒の長さ分）が術中に挿入される（というより，術中はスクリュー先端からプレートまでの長さのラグスクリューを選択している）．機械的にはスクリューの頭の部分まではスライディングできるが，実際には骨片同士が接触する程度まででスライディングが止まることを想定している．すなわち，術中の整復で若干過牽引となっていたとしても，荷重などの圧迫力で，スライディングする事で骨折部に圧迫がかかるようになっている．

CHSの適応

現在，X線画像による骨折型の分類として，Evans分類やJensen分類，AO分類などが用いられている．しかし，いずれの分類を用いても，検者間での分類判定の一致率は低い（ただし，安定型，不安定型と漠然と分類するとなると一致率は高くなる）．

上記分類の安定型骨折に関しては，一般的に，sliding hip screw（CHSタイプ）またはshort femoral nail（髄内釘型）のどちらを用いても，その他の内固定材料と比較して合併症が少なく，安定した成績が得られており，両者間には大きな差がみられない．

不安定型の骨折に対しては，short femoral nailを，転子下骨折に対してはshortもしくはlongのfemoral nailが用いられることが一般的だと思われる

しかし，short femoral nailが万能なのかといえば，一概にそうとも言えない．例えば，
・比較的若い患者や，髄腔が狭い場合や変形している場合

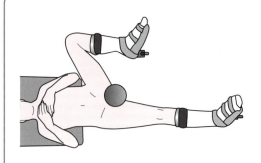
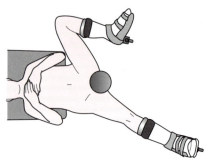

a. 手術台に患者を固定して，透視を見ながら整復を行う．一般的には股関節中間〜内転位で内旋を加えた状態で整復位が得られやすいが，最終的には透視下で最も良好な整復位に固定して手術を開始する．

b. しかし，図のような外転位でしか整復が困難な場合だと，髄内釘は挿入が困難となる場合がある．
例）多発骨折などの理由で，牽引を含む十分な整復が難しい場合など．

図2　手術の体位—整復について

・多発外傷その他の理由により，手術時の整復体位が制限されてしまう場合
・その他

などの理由で，仮に骨折型が不安定型だったとしても，sliding hip screwの方が有利な場合もあり得る．

また，骨折型のみならず，術者の経験や考え方でも内固定材料の選択が変わる．

手術アプローチ法

●手術体位

sliding hip screw（CHSタイプ）およびshort femoral nail（gammaタイプ）とも，骨折用の手術台（牽引台，フラクチャーテーブルなどと呼ぶ）で手術を行う．

麻酔導入後，仰臥位で手術台に患者を固定する．

上半身〜殿部までは手術台に乗り，両下肢とも靴型の固定具を用い，下肢を牽引した状態（下肢を浮かせた状態）とする．その際，X線透視装置を用いて，牽引力，牽引方向，回旋などを調節しながら整復を行う．可能な限り術前（皮切前）に整復を行うが，徒手的に納得のいく整復が得られなかった場合は，術中に整復操作を加える準備を行い，可及的整復位で患者と手術台を固定する（図2）．

> **メモ　整復とは**
> 術者からすると，「整復操作が完了した段階で，手術の大半が終了しているといっても過言ではない」手技である．

●皮切部位

sliding hip screw（CHSタイプ）では，透視をみながら，内固定材料が大腿骨に確実に圧着固定するのに必要な皮切部位を決定し，必要な長さの皮膚切開を加える（皮切の長さは内固定材料の長さなどで異なる）．

●浅層組織と深層組織の展開

皮膚を切開すると，皮下には大腿筋膜が露出する．大腿筋膜を長軸方向の線維に沿って縦割すると，外側広筋が現れる．

外側広筋の後方より大腿骨に達し，術中にプレート部分を適切な位置に設置できるだけ外側広筋を前方によることが可能であれば，（外側広筋を縦割せずに）固定の手技にすすめる．

しかし，切開範囲を最小限にした場合など，外側広筋のために適切な位置への設置が困難な場合は，外側広筋を縦割して大腿骨に達する．

皮切前の整復が納得できる状態でなければ，透視を用いながら，必要に応じて追加の整復操作および整復位保持を行う．

その後の固定手技は，使用機種付属のガイド器具を用いて（手技書に準じて）骨接合を行う．

●その他

このアプローチでは，筋膜および筋を切断することは基本的にはなく，筋間もしくは筋線維の間より骨へ達する．そのため，術中，特別な操作を加えていない限り，術直後の後療法において，アプローチによる筋断裂や筋膜の断裂などを心配しなくてもよい．しかし，術前の内出血量（患部の腫脹状態）や，創周囲やアプローチした層周囲に，瘢痕，癒着が起こりうることを考慮すべきである．

> **メモ 筋の切断と切開の違いについて**
>
> 筋（線維）を切断してしまうと，切れた筋同士はそれぞれ短縮する．筋膜は縫合する事ができても，筋（線維）自体は物理的に端端縫合することはできない．最終的にその部分は広範な瘢痕組織として修復されると思われる．以上より，筋の切断は筋出力低下の大きな原因となる．それを最小限にとどめるため，できるだけ筋のない筋間を切開する．しかし，どうしても筋内をアプローチせざるを得ない場合は，筋膜を筋線維方向に切開し，筋線維をできるだけ切らないように，筋線維間を鈍的に分けて進入する．必要な処置が終われば，筋膜を縫合することで，その筋に対しての侵襲を最小限にしている．

該当手術特性からみた術後理学療法

CHS型は安定型のみに用いられると思われがちである．しかし，骨折の分類に関し，いずれの分類を用いても，検者間での分類判定の一致率は低いことや，不安定型と判断しても，前述のような他の理由のためにCHSを用いることがある．

筆者は荷重開始時期を指示するにあたり，骨折型を参考にするのは当然であるが，そのほか術中の骨の質的状態（骨粗鬆症の程度，特にラグスクリューのきき具合など）を参考にして荷重時期を決定する事もあった．

　また，整復操作を行う際に，上述の如く，牽引や下肢の方向，回旋などを調整するが，どうしても，解剖学的に整復しきれない場合や，骨折の状態によっては過矯正しなければ骨折部の安定性が得られない場合も少なからずある．それにより脚長差や回旋変形などをきたすが，やむを得ない理由で生じていることを念頭に，後療法を行う必要がある．

　荷重歩行訓練が進むにつれて，XP画像上，ラグスクリューのスライディングをみることがある．経過のXP画像でその変化を見つけた際は，許容される範囲のスライディングなのか，許容以上の問題なのか，理学療法的な局所所見を踏まえて主治医に相談することが好ましい．

　まれに，ADLを目標とした手術ではなく，除痛を目的とした手術の場合もありうる．そのため，持病，全身合併症，術前の状態（ADL）など，把握したうえで，主治医との連携をもちながら，後療法をすすめていくことが望ましい．

　どのような目的であっても，もしくは結果的にどのような状態に骨接合されたとしても，手術を行ったことにより，安静を強いる原因を（一つ）除去したことになる．そのため，荷重のプランなどはしっかり把握すべきだが，少なくとも，翌日より座位→離床を積極的にすすめていく必要がある．

▶若手理学療法士へひとこと◀

カットアウトなどの術後合併症は，起きてしまった後のXP写真で診断されます．しかし，ADLのみならず，自覚症状，局所の他覚所見も合わせて評価できるPTに成長できていれば，患者の状態を医師へ相談をすることで，その予防もしくは早期発見できることもあります．頑張ってください．

Further Reading

OS NEXUS 4 股関節周囲の骨折・外傷の手術．中村　茂（編），メジカルビュー社，2015
　▶ 手術をする医師に対して書かれていますが，図が多く，手術手技やコツが書かれています．

参考文献

- 日本整形外科学会診療ガイドライン委員会，大腿骨頚部/転子部骨折診療ガイドライン策定委員会（編）：第5章 大腿骨頚部/転子部骨折の診断，第7章 大腿骨転子部骨折．大腿骨頚部/転子部骨折診療ガイドライン 改訂第2版，日本整形外科学会，日本骨折治療学会（監修），南江堂，東京，2011
- 塩田直史：Ⅱ．大腿骨側大腿骨転子部骨折に対する手術：sliding hip screw（SHS）．OS NEXUS 4 股関節周囲の骨折・外傷の手術，中村　茂（編），pp56-65，メジカルビュー社，東京，2015

② 大腿骨転子部・転子下骨折—compression hip screw (CHS)の場合—Evans分類（group 1, 2），Type 1 安定型②—

川端悠士

　大腿骨転子部例に対する理学療法はクリニカルパスに沿って実施されるのが一般的となっている（図1）．本骨折は疼痛が遷延しやすく，骨折や手術に伴う機能低下に加えて，疼痛回避に伴う二次的障害を合併することも少なくない．そのため歩行再獲得を目標にパスに沿って歩行練習を進めるといった短絡的な理学療法プログラムでは，十分な機能回復を図ることが困難である．本骨折例に適切な理学療法を実施するためには，骨折型・術式によって生じる運動機能低下の特徴を理解する必要がある．

診療記録のどこに着目して情報を収集すればいい？

　本骨折例を担当するにあたっては，基本的な情報に加えて，画像情報・手術所見・生化学検査データの収集が重要となる．画像情報・手術所見に関しては前述したとおりであるが，理学療法を行ううえでは生化学検査データを確認したうえで貧血・低栄養に留意する必要がある．
　関節包外に位置する転子部の骨折では出血量が多く，受傷後に貧血を合併することが少なくない．入院時の貧血は術後歩行能力と関連する[1]ため，ヘモグロビン量を把握しておく必要がある．栄養状態の低下もまた術後歩行能力へ影響を与える一因であり[2]，術前後の血清アルブミン値（Alb）や血清総蛋白量も把握しておく必要がある．術後は手術侵襲に伴う生理的反応として蛋白質や脂肪の異化作用が亢進するため，急激に栄養状態が低下する．中等度以上の栄養障害（Alb＜2.5g/dL）を呈する場合，高強度の筋力強化運動は蛋白質の分解を助長するため禁忌となる．

本骨折後の疼痛の特徴は？ 頸部骨折例に比べて転子部骨折例の疼痛が強いのはなぜ？

　骨膜には疼痛の受容器である自由神経終末が高密度に分布している．関節包内には骨膜が存在しないため，頸部骨折後には骨膜由来の疼痛が生じにくい一方で，骨膜に覆われている転子部の骨折後には強い疼痛が出現することが多い．また関節包内に位置する頸部の骨折では骨折に伴う出血量は少ないが，関節包外に位置する転子部は血流の豊富な海綿骨組織であるため，骨折に伴う出血量が非常に多い．出血は骨折直後には骨折部に限局して

図1 大腿骨転子部骨折（安定型骨折，compression hip screw）術後プログラム

	術前	術翌日	術後2日目	術後1週	術後2週	術後4週	術後6週
通常プログラム	ベッドサイドでの理学療法	全荷重 端座位 車椅子乗車 平行棒内立位	平行棒内歩行	歩行器歩行	1本杖歩行	階段昇降 屋外歩行 入浴・床上動作 退院	
術後免荷プログラム	ベッドサイドでの理学療法	完全免荷 端座位 車椅子乗車 平行棒内立位練習 （術側下肢完全免荷）			1/3部分荷重 平行棒内歩行	全荷重 1本杖歩行	階段昇降 屋外歩行 入浴・床上動作 退院

＊上記プログラムは一般的なプログラムの流れを示したものであり，荷重の開始時期・荷重量は症例ごとに決定されるため，症例に合わせてプログラム進行の調整をする必要がある．

起こるが，時間経過とともに浸潤し大腿部にまで皮下出血に伴う浮腫が生じやすい．大腿部の浮腫はコンパート内圧を上昇させ，膝関節運動時の疼痛の原因となる．さらに大転子・小転子にはさまざまな筋が付着するため，骨折に伴い大転子や小転子に転位が生じると，筋収縮に伴う疼痛が出現しやすい．

> **メモ 腫脹と浮腫の違いは？**
>
> 腫脹とは炎症による血管拡張によって局所の血流量が増加し腫れている状態を指す．腫脹が生じている場合，疼痛・熱感・発赤などの他の炎症徴候を合併していることが多い．骨折・手術後早期に認められる受傷部や創部周囲の腫れは，炎症に伴う血管拡張反応であり「腫脹」と考えてよい．一方で浮腫は血管内からの血漿成分の漏出などによって組織間に水分が貯留した状態を指す．皮下出血が大腿部にまで及び大腿部に腫れを認める場合，骨折に伴う出血が組織間に貯留した状態であり，「浮腫」と考えてよい．急性期には腫脹と浮腫が混在していることも多い．

CHS術後に生じやすい疼痛の特徴は？

CHSでは大腿骨外側アプローチで大腿筋膜張筋・腸脛靱帯を切開し，その後に外側広筋を骨膜下に剥離し展開が行われる．よって術後早期にはこれらの筋群に疼痛が生じやすい．また外側広筋の剥離に伴い膝蓋骨外側支持組織に癒着が生じやすく，膝蓋骨内外側支持組織の硬度に不均衡が起こりやすい．膝蓋骨外側支持組織の拘縮は膝蓋骨の運動軌跡を外方偏位させ，外側膝蓋大腿関節の力学的負担を増大させる（図2）．

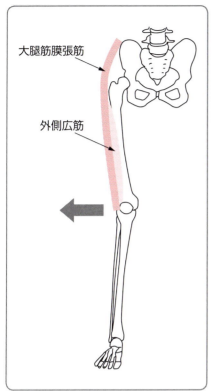

図2　膝蓋骨外側支持組織の拘縮による膝蓋骨運動軌跡の外方偏位

膝蓋骨外側支持組織の拘縮は膝蓋骨を外方偏位させ，膝蓋大腿関節障害を引き起こす原因となる．外側広筋および腸脛靱帯は外側膝蓋支帯を介して膝蓋骨外側に付着しているため，これらの筋群の伸張性が低下すると膝蓋骨の外方偏位が生じやすい．

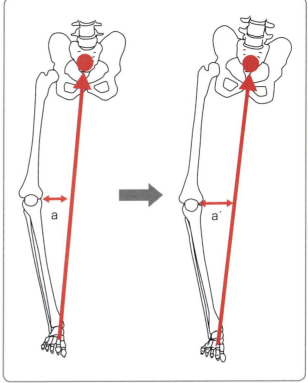

図3　股関節外転筋力低下による膝関節内反モーメントの変化

股関節外転筋力低下に伴う遊脚側への骨盤落下（右図）は体重心から膝関節中心までの距離を延長させるため（a＜a′），立脚側の膝関節内反モーメントが増大する．

　さらにCHSにはsliding機構が備わっており，lag screwがslidingして骨折部へ圧迫力が加わることで骨癒合が促進される．slidingに伴いlag screw尾部が大腿筋膜張筋に摩擦性の炎症を引き起こすと，大腿近位外側部に疼痛が出現することがある．

本骨折後になぜ膝痛が出現するの？

　本骨折直後には荷重による力学的負荷が不足し，膝関節における軟骨代謝が減少するため，荷重歩行を進めていくと膝関節痛が出現することがある．また解剖学的整復位の獲得が困難で大腿骨が回旋位で整復された場合，膝関節にも荷重位での回旋が強制されるため膝痛の一因となる．さらに骨アライメント変化・telescopingに伴う股関節外転筋力低下も膝痛の原因となる．立脚側の外転筋力低下は遊脚側への骨盤落下，遊脚側への身体重心

の移動を引き起こし，立脚側の膝関節内反モーメントを増大させる[3]（図3）．現在のところ外転筋力低下と膝関節内反モーメント増加の因果関係は明らかにされていないが[4]，骨折・手術によって突如生じた外転筋力低下は，内側脛骨大腿関節への力学的負担を増大させ膝痛を惹起する一因となる．

> **Advice** 疼痛の原因を考えよう
>
> 　本骨折後に発生する疼痛は骨折・手術・軟部組織損傷を起因とする一次的な疼痛と，疼痛回避や術後の機能低下を代償するための姿勢・動作戦略を起因とする二次的な疼痛に分類される．一次的な疼痛は術後経過とともに軽減が得られるが，一方で骨折・手術の遠隔部位である大腿部の疼痛が遷延する例が少なくない．この大腿部痛は代償的戦略の結果として二次的に生じた大腿筋群の過剰収縮が原因になっている場合が多く，疼痛の改善には原因となる姿勢・動作の改善が必要となる．筋の持続的収縮は，局所循環の停滞に伴う発痛関連物質の放出によって新たな疼痛を発現させる[5]．よって二次的な疼痛の改善には筋の持続的な収縮を引き起こす姿勢・動作の特徴を明らかにしたうえで，筋の持続的収縮を改善することが重要となる．さらにcut outや骨頭穿破などの合併症によっても疼痛が出現することもあるため，出現している疼痛が許容してよい疼痛なのか，あるいは異常な疼痛なのかを見極めることが重要となる．

本骨折およびCHS術後に生じやすい可動域制限は？

　本骨折は出血量が多く，大腿部にまで皮下出血に伴う浮腫を認める場合も少なくない．大腿部の浮腫はコンパート内圧を上昇させ大腿筋群の伸張性や滑走性を低下させるため，膝関節屈曲可動域制限を引き起こす．

　CHSでは大腿筋膜張筋，外側広筋に手術侵襲が加えられるため股関節内転可動域制限，膝関節屈曲可動域制限が生じやすい．股関節内転可動域制限は骨盤傾斜やDuchenne跛行[6]の原因となるため，正常歩行に必要な5°の可動域獲得が重要となる．またCHSでは外側広筋を骨膜下に剥離し展開が行われるため，膝関節屈曲可動域制限が生じやすい．解剖学上，腸脛靱帯は外側広筋の表層に位置し，外側広筋表層や外側筋間中隔と密接な連結を持つ．CHS術後には腸脛靱帯・外側広筋間の癒着が起こりやすく，組織間の滑走性低下が生じやすい．腸脛靱帯の短縮や滑走性低下は二次的な外側広筋の過緊張を引き起こし，結果的に屈曲可動域制限の原因となる．股関節を外転位として屈曲可動域が拡大すれば，大腿筋膜張筋・腸脛靱帯の過緊張や短縮が可動域制限の一因となっていることが窺われる．

> **メモ 癒着とは？**
> 手術によって侵襲を受けた軟部組織は炎症過程を経て修復される．組織の修復過程では線維芽細胞が増殖して損傷部位の隙間を埋めながら接着することで肉芽組織が形成される．最終的に瘢痕組織へ置換されることで修復過程は終了する．この過程で生じる組織間の瘢痕形成を癒着と呼ぶ．癒着は組織修復のためには必要不可欠な反応であり，同一組織間で生じる癒着については問題とならないが，隣接組織間で癒着が生じると，組織間の滑走性の低下を招き，関節可動域制限の原因となる．また組織間に癒着が存在すると，筋収縮による張力が遠位部へ伝播しないため筋力低下の原因ともなる．

本骨折後に生じやすい筋力低下は？

本骨折では小転子に骨折・転位に伴う不安定性が生じることが少なくない．小転子の不安定性は股関節屈曲筋である腸腰筋の筋力低下を引き起こし[7]，立ち上がり・歩行にも大きな影響を及ぼす．また本骨折では骨アライメント変化やtelescopingに伴う頸部短縮によって股関節外転筋効率が低下しやすく，股関節外転筋力低下が生じやすい．さらに本骨折に対して選択されるCHSやγ-nailなどによる髄内固定術では外側広筋に侵襲が加えられることが多く，膝関節伸展筋力低下を招きやすい[8]．加えて前述した内出血に伴う大腿部の浮腫や大腿外側組織間の癒着もまた膝関節伸展筋力低下を引き起こす一因となる．

疼痛との関連からみた本骨折後の立ち上がり動作と特徴は？

立ち上がり動作は日常生活において繰り返し行われる頻度の高い動作であり，術後早期には代償的な動作パターンに陥りやすい．本骨折は高齢者に多く脊椎後弯変形を有する例が少なくないが，後弯変形は坐位における骨盤後傾位の原因となる．加えて小転子に不安定性を有する症例の場合，腸腰筋の収縮による骨盤前傾が困難となる．骨盤後傾位での立ち上がり動作パターン（図4）は膝関節伸展モーメントを増大させ，大腿直筋・大腿筋膜張筋・縫工筋といった大腿前面における二関節筋の過剰収縮を引き起こし，結果的にこれらの筋群由来の疼痛を惹起する．大腿骨近位部骨折例を対象として立ち上がり動作の運動力学的分析を行った報告でも，大腿筋群の疼痛発生と膝関節伸展モーメントとの関連性が明らかにされている[9]．したがって術後理学療法においては，疼痛の原因となる代償的な立ち上がり動作パターンを是正することが重要となる．

疼痛との関連からみた本骨折後の歩行の特徴は？

前述したように本骨折は小転子の不安定性に起因する腸腰筋の機能低下を有する例が少なくない．腸腰筋の代表的な作用には，股関節屈曲，腰椎前弯位保持などが挙げられるが，股関節伸展時に遠心性に収縮し骨盤を安定させる抗重力筋としての機能が重要である．こ

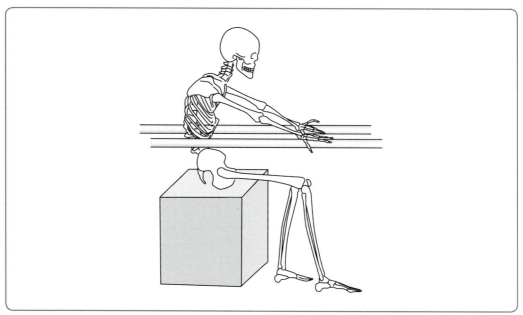

図4 大腿骨転子部骨折例における立ち上がり動作の特徴
骨盤後傾位，受傷側膝関節伸展位からの立ち上がりとなることが多く，骨盤・下腿の前傾による前方への身体重心移動が困難なため，両上肢で支持物を引っ張るようにして前方へ身体重心を移動する．

の抗重力筋としての機能が破綻すると，立脚中期から立脚終期における股関節の伸展が困難となる．正常歩行では立脚終期に股関節が伸展することで腸腰筋が伸張され，SSC（stretch shortening cycle[10]）を利用した効率の良い下肢の振り出し動作が行われる（図5）．一方で腸腰筋に機能低下が生じた本骨折例では，大腿直筋による非効率的な振り出し動作が強いられる．そのため大腿直筋の収縮によって膝関節を軽度屈曲位で固定したまま下肢を振り出す症例が少なくない（図5）．立脚終期に股関節が伸展しない場合，股関節伸展筋力低下を疑いたくなるが，正常歩行でも大殿筋の筋活動が大きくなるのは初期接地から立脚中期にかけてであり，腸腰筋の機能低下が立脚終期における股関節伸展制限の一因となっている場合が少なくない．

POINT

安定型骨折の場合，骨折部の荷重痛は早期に消失する例が多い．疼痛が遷延する場合には，歩行における代償的な動作パターンが疼痛の原因になっている可能性もある．したがって歩行における代償的な動作パターンと疼痛を関連づけて考えることが重要となる．

関節可動域拡大に向けた理学療法の実際

CHS後には，大腿筋膜張筋・外側広筋の滑走性低下に伴う膝関節屈曲可動域制限が問

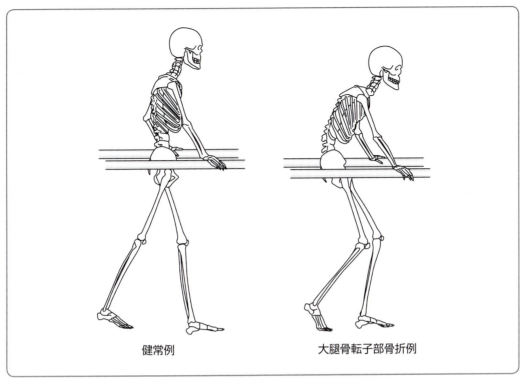

図5　健常例と大腿骨転子部骨折例における立脚終期の比較
健常例：股関節の伸展に伴い腸腰筋が伸張され，SSCを利用した効率の良い振り出しが可能である．
大腿骨転子部骨折例：立脚終期の股関節伸展運動が出現しないため，足関節を底屈させ代償的に前方への推進力を生成している．SSCを利用した振り出しは困難であり，大腿直筋の収縮により膝関節軽度屈曲位を保ったまま下肢を振り出す．

題となる場合が多いため，術後早期より大腿筋膜張筋・外側広筋の癒着予防を目的とした理学療法を行う必要がある．

　炎症期にあたる術後2週間は，組織間の癒着が生じる時期ではないが，浮腫を予防し線維化を最小限にとどめることが重要となる．具体的には弾性包帯による圧迫や下肢挙上の徹底が重要となるが，理学療法時のみの介入では不十分なため病棟看護師との連携も重要となる．術後2週以降は周囲組織との癒着や軟部組織そのものの伸張性低下が生じる時期であり，筋収縮運動や他動的な徒手操作によって癒着予防を図る．術後早期には術創部に対する直接的な徒手操作は創部の治癒を阻害する可能性があるため，筋収縮運動を利用した癒着予防が有効である．具体的には大腿筋膜張筋（図6a）・外側広筋（図6b）を選択的に収縮させ，滑走性を維持することが重要となる．徒手的な他動運動としては大腿筋膜張筋・腸脛靱帯の滑走運動（図7a），大腿筋膜張筋・外側広筋の伸張運動（図7b），大腿筋膜の外旋方向への滑走運動（図8）を行う．

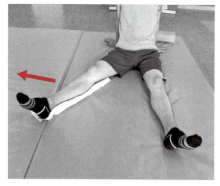 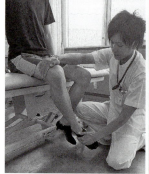 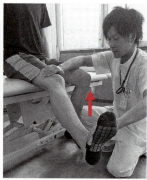

　　　　　a. 大腿筋膜張筋　　　　　　　　　　　　　　　　b. 外側広筋
図6　癒着予防を目的とした大腿筋膜張筋・外側広筋の選択的収縮
a：長坐位姿勢で大腿・下腿後面にタオルを挿入した状態で股関節をゆっくりと外転させ，大腿筋膜張筋を収縮させる．マットと下肢後面の摩擦を減じたうえで行うことが重要である．運動に対する徒手的抵抗は加えず，自動または自動介助で運動を行う．背臥位姿勢で同様の運動を実施すると大腿直筋の収縮を伴いやすいが，長坐位姿勢では大腿直筋が短縮位となるので過活動が生じにくい．
b：端座位姿勢で股関節外旋位を開始肢位とし，股関節を徐々に内旋させながら膝関節を伸展させる．運動に対する徒手的抵抗は加えず運動方向を誘導する．

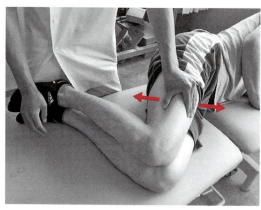 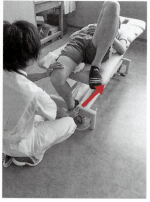

　　　　　a. 滑走運動　　　　　　　　　　　　　　　b. 伸張運動
図7　大腿筋膜張筋・腸脛靱帯の滑走運動，大腿筋膜張筋・外側広筋の伸張運動
a：側臥位で大腿筋膜張筋筋腹または腸脛靱帯を把持し，大腿骨の短軸方向へ可動させる．
b：伸張側の下腿を下垂させた背臥位姿勢で股関節を他動的に屈曲する．両上肢で非伸張側の下肢を抱えるようにして股関節を屈曲させることで骨盤の前傾を防止する（この姿勢が難しい場合にはマット上に下肢を載せるだけでもよい）．股関節内転位で膝関節を屈曲すれば大腿筋膜張筋・外側広筋をより伸張しやすくなる．伸張最終域まで可動させた後に30秒持続的に伸張を行う．

POINT

関節可動域運動の実施に当たっては，筋の伸張性改善を目的とした他動運動がプログラムの主体となりがちだが，癒着を予防するうえでは低負荷で筋を収縮させる方法が有用である．また筋の緊張が高い場合，最大収縮後の弛緩を利用したリラクセーション手技も効果的であり，筋収縮をうまく利用しながら可動域拡大を図るとよい．

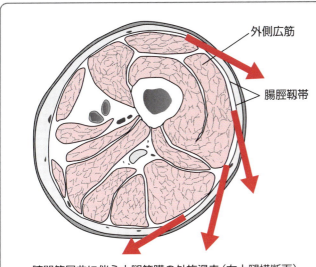
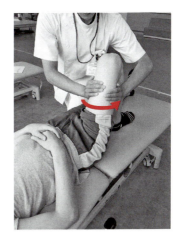

a. 膝関節屈曲に伴う大腿筋膜の外旋滑走（右大腿横断面）　　b. 大腿筋膜の外旋滑走運動

図8　大腿筋膜の外旋方向への滑走運動
a：膝関節屈曲に伴い大腿筋膜は外旋方向へ滑走する．
b：膝関節を最大屈曲位として大腿部筋膜を外旋方向へ滑走させる．

本骨折例に対する筋力トレーニングの考え方

　本骨折例における歩行能力に影響を与える要因としては，年齢・認知機能・受傷前の歩行能力などのさまざまな要因が挙げられるが，可変的要因（modifiable factor）としては下肢筋力が重要であり[11]，運動療法に関するsystematic reviewでも筋力強化運動の歩行能力向上に対する有用性が示されている[12]．筆者らは過去に大腿骨近位部骨折例の杖歩行の可否に影響を与える要因として，受傷側の股関節外転筋力が重要であり，杖歩行獲得に必要な受傷側股関節外転筋力のカットオフ値は0.47Nm/kgであると報告した[13]．側臥位姿勢で股関節内外転中間位にて下肢を挙上する動作を力学的に考えると，下肢を挙上するために必要な外転筋力は0.42Nm/kgとなる（図9）．側臥位で下肢を挙上できる程度の外転筋力を獲得できれば，杖歩行に必要な筋力は獲得できたと判断できる．また正常歩行に必要な下肢の筋活動量は最大随意収縮の25%程度に過ぎず，歩行獲得を目的として筋力トレーニングを実施する場合，最低限の筋力が獲得できれば量的な筋力向上を目的とした積極的な筋力増強運動は不要である．前述したように本骨折後には同じ作用を有する筋群のうち，筋力発揮が困難となる筋と，活動が過剰となる筋の不均衡が問題となる．したがって同一の作用を有する筋の中でも，筋力発揮が困難となった筋を選択的に活動させ，活動が過剰となった筋の過活動を減じることが重要となる．また術後早期には，筋力を決定する主要因である筋横断面積と神経性因子（運動単位の動員・発火頻度）以外にも，疼痛に伴う大脳の興奮水準の低下，拮抗筋の過活動，浮腫や腫脹に伴う関節原性筋抑制，組織間

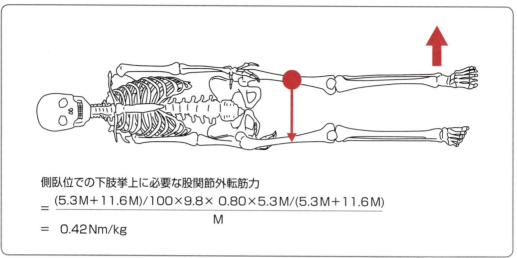

図9　側臥位股関節内外転中間位における下肢挙上動作の力学的モデル
体重：M(kg)，大腿重量：11.6M/100(kg)，下腿重量：5.3M/100(kg)，下肢長：0.80(m)，重力加速度：9.8(m/s^2)とした場合．

の癒着に伴う主動作筋の滑走性低下など，さまざまな要因が筋力低下の原因となる．本骨折例の運動機能を評価するうえで筋力評価は必須であるが，「筋力低下＝筋力トレーニング」といった短絡的なプログラム立案ではなく，筋力低下の原因を考えたうえで理学療法プログラムを選択する必要がある．

本骨折例に対する筋力トレーニングの実際

　股関節周囲筋の筋力トレーニングを実施するうえで重要なのは，関節角度によって筋の作用や発揮トルクが変化する点である．よって活動させたい筋が最も機能する関節角度でトレーニングを行う必要がある．ここでは股関節屈曲筋群，股関節外転筋群，膝関節伸展筋群の筋力トレーニングの実際を紹介する．

　股関節屈曲の主動作筋である腸腰筋は，深屈曲位における屈曲運動でトルクが大きくなる．一方でSLR（straight leg raising）のような軽度屈曲位の動作では大腿直筋のトルクが大きくなる[14]．本骨折例は腸腰筋の機能低下を大腿直筋の過活動によって代償していることが多く，SLRのような股関節軽度屈曲位での運動は大腿直筋の過活動やそれに伴う疼痛を助長してしまう．したがって腸腰筋のトレーニングを実施する際には，股関節深屈曲位でのトレーニングが勧められる（図10a）．

　次に股関節外転筋群のトレーニングについて述べる．CHSによる骨接合術が行われた場合，大腿筋膜張筋の短縮や過活動が問題となることが多く，大腿筋膜張筋の静止張力を減じた肢位で外転筋群のトレーニングを行う必要がある．股関節内転位では大腿筋膜張筋の静止張力が増加するため，外転筋群のトレーニングを行う場合には最大外転位での等尺

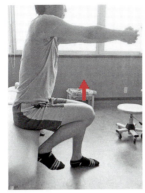
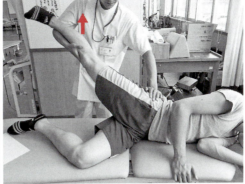

a. 股関節屈曲筋群　　b. 股関節外転筋群

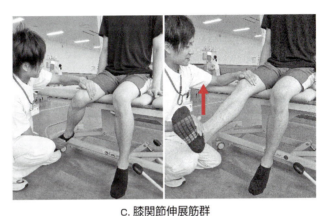

c. 膝関節伸展筋群
図10　筋力トレーニングの実際

a：端座位にて骨盤を前傾位に保ったまま，膝関節屈曲位で大腿部を数cm挙上する．大腿部の挙上が過度になると代償的に骨盤が後傾位となる例が少なくないので，挙上の程度はわずかでよい．また膝関節を屈曲させハムストリングを収縮させることで，相反抑制を利用して大腿直筋の収縮を抑制すると腸腰筋の収縮が得られやすい．座面を低くすると骨盤の後傾による代償運動が生じにくい．立ち上がり動作につながるトレーニングとしては座位での骨盤前傾運動も有用である．
b：側臥位にて股関節を最大伸展・最大外転位とし，この位置で等尺性収縮を行わせる．股関節屈曲位では大腿筋膜張筋の外転作用が強くなるので，可能な限り伸展位での収縮を得ることが重要となる．
c：端座位姿勢で股関節内旋位を開始肢位とし，股関節を徐々に外旋させながら膝関節を伸展させる．内側広筋の収縮や膝蓋骨の運動軌跡を確認しながら行うとよい．運動に対する徒手的抵抗は加えず運動方向を誘導する．

性収縮が勧められる（図10b）．

　膝関節伸展筋群のトレーニングでは，膝蓋骨内外側支持組織の硬度の不均衡を考慮したうえでトレーニングを実施する．CHS術後には手術侵襲に伴う外側広筋・大腿筋膜張筋の短縮や筋緊張の増大により，膝蓋骨が外側へ偏位しやすい．したがって大腿外側軟部組織の柔軟性向上を図るとともに内側広筋を活動させることで膝蓋骨の運動軌跡の是正を図る必要がある．股関節内旋位からの膝関節伸展運動（図10c）は内側広筋を選択的に収縮させるうえで有用である．

> **Advice** 筋力トレーニングのコツ
>
> 　類似したトレーニングであってもトレーニングを実施する関節角度，筋の収縮様式，隣接関節の肢位によって得られる効果はまったく異なるものとなる．奇を衒ったトレーニング方法を選択する必要はなく，対象者の病態に合わせて，関節角度・筋の収縮様式・隣接関節の肢位を選択することが重要である．

歩行時の荷重痛に対する工夫

　前述したように本骨折例における疼痛の原因はさまざまである．疼痛は対象者の意欲を低下させ，疼痛のために荷重歩行に対して拒否的な反応を示す例も少なくない．一方で骨癒合を促進するうえで荷重刺激は必要不可欠であり，荷重痛を軽減したうえで歩行練習を進めることが重要となる．本骨折後には荷重時に大腿部痛を訴える例が少なくないが，**弾性包帯による大腿圧迫が荷重時の大腿部痛軽減に有用**である[15]．大腿圧迫による除痛はあくまで対症療法に過ぎないことを認識し，疼痛の原因を考えたうえで根本的な解決を図る必要がある．

> ▶**若手理学療法士へひとこと**◀
>
> 　本骨折例に対する理学療法は，これまで大腿骨近位部骨折の理学療法といった括りで頸部骨折における理学療法と同列に論じられてきた印象があります．転子部骨折例における有効な理学療法を構築するためには，本骨折特有の機能低下や有効な理学療法プログラムに関して客観的に検証することが急務です．皆様には**日々の臨床で得た経験や手応えを科学的に表現し，より多くの理学療法士と共有する姿勢**を持っていただきたいと考えております．

Further Reading

小栢進也：関節角度の違いによる股関節周囲筋の発揮筋力の変化．理学療法学．38（2）：97-104，2011
　▶ 股関節の運動方向別に関節角度の相違による発揮トルクの変化が示されており，股関節周囲筋の筋力トレーニングを選択するうえで有益な情報となる．

●―文献

1) Hagino T, Ochiai S, Sato E, et al：The relationship between anemia at admission and outcome in patients older than 60 years with hip fracture. J Orthop Traumatol. 10（3）：119-122, 2009
2) 古庄寛行，林田　正，奥田保弘，他：大腿骨頸部/転子部骨折症例における歩行能力回復と

栄養学的因子の関係．PTジャーナル．43(2)：159-161，2009

3) Chang A, Hayes K, Dunlop D, et al：Hip abduction moment and protection against medial tibiofemoral osteoarthritis progression. Arthritis Rheum. 52(11)：3515-3519, 2005

4) Fregly BJ, Reinbolt JA, Rooney KL, et al：Design of patient-specific gait modifications for knee osteoarthritis rehabilitation. IEEE Trans Biomed Eng. 54(9)：1687-1695, 2007

5) Stebbins CL, Carretero OA, Mindroiu T, et al：Bradykinin release from contracting skeletal muscle of the cat. J Appl Physiol. 69(4)：1225-1230, 1990

6) 熊谷匡晃，岸田敏嗣，林　典雄，他：股関節内転制限および外転筋力がデュシャンヌ跛行に及ぼす影響について．PTジャーナル．49(1)：87-91，2015

7) Aprato A, Lo Baido R, Crosio A, et al：Does lesser trochanter implication affect hip flexion strength in proximal femur fracture?. Eur J Trauma Emerg Surg. 41(5)：523-529, 2015

8) 川端悠士，澄川泰弘，林　真美，他：大腿骨近位部骨折例における骨折型が下肢筋力回復に及ぼす影響．PTジャーナル．48(10)：996-999，2014

9) 上野貴大，高橋幸司，座間拓弥，他：大腿骨近位部骨折患者における立ち上がり動作の運動力学的・筋電図学的分析．理学療法学．42(3)：228-236，2015

10) McCarthy JP, Wood DS, Bolding MS, et al：Potentiation of concentric force and acceleration only occurs early during the stretch-shortening cycle. J Strength Cond Res. 26(9)：2345-2355, 2012

11) Portegijs E, Sipilä S, Rantanen T, et al：Leg extension power deficit and mobility limitation in women recovering from hip fracture. Am J Phys Med Rehabil. 87(5)：363-370, 2008

12) Handoll HH, Sherrington C：Mobilisation strategies after hip fracture surgery in adults. Cochrane Database Syst Rev. 24(1)：CD001704，2007

13) 川端悠士，澄川泰弘，林　真美，他：大腿骨近位部骨折術後例における杖歩行の可否・歩行速度を決定する可変的要因の検討．理学療法学．41(6)：347-354，2014

14) 小栢進也，建内宏重，高島慎吾，他：関節角度の違いによる股関節周囲筋の発揮筋力の変化．理学療法学．38(2)：97-104，2011

15) 川端悠士，林　真美，藤森里美，他：大腿骨近位部骨折術後例の荷重時大腿部痛に対する弾性包帯の効果．理学療法．31(4)：423-427，2014

③ 大腿骨転子部・転子下骨折―ガンマネイル（γ-nail）の場合―Evans分類（group 3, 4），Type 2　不安定型①―

水島正樹

> 2011年に改訂された『大腿骨頚部/転子部骨折診療ガイドライン』[1]では，大腿骨転子部骨折に対して転位のあるなしにかかわらず高いエビデンスレベルで骨接合を推奨している．この項では大腿骨転子部骨折（不安定型）周術期治療について学ぶ．高齢化社会において日常的に遭遇する疾患であるが，患者個々の状態によりその治療経過は一様ではない．現在までに得られた臨床経験と十分な知識を駆使し，周術期理学療法を担ってほしい．

分　類

　従来大腿骨転子部骨折の分類では，1949年のEvans分類やこれを改良した1980年のJensen分類などが用いられてきた．Evans分類で不安定型とは，転位があり内側骨皮質の粉砕で整復保持が困難な骨折（group 3），術後内反変形を生じやすい粉砕が高度な骨折（group 4），主骨折線が小転子近傍から外側遠位に向かう逆斜骨折（Type 2）を合わせたものである．最近ではAO分類が用いられることも多いが，これらはすべて単純X線写真正面像のみの分類であり，検者間で一致率が低いという問題が指摘されている．単純X線側面像を加え分類した生田分類や宇都宮分類，3D-CT画像より分類した中野分類などがあり，各施設によりその特徴を活かし使用されている．

適　応

　大腿骨転子部骨折の骨接合術にはsliding hip screw（SHS），short femoral nail（SFN）などが使用されるが，SHSおよびSFNは他の内固定材料に比較して合併症が少なく，安定した臨床成績が得られる．この両者の比較では成績に差がないとする報告も多い．SFNはSHSと比べてレバーアームが短いため内反に作用するモーメントが短く，近位骨片のスライディングが過度に起こらないため，内側，外側骨皮質が粉砕した不安定型の骨折に対しては有利と考えられる．転子下骨折に対してSFNは禁忌であり，逆斜骨折（Type 2）などで転子下に骨折線が及ぶ場合にはlong nail使用が推奨される．大腿骨近位に著しい変形がみられたり，髄腔が極端に狭い症例に遭遇したりすることもあるため，SFNの挿入が困難な場合を想定しSHSその他のインプラントの準備まで行うことが望ましい．

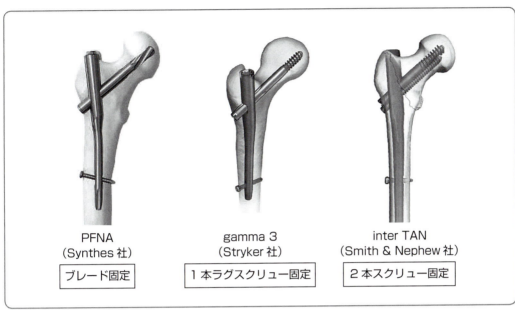

図1 さまざまな特徴をもつ SFN（short femoral nail）

SFNには1本のラグスクリューを持つもの（gamma 3など），2本のスクリューを持つもの（inter TANなど），ブレードを持つもの（PFNA）があり，骨頭を固定する際の方法に違いがみられる（図1）．

メモ スクリューとブレードの特徴

SFNにおける骨接合では骨頭海綿骨がスクリューにより把持されることが多い．骨頭回旋の可能性が高い症例に2本のスクリューをもつインプラントが選択される場合がある．PFNAにおけるブレードは螺旋状の特殊な構造をもち骨梁組織を圧迫しながら挿入される．プレリーミングが必要ないため海綿骨は可能な限り温存され，粗鬆骨においても高い骨頭回旋固定力が得られることが期待される．

手術

当院では回旋固定性に優れたSFNであるJapanese PFNA（Synthes社）を主に使用している．以下Japanese PFNAを使用した手術治療について述べる．

●術前

内科的合併症を考慮しながら，できる限り早期の手術が推奨される．内科，麻酔科医師との連携のもと，術前の全身評価により適切な手術時期が決定される．

●体位

牽引手術台上で仰臥位とし患肢は伸展位，健側下肢は開排位として透視装置（C-arm，G-armなど）にて側面像が十分に術中評価できるように設置する．牽引によって転位して

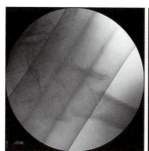
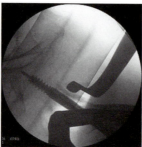
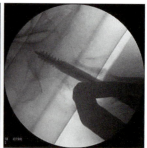

整復前　　　前方から骨頭を圧迫し　　整復位は解剖型に
　　　　　　ラグスクリューを挿入　　保持されている

図2　術中観血的整復操作（側面像）

こないよう上半身を固定し，必要時には股間にカウンターポールを設置する．患側下肢を十分に内転させないと髄内釘挿入が困難になることがある．一方SHSでは，患側下肢の肢位にとらわれず内転位，外転位でも手術可能であり，安定型骨折手術時にSHSを選択する一つの利点であろう．

● 非観血的整復（閉鎖的整復）

骨折部の転位がみられる場合に，透視下に非観血的に整復操作を行う．患肢に牽引をかけ短縮矯正を行いながら，解剖学的整復位を目指し徒手的に内外転，内外旋などを行う．中間位からやや内旋位で整復させる場合が多い．近位骨片が前方に跳ね上がっている場合には，前方から徒手的に押さえ込む操作を試みたり，近位骨片の髄内への落ち込みを改善させるために，近位骨片を持ち上げたり，殿部に覆布を丸めたものを敷くなどして工夫を行う．下肢回旋位は膝蓋骨正面を基準とするが，整復位を保てないようであれば解剖学的整復位を十分イメージしたうえで下肢内外旋を許容する．これらの操作で整復位が得られていない場合に術中観血的整復を行う（後述）．

● マーキング

術前透視下にガイドピン，ペンを用いて大腿骨正面軸，側面軸，大腿骨大転子頂部の高さをマーキングしておく．

● 観血的整復

術前に閉鎖的整復が得られていない場合に観血的整復を行う．解剖学的整復を目標とし，特に骨折前内側部の整復が重要である．透視下に前方または外側皮膚切開から骨折部にエレバトリウムなどを挿入し圧迫を加えたり（図2），径2.3〜3.0mmのK-wireを挿入しintrafocal techniqueを用いたりするなどの整復操作を行う．

● 皮　切

大腿骨大転子頂部から1〜2cm近位の高さから，大腿骨側面軸に沿い約3〜4cmの皮

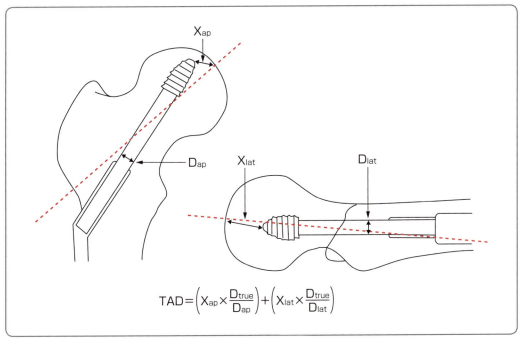

図3 TAD（tip-apex distance）
単純X線写真の正面像および側面像で骨頭の頂点からラグスクリュー先端までの距離（X_{ap}, X_{lat}），ラグスクリューの直径（D_{ap}, D_{lat}）を計測する．ラグスクリューの真の直径（D_{true}）を利用した拡大率を求め，TADを算出．TAD値が20以下だとラグスクリューのカットアウトの危険性が少なくなる．
「Baumgaertner MR, Curtin SL, Lindskog DM, et al：The value of the tip-apex distance in predicting failure of fixation of peritrochanteric fractures of the hip. J Bone Joint Surg Am. 77（7）：1059，1995」より引用

$$TAD = \left(X_{ap} \times \frac{D_{true}}{D_{ap}}\right) + \left(X_{lat} \times \frac{D_{true}}{D_{lat}}\right)$$

膚切開を加える．腸脛靱帯を皮膚と同じレベルで縦切開し中殿筋を鈍的に縦割，大腿骨大転子頂部が軽く触れる様子であれば髄内釘挿入位置の同定も容易である．

● 髄内釘の挿入

　Japanese PFNAは5°のMLアングルをもつため，ガイドワイヤー刺入ポイントは大転子頂部を触知し頂部またはやや外側，前後径の前方1/3になる．ML軸で髄腔軸のやや前方となっていることを透視下に確認する．高齢者ではオウルを用いて開孔することも可能である．大転子頂部の開孔部からガイドワイヤー越しに，可能な限り太い髄内釘を選択し挿入する．

● ブレード挿入

　エイミングアームを装着し，ガイドワイヤー越しにブレードを挿入する．頸体角は125°もしくは130°が選択できる．ガイドワイヤー刺入前に術前の計画どおりかを透視で確認する．ブレード（ラグスクリュー）の骨頭内目標位置はTAD（tip-apex distance）（図3）[2]を最小にする位置が最適と考えられる．再手術の原因として最も多いのは術後のカットアウトであり，ラグスクリューを十分深く挿入しTADが20mm以下になるとカットアウト率が下がるといわれている[3]．ブレードの位置を，正面像で骨頭中心かそれより遠位に，

側面像で骨頭幅の中1/3に刺入する．ブレード先端は軟骨下骨近傍まで十分に刺入する．
- 遠位スクリュー刺入

遠位スクリューはstatic holeに刺入し，髄内釘を固定する．

術後評価

平中ら[4]は術後2週間以内に，8〜10mm以上のtelescopingを示すものは，骨頭回旋と共にカットアウトの危険な予兆であると報告している．福田[5]は骨折部の整復で最も重要な骨頭骨片と骨幹部骨片の「前内側皮質骨」に着目し，単純X線正面・側面像で皮質骨分以上転位したか否かで半定量的に評価する「AP3×ML3分類」を提唱．この分類を用い2 part骨折の術後1週間のsliding量を計測したところ，正面像で「外方型」，側面像で「髄内型」が術後二次転位を起こしやすい整復位であった[6]．患肢が右の場合，ラグスクリュータイプのSFNを使用する際は，ラグスクリュー挿入時右ねじで進むため，いったん解剖的に整復した骨片が「髄内型」にならないよう注意を払う必要がある．

術後理学療法

整復・内固定が良好で全身状態が安定していれば，骨折の安定型，不安定型にかかわらず，術直後からの可能な限りの荷重，離床，可動域訓練が可能である．ただし術後2週間は過度なtelescopingからカットアウトに進行するリスクに注視し，主治医とともに単純X線写真を経時的に確認することが重要である．高齢患者の多くがバランス障害を抱えており，理学療法時のADL upの参考として，当院ではクリニカルパスの他Berg Balance Scale（BBS）[7]を使用し，理学療法士間の理学療法進度差を少なくする工夫としている．目標ADLとしては受傷前レベルを想定しているが，転倒リスクの高い患者の場合は車椅子や介助下の歩行器歩行レベルでの移動をゴールとすることも多い．術後の合併症としては肺塞栓症，感染の他，せん妄などの精神障害も多く，低栄養状態・肺炎・心疾患などにも注意することが重要である．大腿骨頸部骨折地域連携パスを使用することにより，術後3〜6ヵ月程度は継続的に理学療法が行えるよう，退院までに地域連携室，リハビリテーション局を中心に環境調整を行っている．

▶若手理学療法士へひとこと◀

術後理学療法において,実用性の高い歩行を早期から目指していくことが重要である.当院ではBerg Balance Scale(BBS)におけるhigh fall riskの一般的なカットオフ値である20点を超えた時点で段差昇降練習を開始し,歩行器歩行練習から杖歩行練習(double crutch→single crutch)に移行する.BBSの欠点の一つに天井効果を挙げる場合があるが,われわれは安全指標でBBSを利用しているためデメリットにならない.理学療法士個々の経験による判断は重要だが,こうしたツールの利用で遅滞なく安全に理学療法を進めることができ,評価方法を習得すれば,判断に必要な経験を補うことができる.

● 文献

1) 日本整形外科学会診療ガイドライン委員会,大腿骨頚部/転子部骨折診療ガイドライン策定委員会(編):第7章 大腿骨転子部骨折の治療 Clinical Question 3外科的保存的治療の適応.大腿骨頚部/転子部骨折診療ガイドライン 改訂第2版,日本整形外科学会,日本骨折治療学会(監修),p130,南江堂,東京,2011

2) Baumgaertner MR, Curtin SL, Lindskog DM, et al : The value of the tip-apex distance in predicting failure of fixation of peritrochanteric fractures of the hip. J Bone Joint Surg Am. 77(7):1058-1064, 1995

3) 日本整形外科学会診療ガイドライン委員会,大腿骨頚部/転子部骨折診療ガイドライン策定委員会(編):第7章 大腿骨転子部骨折の治療 Clinical Question 10 カットアウトを予防するためのラグスクリューの至適刺入位置.大腿骨頚部/転子部骨折診療ガイドライン 改訂第2版,日本整形外科学会,日本骨折治療学会(監修),p146,南江堂,東京,2011

4) 平中崇文,上本晴信,青木謙二,他:ガンマネイル術後のラグスクリュー過度スライディング例の検討.日整会誌.76:S637, 2002

5) 福田文雄:術後の力学的安定性獲得を目的とした整復法.整外Surg Tech. 4(3):317-323, 2014

6) 大隈 暁,福田文雄,戸羽直樹,他:大腿骨転子部2-part骨折における整復位とtelescopeの関係.骨折.31(2):318-321, 2009

7) Berg K, Wood-Dauphinee SL, Williams JI, et al : Measuring balance in the elderly : Preliminary development of an instrument. Physiother Can. 41(6):304-311, 1989

4 大腿骨転子部・転子下骨折―ガンマネイル(γ-nail)の場合―Evans分類(group 3, 4), Type 2　不安定型②―

生駒成亨

> 　下肢の骨折外傷において手術後の早期離床・早期荷重が骨癒合や機能改善に大きく影響する．大腿骨転子部・転子下骨折の不安定型では，手術で十分な固定を得られない症例も多く，骨折部の安定性を考慮した荷重量を確認したうえでの早期離床・早期荷重を進めることが重要である．

骨折の分類を確認しよう

　大腿骨転子部・転子下骨折の患者を担当したらX線画像を確認しよう．その際には次に説明するEvansの分類を踏まえて，整復前と整復後の画像を見比べて頸部内側骨皮質の力学的支持性が獲得されているかなどの整復の状態を確認することが重要となる．

　大腿骨転子部・転子下骨折の分類に一般的に用いられるEvansの分類（p28, 図3）[1]は，主骨折線が内側から外側へ向けて上方に入るType 1と下方に入るType 2に分けられ，Type 1はさらに頸部内側骨皮質の安定性によって，①もともと転位のない骨折，②転位があるが整復により頸部内側骨皮質の支持性が得られた骨折，③転位があり整復位保持が困難な骨折，④頸部内側骨皮質自体が粉砕しており整復できない骨折，に分類されている．

　5つの分類でType 1の転位のない骨折と整復位を得られた骨折を安定型，Type 1の整復位保持が困難な骨折と頸部内側骨皮質が粉砕され整復できない骨折およびType 2を不安定型としている．

> **Advice**　大腿骨転子部・転子下骨折の転位が大きいものは，一度整復されたものが再び転位する症例も少なくないので，画像だけでなく整復した医師からの情報収集も必要になる．

術前の問診，理学療法評価

　一般的な医学情報や全身管理の詳細は他項に委ねるが，特に手術前後の状態を比較する必要がある疼痛や周径，後述する腓骨神経支配領域の筋力や感覚検査は術前もしっかりと

評価しておく．また，高齢者に多い骨折なので，頭部打撲などがあった場合は慢性硬膜下血腫などの可能性があるので，受傷機転や認知機能を評価することも重要である．受傷前の移動能力やADL状態については，受傷直前だけでなく過去数年間の経時変化を詳細に把握することで，術後に適切な目標設定が行える．

術前からのベッドサイド理学療法が重要！

　最近では早期離床の重要性の認識から，手術までの待機日数は格段に短縮してきているが，大腿骨転子部・転子下骨折の場合は術前に介達牽引などを行い，手術までの期間はベッド上での生活を強いられることになる．その結果で下肢筋力低下などの廃用症候群や認知症，せん妄，腓骨神経麻痺，深部静脈血栓症（deep venous thrombosis：DVT），肺塞栓症（pulmonary thromboembolism：PTE）などを引き起こすリスクがあり，それを予防することが術後の機能予後に影響してくる．

●廃用症候群，認知症，せん妄

　高齢者の場合，1〜2日のベッド上入院生活で認知症やせん妄を起こしたりすることも少なくない．筋力低下だけでなく精神活動力低下にも注意しながら廃用症候群を予防する必要がある．加えて食欲低下などから栄養状態が低下することも機能予後に影響するため，栄養サポートチーム（nutrition support team：NST）など看護師や管理栄養士などと連携しながら，栄養状態や生化学検査値，電解質異常などを管理することも重要である．

●腓骨神経麻痺

　疼痛や介達牽引固定のために患肢が不動になることで，腓骨神経麻痺を発症しやすい状況にある．腓骨神経麻痺を発症すると，手術後の早期離床や歩行練習が遅れてしまうので，腓骨神経支配筋の筋力検査や腓骨神経領域の感覚検査を理学療法の都度に行い，絶対に腓骨神経麻痺を起こさないように管理しなければならない．

> **POINT**
>
> 筋力検査で評価する場合，腓骨神経支配筋が動かせるかどうかだけ（Fairレベル）を診るのではなく，丁寧に抵抗をかけて評価を行い，Goodレベルなどの低下を見逃さないように努めることが重要である．そのためにも各患者の腓骨神経健常時の筋力を把握しておくことが必要である．
> また，麻痺を起こしたとしても早期に発見し，神経への圧迫を排除することが重要で，そのためには定時的な観察を理学療法士だけでなく看護師と十分に協働して行うことも予防の重要なポイントとなる．

●深部静脈血栓症（DVT），肺塞栓症（PTE）

　DVTとは血流の停滞，血管内皮障害，血液凝固能亢進を原因とし，血管内に血栓が形成される病態で，PTEとはその形成された血栓が血管壁から遊離して肺の血管を閉塞す

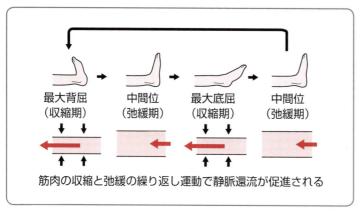

図1 筋ポンプ作用による静脈還流促進

る病態であり，PTEは死に至ることがある重篤な合併症である．

「肺血栓塞栓症および深部静脈血栓症の診断，治療，予防に関するガイドライン（2009年改訂版）」[2]では股関節骨折手術は高リスクに分類されており，術前からリスクは存在している．

DVTの予防は大きく薬物療法と理学療法に大別され，理学療法としては自動運動や弾性ストッキング，間欠的空気圧迫法がある．自動運動は足趾足関節運動を励行する．

Advice DVTの予防として行う足趾足関節運動は筋ポンプ作用による静脈還流の改善を目的に，足関節底屈を最終可動域まで下腿三頭筋に十分に力を入れてもらい，収縮期と弛緩期をしっかり区別すると効果的である（図1）．

手術を見学しよう

大腿骨転子部・転子下骨折では手術による固定性を把握することが，術後の安全な早期荷重を可能にする．alignmentなどの静的情報は術後のX線画像などからも得ることができるが，手術を直接見学することで，術中の透視下での整復の状態や固定後の動的な安定性などの情報を得ることができる．先に述べたとおり頸部内側骨皮質の支持性が重要で，術前の徒手整復では不安定であっても，術中の整復で安定性が得られれば術後早期からの荷重が可能となる．

> **Advice** 手術見学のときには術野の骨や筋肉などの組織ばかりに気をとられずに，執刀医が操作する下肢を運動学的にみることや，執刀医の言動などから考えを推測しながら見学すると，術後の理学療法に重要な骨折部安定性などの情報が得られやすくなるので，視野を広く見学しよう．

術後理学療法開始時の情報収集

　術後の理学療法を開始する前にリハビリテーション実施計画として，主治医や看護師，MSWなどの多職種と固定の状態やリスク，目標とその期間，退院目標時期を確認する．**特に高齢者に多い骨折なので，受傷前の生活の場所や移動能力をしっかり把握した目標設定が重要**になってくる．

　また，術後の理学療法を開始する際に必要な情報収集や評価をしっかり行う．基本的な事項は他項に委ねるが，特に注意すべき項目とその内容およびポイントを表1に示す．

術後の理学療法プログラム

　当院では大腿骨転子部・転子下骨折は基本的に一般的な大腿骨近位部骨折のクリニカルパスを用いている（表2）．当院の基本的なパスの流れは，術後1日目でドレーン抜去後に看護師に術後の状態確認，体温，血圧，血中酸素濃度などのバイタルサインを確認の後，全荷重許可でベッド上端座位，車椅子移乗，平行棒内歩行，可能であれば歩行器でのトイレ移動まで早期離床を進めている．トイレまで移動可能なことが確認できたら，看護師に報告し膀胱留置カテーテルを抜去してもらう．その後歩行器にて歩行練習を進め，術後7日目には杖歩行練習を開始，術後15日頃から必要に応じて階段昇降や和式動作練習，屋外応用歩行練習へと進め，退院となる．

不安定型の術後理学療法

　Evansの分類での不安定型においても，手術で良好な固定が得られた場合はクリニカルパスに沿って術翌日から全荷重が許可になるが，手術によって良好な安定性が得られなかった場合は，主治医から個別に荷重時期の指示が出されることになる．荷重を遅らせる場合は1/3部分荷重，1/2荷重，2/3荷重，全荷重へと詳細な荷重スケジュールのオーダーが出されることや，より不安定性が強い場合は仮骨が形成される6～8週程度は完全免荷で進め，X線画像で仮骨が確認できてから荷重を開始することもあり，医師の指示に沿って個別に荷重を進めていく．

表1 術後理学療法開始時の注意すべき項目とその内容およびポイント

評価項目	内容および注意点
手術情報	執刀医に術式や整復の状態,固定の程度,その他の注意点を確認する. クリニカルパスの適応や荷重スケジュールについての確認も行う.
画像情報	整復の状態(頸体角,頸部の長さ)を確認する. ラグスクリュー(ブレード)が十分に刺入されているか確認する. ラグスクリュー(ブレード)の先端の位置などを確認する.
疼痛	VASなどの評価法を用いて術前との比較や,術後の経時変化を客観的に評価する.特に不安定型で固定性が破綻しているときには強い疼痛を訴えることが多く,注意が必要である.
創部の確認	医師の処置や包帯交換の際に創部を直接観察し,創部の状態や発赤の有無,周囲の水疱などの状態を把握する.骨折部や手術侵襲部から離れた大腿遠位後面などに広範な皮下血腫を認めることがあるが,骨折部や手術侵襲部からの出血が重力の影響で筋膜などに沿って移動してきたものであることが多い.
周径	術前後や左右を比較することで「差」を評価する.特に腫脹の有無の確認が重要で,発熱の有無や血液検査データなどと合わせて評価する. また,健肢に比べ患肢の周径が細い場合は,今回の受傷に伴う萎縮を考える前に既往による萎縮を考慮する必要がある.
下肢長	大腿骨転子部・転子下骨折の不安定型においては十分な整復位を得られないことも多く,1〜2cm程度の短縮を認めることも少なくないので,正確に評価することが求められる.
筋力	抗重力位での下肢伸展挙上や外転挙上が可能かどうかの評価は重要で,抗重力挙上ができるようになるまでは起居動作時の患肢の介助が必要となる.また,手術直後の下肢抗重力活動が困難な間は腓骨神経麻痺のリスクが高いので,継続して腓骨神経支配筋の筋力を丁寧に評価する.
可動域	大腿骨転子部・転子下骨折術後の股関節可動域制限の因子は,整復不良に伴う変形によるものの他は疼痛によるものが多く,角度と共にその疼痛の要因を考察することが必要となる.特に最終域で激しい疼痛を訴える場合や軋音などの異常音を伴う場合などは注意が必要となる.疼痛によるものは一般的に仮骨が形成されてくると疼痛軽減に伴い可動域は改善する.

POINT

不安定型で荷重制限がある場合でも免荷での車椅子移乗,トイレ移動能力を早期に獲得することが必要となる.荷重制限=運動制限とはならないことに留意し,必要な免荷を行ったうえで等尺性運動などを中心に十分な運動を行い,廃用予防に努めることが大切である.

Advice

術後の理学療法で重要なのは術翌日からの「早期離床」である.バイタルサインや体調に留意しながら,1日でも早く進めることを心がけよう.特にトイレまでの移動能力を確保することは,患者の精神的負担軽減,膀胱留置カテーテル抜去による尿路感染症などのリスクの低減にも繋がるので,理学療法の時間を考慮して1時間でも早く進めるようにしよう.

表2 当院の大腿骨近位端骨折クリニカルパス

起居動作時の患肢の介助の重要性

特に術翌日の起き上がりについては，大腿骨転子部・転子下骨折の不安定型では，骨折部の疼痛が起こりやすいことに加え，患者にとっては初めての経験となるため不安が大きい．抗重力位での下肢伸展挙上が可能となるまでは，骨折部に過度なストレスが加わらないように，上半身の動きに合わせて患肢の支えを十分に行う必要がある．

はじめは側臥位を経ての起居動作ではなく，ベッドアップを利用した起居動作で行うと，患肢の介助が行いやすく疼痛が少ない．

疼痛や不安による離床motivation低下を起こさないように注意しよう．

荷重することの重要性と注意点

下肢の骨折において荷重することは「骨癒合促進」および「静脈血栓塞栓症予防」にとって重要である．歩行練習の際はより長軸方向に荷重が伝わるように，小股でゆっくりと歩行するように指導する．また，その場での足踏みの練習も有効である．

しかし，荷重したときの疼痛には注意が必要となる．骨折して手術を行ったので患部には当然のこととして疼痛があるが，荷重をかけた際に限局した強い疼痛を訴える場合などは，骨折部の固定に破綻を生じている可能性がある．特に前日までと比較して荷重時に強い疼痛を訴える場合などは，その可能性が高くなってくる．そのような場合は主治医へ報告し，荷重量の指示を確認する．疼痛があるからといって自己判断で必要以上に荷重量を減らしてしまうことは骨癒合を遅らせてしまうので，必ず主治医へ確認して適切な荷重量の指示を受けることが大切である．

> **Advice** 大腿骨転子部・転子下骨折において1～2cm程度の下肢短縮を認めることがあるが，短縮しているからといって入院中に安易に足底板などで補高をして歩行練習をすると，退院後の自宅生活でも足底板を装着することになる．1～2cm程度の短縮は日常生活や歩行において許容範囲にあるので，補高は退院後の生活を考慮して検討しよう．

術後のX線画像を確認しよう

　術後も定期的に画像検査が行われ，画像結果より主治医から部分荷重のスケジュールが変更になることもある．主治医からの指示を確認するだけでなく，自分でも画像を確認しよう．その際に重要なことは術直後の画像と比較することである．骨折部がずれていないか，telescopingやcut-outが発生していないか，仮骨形成はどの程度起こっているかなどを確認しよう．

> **メモ telescoping，cut-out**
>
> telescopingとは，骨折部が望遠鏡を縮めるときのように短縮してしまうことである．CHSやγ-nailなどのラグスクリューはsliding機能を有しているので，多少のtelescopingは問題ないとされているが，次に述べるcut-outのリスクが高くなるので注意する必要がある．
> cut-outとは，内反転位などによりラグスクリューの先端が骨頭から上方や前方へ突出してしまうことである．特に不安定型の骨折では，良好な整復位や固定性が得られにくいために発生のリスクが高くなる．cut-outがみられた場合は原則的には転位がそれ以上進まないように荷重量を減らして骨癒合を図るが，骨癒合が進まなかったり，転位が大きくなったり，痛みでADLが阻害される場合は再手術が行われる．

退院（転院）時指導

　近年はその機能分化を目的に急性期と回復期に大別され，経過良好な患者は急性期から

直接在宅復帰可能な場合もあるが，状態が安定したら回復期病院へ転院して在宅復帰を目指すのが主流になってきており，それぞれのケースに合わせた退院支援が必要となってくる．転院の際は急性期病院から回復期病院へ情報提供を行う．退院の際は在宅でのADL指導や自主運動の指導を行う．また，退院後に介護保険サービスを利用する場合は，介護支援専門員とカンファレンスなどで情報を提供する．

　最も注意が必要なのは，透析患者や精神科治療患者など他の診療科治療を優先しなければならない場合に，十分な機能改善を得られないまま理学療法士のいない医療機関へ転院となることがある．この場合は看護師や介護士などの他職種へ分かりやすい内容で転院後の理学療法についての指導書を作成し，情報提供する．

▶若手理学療法士へひとこと◀

　基本的な解剖学，生理学，運動学を大切にしよう．
　治療手技（method）ではなく，その治療手技の根拠となっている理論（theory）を解剖学，生理学，運動学的に理解することで，「考える」理学療法を行うことを心がけよう．

Further Reading

Sarmiento A, Latta LL：骨折治療法―機能的・保存的療法．荻島秀男（訳），シュプリンガー・フェアラーク，1984

保田岩夫，原 治，岡田 皖，他：仮骨形成に関する力学的考察．日整会誌．27：224-225，1953
　▶骨折に対する早期運動療法による骨癒合促進の理論を理解できる文献である．

●―文献

1) Evans EM：The treatment of trochanteric fractures of the femur. J Bone Joint Surg Br. 31B(2)：190-203, 1949
2) 日本循環器学会：肺血栓塞栓症および深部静脈血栓症の診断，治療，予防に関するガイドライン（2009年改訂版）．http://www.j-circ.or.jp/guideline/pdf/JCS2009_andoh_h.pdf〔accessed 2017-03-03〕

> ミニレクチャー

大腿骨転子部骨折における歩行のコツ
（short femoral nail：PFNA施行，術後10日）

豊田裕司，湯田健二

1. 術後早期の疼痛

　大腿骨転子部骨折は，疾患特性として交通事故による高エネルギー外傷での受傷や高齢者の転倒に多い疾患である．そのため，合併症予防や残存身体機能低下予防目的として，臥床期間を短期間にするために，入院後早期の手術と術後翌日からの離床，荷重が進められている．

　荷重プランは術後安定型か不安定型か（外側骨折：Evans分類）により，数日差はあるが，不安定型であっても術後5日前後で全荷重を開始する．内側骨皮質の連続性を単純X線画像でチェックするが，安定型の骨折であれば比較的疼痛が軽度であり，早期に歩行練習を実施できる印象を受ける．しかし，不安定型は受傷時の筋の挫滅やtelescopingの量も多く，さらに，中北ら[1]はブレードのスライディング自体が痛みを伴っている可能性があるとも述べており，術後早期の荷重では疼痛を訴える患者を多く経験する．PFNAでは髄内釘挿入部，ブレード，遠位回旋防止スクリューにより，軟部組織として皮膚，筋膜の直接的侵襲による疼痛と，外側広筋や中殿筋との癒着を生じ疼痛を生じる．疼痛は術後から1週あたりまでが強く，約2週間程度続く患者が多い．

2. 疼痛からの逃避姿勢

　術後の疼痛，皮膚の張り感は，特に荷重位で増強する患者が多く，歩行時の立脚期を観察すると，膝関節は屈曲位であるが，膝伸展モーメントの増加を防ぐかのごとく，矢状面では上半身質量中心を前方に位置させるために，体幹と骨盤が前傾する．そのため，相対的に殿部が後方突出し，股関節屈曲位のままとなる歩容を呈する（図1）．さらに，立脚時間の短縮が観察され，これらの歩容は疼痛からの逃避であるとともに，術側下肢への荷重が不十分であることが推察される．

　上記跛行は，術後1週間程度の疼痛が強い時期からの逃避姿勢であるが，疼痛が落ち着いてくる時期でも跛行が残存している．加藤ら[2]は骨盤前傾が増すと，股関節外転モーメント発揮に寄与する主要な筋が中殿筋から大殿筋へシフトすると述べており，立脚初期で働く中殿筋の活動は発揮されにくく，大殿筋の活動が持続している状況であると思われる．また，上半身質量中心を前方に位置させることが，膝伸展モーメントの増加を防ぐことだと考えれば，大腿四頭筋，すなわち外側広筋の活動は抑制していると考えられる．手術による侵襲部は歩行の立脚初期で活動する筋群に影響を及ぼすため，衝撃吸収の代償として術側腰背部や侵襲部以外の下肢筋の筋緊張が増加し，長期的に跛行が残存する患者もおり，二次的な問題を生じることがある．

MINI LECTURE

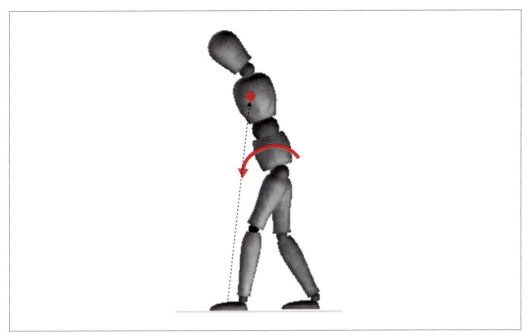

図1　荷重応答期にみられる逃避姿勢

　また，骨癒合を考慮すると，PFNAの場合，一次性骨癒合を促す必要があり，垂直方向にはたらく適度な圧迫が重要である．そのため，適切な荷重でなければ，骨折部に剪断力や回旋力などを生じるとも考えられ，体幹を直立化させた術側下肢への適切な荷重が必要となる．

3. 術後早期のアプローチ

　術後早期から歩行へとつなげるために，疼痛に対して鎮痛薬でコントロールしながら，過度な筋の遠心性収縮は避けるようにしつつも，荷重を促していく必要があると考える．そこで，筆者は歩行練習に移行する前段階として，立位で筋緊張をコントロールしながら荷重を促すことを確認し，歩行練習を実施している（図2, 3）．

　不安定型骨折の術後1週は疼痛が強く，無理に歩行練習や可動域を拡大させようとしたりすれば，さらに跛行が強まる可能性も考えなくてはならない．そのため，組織修復の時期を考慮しながら理学療法を進めていくが，骨盤のアライメントを整えてから荷重練習を行うとスムーズに歩行練習が行え，疼痛軽減が認められる症例も多い（図4）．

　術後の運動機能改善として，組織修復には血流を促し，自己治癒能力を高めることが必要である．組織修復を促しつつも，個々の運動機能の問題を見つけ，理学療法を展開することが重要である．

MINI LECTURE

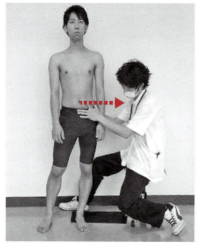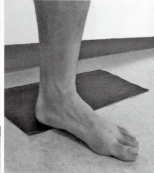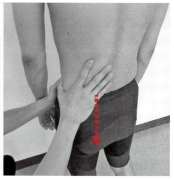

図2 術後早期のアプローチ1　踵へHeel padを1mm挿入して骨盤側方移動

術後下肢は膝屈曲位（下腿前傾）を呈し，前足部荷重の症例が多いと思われる．前足部荷重であると，後足部は床面との間にわずかに空間がみられるため，Heel padを挿入して接触面積を増やし，術側下肢への荷重を促す目的にて実施する．

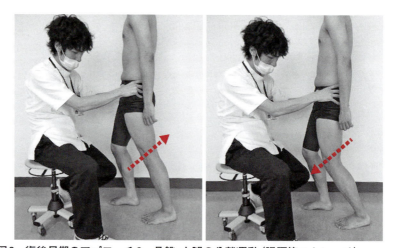

図3　術後早期のアプローチ2　骨盤-大腿の分離運動（腸腰筋ストレッチ）

骨盤前傾位であることから腸腰筋が短縮していると考える．アプローチとして腸腰筋を伸張することで，過度な骨盤前傾が軽減し立脚初期で働く中殿筋の筋活動を発揮しやすくするために実施する．

理学療法前

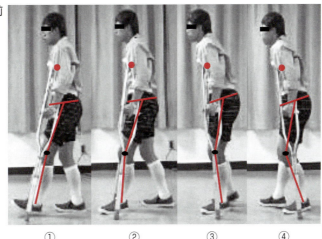

① ② ③ ④

理学療法後

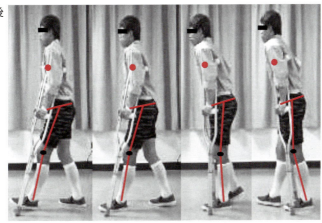

図4 理学療法前後での比較

観察ポイント
・初期接地,荷重応答期での上半身質量中心位置と膝関節位置
・初期接地,荷重応答期での骨盤前傾角度
・立脚中期,立脚終期での大腿と下腿の直立化

●―文献

1) 中北良厚,波頭経俊,安藤喜一郎,他:Japanese PFNAを用いた大腿骨転子部骨折に対する手術治療成績の検討―術中コンプレッションの効果―.骨折.36(4):1019-1021,2014
2) 加藤 浩,奥村晃司,木藤伸宏:股関節疾患による異常歩行とその分析.理学療法.26(1):123-137,2009

術式別にみた大腿骨骨幹部・顆部骨折に対する理学療法

PART IV

1 大腿骨中央・近位部の骨折
―順行性髄内釘（interlocking nail）の場合①―

田中雅仁

　大腿骨骨幹部に骨折を生じれば，股関節と膝関節の可動が困難となり臥床を余儀なくされる．保存療法を選択すると長期間のベッド上安静が必要となるため，小児例など特殊な場合を除くと保存療法が選択されることはなく，外科的治療法を選択することになる．現在外科的治療法として一般的に用いられる方法は，髄内釘（エンダー釘を含む），プレート固定，創外固定の3つであろう．3つの方法のうち，低侵襲で強固な固定が得られるinterlocking nailを用いた髄内釘治療が大腿骨骨幹部骨折治療のゴールデンスタンダードとなっており，治療方針を決めるにあたっては，まず髄内釘での治療が可能かどうかを検討することになる．プレート固定は人工股関節置換術後のステム周囲骨折の場合など，創外固定は多発外傷で他の部位の治療が優先される場合の簡易的な固定方法として用いられる．

手術方法

　下肢を牽引できる手術台を用いて行われる．仰臥位で下肢を牽引した状態でX線透視装置を用いて骨折部を確認し，可能な限り骨折部の整復位を得ておく．

　大転子頂部より2cmほど近位に2cmほどの切開を加え（図1），大腿筋膜張筋とその下の中殿筋も線維方向に2cmほど切開する．切開部から指を入れて大転子頂部を触れ，ここに髄内釘挿入口を作製する．挿入口からガイドワイヤーを挿入し，骨折部を超え遠位骨片深くまで入れる．ガイドワイヤー越しにリーミングを行ったのち，髄内釘を挿入する．髄内釘を挿入することにより骨折部の整復が得られることになる．このとき，完全な解剖学的整復位を得る必要はなく，大腿骨の長さ，アライメント，そして回旋があっていればよい．その後，近位と遠位骨片に横止めスクリュー（interlocking screw）を挿入して固定する．横止めスクリューを挿入するための皮膚切開はそれぞれ1.5cm程度であり，その下の腸脛靱帯と外側広筋も線維方向に沿って1cm程度切開する（図2）．

メモ Interlocking nail
髄内釘の遠位と近位に回旋防止のためのinterlocking screwを挿入できるようにしたもの．

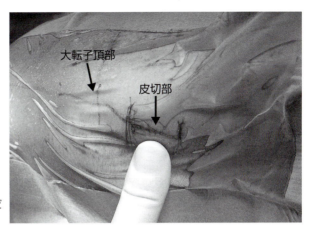

図1 髄内釘挿入部の作製
大転子頂部より約2cmほど近位に2cmほどの切開を加える．

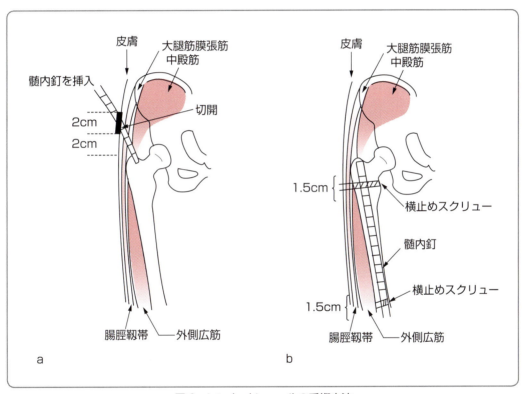

図2 interlocking nail の手術方法
a：大腿筋膜張筋とその下の中殿筋も線維方向に2cmほど切開する．切開部から指を入れて大転子頂部を触れ，ここに髄内釘挿入口を作製する．
b：横止めスクリューを挿入するための皮膚切開はそれぞれ1.5cm程度であり，その下の腸脛靱帯と外側広筋も線維方向に沿って1cm程度切開する．

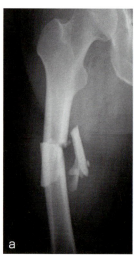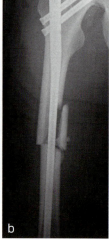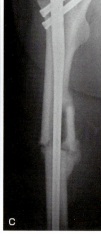

図3 荷重開始時期
a：受傷時．第3骨片を伴った粉砕骨折．
b：手術直後．術直後から疼痛内での荷重を許可する．
c：術後2ヵ月．良好な仮骨形成を認める．

術後理学療法について

可動域練習

interlocking nailを用いた髄内釘治療では，粉砕骨折の場合も含め強固な内固定ができるため，術直後から股関節，膝関節の可動域練習は可能である．

荷重（図3）

術後の荷重を行うにあたって，軟部組織の状態，合併する他の骨折，大腿骨骨折の部位を考慮する必要があるため，荷重開始時期は個々の症例に応じて決定することになる．

interlocking nailを用いた髄内釘治療では，体重負荷は骨折部の仮骨形成を促進し，骨癒合にとって有利に作用する可能性があるため，早期の荷重が治療の一環として重要となる．一方，過度の体重負荷がインプラントの破損を引き起こす危険は否定できない．

したがって，適切な（インプラントの破損を引き起こさない程度の）荷重を術直後から負荷していくことが最良の治療となるであろう．この適切な荷重量を，20kgとか体重の1/3などと具体的な数値を明確な科学的根拠をもって決定することは，今のところ不可能である．曖昧な表現となってしまうが，患者自身が痛みを感じない程度の荷重量が「適切な荷重量」であると考えている．この適切な荷重量のことを当院では「疼痛内荷重可」と表現している．疼痛内荷重可とは，患者本人が痛みを感じない程度の荷重を負荷して欲しいという術者からの指示であり，痛みを我慢して荷重を負荷するという意味ではない．

当院では，大腿骨骨折に対してinterlocking nailを用いた髄内釘治療を行った場合，厳密な免荷期間は設けていない．大腿周囲の軟部組織が回復し股関節，膝関節の自動運動が可能となり，患者自身が患側下肢を自動でコントロールできるようになった時点で「疼痛内荷重可」とし，痛みを感じない程度の荷重を積極的に行っている．一方，上肢などに合併損傷があり上肢支持ができず，患者自身で荷重量を調節できない症例や，高齢や脳疾患

の合併のため認知機能に低下があり，必要以上の荷重をかけてしまう症例では，荷重量を制限する必要がある．術者と理学療法士が綿密に連絡を取り合い，「適切な荷重量」をみつけていくことが大切であると考えている．

> **メモ dynamization**
> 骨癒合が遅延していると判断された場合に，遠位ないしは近位（一般的には骨片の長いほう）の横止めスクリューを抜去し骨折部に圧迫力を加える追加治療方法のこと．術後10〜12週と早期に行うことにより骨癒合率が高まるとの報告がある一方，固定力が低下し不安定性が増す危険もあるので，症例ごとに適応とタイミングを見極める必要がある．

▶若手理学療法士へひとこと◀

大腿骨骨幹骨折は骨癒合遅延や偽関節となることも珍しくはなく，dynamization（メモ），nailの入れ替えなど追加手術が必要になる例も少なくありません．治療にあたる医師側もX線写真や自覚，他覚所見を踏まえて総合的に治療方法を判断しており，理学療法士からの意見も大事な参考所見になります．ぜひ，積極的に医師と意見交換を行ってみてください．

MEMO

2 大腿骨中央・近位部の骨折
—順行性髄内釘（interlocking nail）の場合②—

千葉　恒，杉澤裕之，矢倉幸久

> 大腿骨骨幹部骨折術後（順行性髄内釘）の理学療法においては，手術侵襲を含めた術式を理解したうえで，軟部組織の損傷状態を推察し，修復過程を考慮した理学療法戦略が重要となる．また，術後早期の荷重が治療の一環となることから，「適切な荷重量」を見つけ骨癒合の促進を図る必要がある．本項では，術後早期の理学療法戦略を中心に要点を整理する．

大腿骨骨幹部骨折とは？

● 受傷機転

　大腿骨骨幹部骨折（fracture of the femoral shaft）の受傷機転は，転落や交通事故などの高エネルギー外傷が主体である．そのため，粉砕骨折や開放骨折となり，骨折部周辺の軟部組織の損傷や多発外傷を合併することも多い．一方，骨粗鬆症を有する高齢者では，転倒や軽微な外力などの低エネルギー外傷による骨折も増加傾向にある．当院では約15％の症例が低エネルギー外傷による非定型大腿骨骨折として認識されている．

● 病　態

　大腿骨骨幹部は，深い筋層に囲まれて血行が良く，90％以上の症例で骨癒合は4～6ヵ月で得られ，周囲関節に機能障害をきたさないことが多いと報告されている[1]．しかし，合併症などの影響により遷延治癒となる症例も少なくない．小児の骨折では，ほとんどが保存療法の適応となり，牽引療法が行われることが多い．成人では，骨癒合が得られるまでに長期間を要し，拘縮の発生や廃用性の筋力低下が懸念されるため，手術療法が選択されることがほとんどである．

術後の理学療法の流れ

　免荷→部分荷重→全荷重と段階的に荷重を増やしていく他の骨折と異なり，当院では全身状態に問題がなければ，手術翌日から**疼痛許容範囲内で全荷重が許可**される場合が多い．よって，術後1日目よりベッドサイドにて理学療法開始となり，ROM運動，筋収縮を促す運動や非術側の筋力増強運動，端座位練習，可能であれば立ち上がり練習，車椅子への移乗動作練習，歩行練習を実施し，可及的早期に日常生活動作（activities of daily living：ADL）拡大を図る．

> **POINT**
>
> **損傷部位は3つの視点から考えよう**
> ①受傷時の外力
> 受傷時の軟部組織の損傷部位を推察することは，術後の理学療法戦略にとって重要となる．高エネルギー外傷の場合，骨だけでなくその周辺の軟部組織も同時に損傷されており，筋は内部から相応の損傷を受けていることが推察される．
> ②特有の転位による損傷
> 受傷時のX線写真にて，骨折部の辺縁の形状や短縮，転位の程度をみることで，そこに付着もしくは通過する筋の損傷を推察する（p8，図6：大腿骨骨折の特有の転位）．損傷部位を推察するには，大腿骨骨幹部周囲の解剖を理解しておく必要がある．大腿部の近位・中央の断層解剖を示す（図1）．大腿骨近位・中央の骨幹部骨折では，特に中間広筋の損傷が頻発する．
> ③手術侵襲
> 医師からは固定性に加え，手術侵襲によって生じた損傷部位についても情報収集をしておく．一般的に，順行性髄内釘では，髄内釘挿入のため大腿筋膜張筋・中殿筋に線維方向に2cmの切開を加え，さらに鈍的に分けている．また，横止めスクリュー挿入のため，近位部では大腿筋膜が，遠位部では外側広筋が線維方向にそれぞれ1.5cm切開される．

術後理学療法の具体的評価項目

術後理学療法の具体的評価項目を表1に示す．非術側の機能評価も忘れてはならない．情報収集と評価結果に加え，損傷した組織の治癒過程（表2）[2]と機能障害の原因とを関連づけながら，具体的な治療プログラムの立案を行う．

理学療法方針と目標設定

理学療法の方針としては，腫脹および疼痛の状態を確認しながら関節可動域の拡大，筋機能改善（柔軟性・伸張性・滑走性），「適切な荷重」による骨癒合の促進を図る．それと同時に，実用的な移動手段を可及的早期に獲得し，患者の生活に即したADLの獲得を最終目標とする．

術後理学療法の実際

● リスク管理

術後早期に疼痛許容範囲内で全荷重を許可されることが多い．しかし，過度の荷重は挿

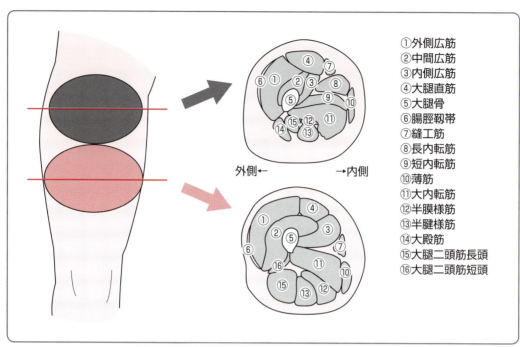

図1　大腿部の近位・中央の断層解剖

入された髄内釘の破損を引き起こす可能性があることを理解しておく必要がある．大腿骨内における回旋が，髄内釘の最も不安定な運動であるが，interlocking nailを用いた髄内釘の場合，横止めスクリューを併用しているため禁忌となる運動方向はない．術後早期は，損傷部の修復と炎症の鎮静化を優先した理学療法を実施していく．また，大腿骨骨折は，深部静脈血栓症（deep vein thrombosis：DVT）の発生リスクが高い骨折である．理学療法士も医療者である以上，必要最低限の対応ができるよう日頃より知識を備えておく必要がある．

> **Advice**　術直後の理学療法開始にあたって情報収集しておくべきことは？
>
> 術直後は特に医師や看護師と連携し，創部の状態，ベッド上での良肢位保持，持続的受動関節運動（continuous passive motion：CPM）やアイシング，骨癒合促進を図る超音波治療の実施状況に加え，投薬，血液データ，食事，睡眠，ADLの自立状況，病棟での様子などを把握したうえで，理学療法を進める必要がある．特にCPMで設定している角度と理学療法士が測定する関節可動域に差がある場合を経験する．術後早期は，特に病棟スタッフとの連携が重要となる．

表1　術後理学療法の具体的評価項目

情報収集	年齢，性別，身長，体重 家族構成，職業，退院先，家屋状況 現病歴（受傷機転），既往歴，術式，禁忌，合併症 全身状態，炎症所見，入院期間 画像評価：骨折の分類とタイプ，骨癒合の状態，軟部組織損傷部位の推察 手術記録：固定性，術中所見，手術侵襲の確認
機能評価	関節可動域測定，徒手筋力検査，感覚検査 疼痛（安静時・運動時・伸張時・圧痛など）の部位と程度 骨折部周囲と術創部周囲の組織の柔軟性・伸張性・滑走性 腫脹，周径，皮膚の状態 荷重量，荷重時のアライメント
動作・活動評価	起居動作，移乗動作 車椅子操作，歩行形態（歩行器・松葉杖・T字杖・独歩），歩行耐久性 ADL，IADL

表2　各組織の治癒過程における病態変化

受傷組織	受傷後期間	病態変化
骨・軟骨	〜3日 〜1週間 2週間〜数ヵ月	炎症反応と骨破壊，骨折部への毛細血管侵入 類骨組織の出現から骨折端の仮骨形成 骨層構造形成〜過剰仮骨の吸収，骨髄腔形成
筋	24時間〜 72時間〜7日 2週目〜1ヵ月	再生線維が形成 筋線維が再生して直径の約1/2までに回復 骨格筋線維の分化
腱	3〜7日 3〜7週 2〜3ヵ月	幼若肉芽細胞組織形成〜組織接合完了 線維性・膠原性瘢痕形成〜腱の癒合ほぼ終了 縫合部の瘢痕組織が成熟
靱帯	断裂〜3日 3日〜6週 2〜12ヵ月	線維芽細胞増殖と線維瘢痕形成 断裂部の血管新生とコラーゲンの再配列 コラーゲンが長軸配列して力学的強度を増す
皮膚 皮下組織	細胞離開後数時間〜 細胞離開〜12時間後 細胞離開〜24時間後	上皮細胞の形態が変化 細胞の遊走 無菌創では再生上皮によって連続性が回復

「筒井廣明：運動療法とリハビリテーション-運動器疾患．臨スポーツ医．18（1）：98-101，2001」より作表

● 腫脹・浮腫に対する理学療法戦略

　髄内釘は，髄腔を掘る（リーミング）ため特に出血量が多く，術後に大腿から膝関節にかけて強い腫脹・浮腫を呈する場合がある．そのため術後早期に理学療法を実施していくうえで，腫脹・浮腫の管理は重要となる．理学療法アプローチとして，圧迫・下肢挙上位での足関節自動底背屈運動（図2）とアイシングを行う．アイシングは，理学療法終了後に20分程度を目安に実施する．大腿・下腿周径計測は，筋萎縮評価のためだけではなく，腫脹・浮腫の程度を把握するためにも必要な評価項目の一つである．

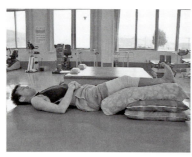
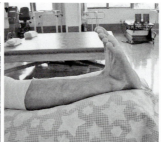
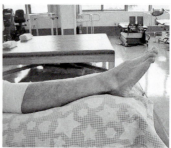

図2　圧迫・下肢挙上位での足関節自動底背屈運動
腫脹・浮腫を認める膝蓋骨遠位から大腿近位部まで弾性包帯を巻く．下肢が床面に対して30°挙上位となるよう枕やクッションを利用した状態で，足関節自動底背屈運動を実施する．

● 疼痛に対する理学療法戦略

　術後早期は，損傷した組織や手術侵襲に伴う疼痛により，膝関節を動かすことが困難な状況にある．愛護的な運動から開始し，軟部組織の修復過程を考慮した理学療法を進めていく必要がある．腫脹・浮腫が軽減し，軟部組織が修復される術後2〜3週になれば，皮膚の状況を考慮しながらホットパックなどの温熱療法を運動療法前に実施することで，関節可動域制限に伴う疼痛などが軽減される場合がある．

● 荷重に対する理学療法戦略

　荷重を開始するタイミングは，全身状態により医師の判断で決定される．術後早期の荷重が治療の一環となることから，「適切な荷重量」を見つけ，骨癒合促進を図る．「適切な荷重量」は症例によって異なるため，具体的な数値や判断基準を示すことは困難である．それゆえに，疼痛の部位や程度，荷重量や荷重時の立位アライメントを視覚的に確認しながら，理学療法の場面にて「適切な荷重量」を見つけていくことが重要になる（図3）．現在の荷重量やアライメント，疼痛に関する情報は，適宜医師に報告する．患者の中には，痛みを我慢してでも荷重を多くかければ早く骨癒合が得られると勘違いしている場合もある．過度の荷重は挿入された髄内釘への機械的ストレスを増大させ，破損の恐れがあることを理学療法の場面でも，しっかりと説明する必要がある．骨癒合が不良な症例では，dynamization（ダイナマイゼーション）が行われることもある．

● 関節可動域制限に対する理学療法戦略

　損傷あるいは手術侵襲により，本来の伸展性が損なわれた状態の筋や皮膚などの軟部組織に対してアプローチしていくことになるので，特に術後早期には細心の注意が必要となる．損傷した組織は3〜4日間は炎症反応期であり，線維組織が増生して肉芽組織が十分できるまでには，1週間以上の期間が必要と報告されている[3]．

　大腿骨骨幹部骨折では，膝関節屈曲の可動域制限が頻発する．関節可動域の測定とともに疼痛が出現する部位を確認し，制限因子となっている組織を推察する．制限因子は，大腿四頭筋だけでなく，内転筋群やハムストリングの損傷や攣縮が原因となることもある．軟部組織の修復過程を考慮すると，術後3週までに全可動域を獲得することが理想となる

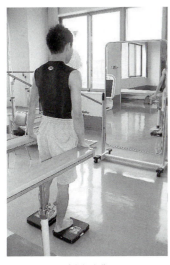 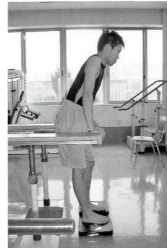 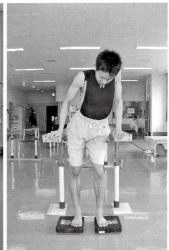

〈良好例〉　　　　　　　　　　　　　　　　〈不良例〉

図3　立位での荷重練習

姿勢鏡および体重計を用いて視覚的に荷重量や立位アライメントを確認させながら実施する．立位アライメントが崩れた状態で多くの荷重を促すよりも，荷重量としては少なくても正しい立位アライメントで荷重を促すほうが，骨癒合には有利にはたらくことを指導する．

が，実際にはADLに支障をきたさない120°～130°が目標になると考える．

　術直後の具体的なアプローチとしては，膝関節を他動的に屈曲させても，強い疼痛が出現するため可動域は制限される．遠位の横止めスクリュー挿入部位の皮膚を弛緩させるアプローチや相反抑制を利用した自動運動による膝関節屈曲可動域運動（図4）にて，他動的に屈曲した場合よりも可動域が増大することが多い．術後2～3週が経過すると，膝関節屈曲可動域の制限は，損傷組織による疼痛から伸張性低下による疼痛に移行してくる．これは大腿前面中央での広筋群の癒着が可動域制限の要因の一つとして考えられることから，筋収縮を利用した癒着部位の剥離操作，短縮部位のストレッチング，抗重力での広筋群の収縮練習を実施し，伸張性向上を促す．獲得した関節可動域を，いかにADLの中で「使える」ようにアプローチしていくかも，重要な理学療法戦略の一つになる．

メモ　相反抑制とは？

骨格筋の求心性ニューロン（Ia線維）はすべての動筋と拮抗筋の働きを相反的に制御している（相反神経支配）．この抑制機構により拮抗筋が抑制を受けて，動筋は円滑に動くことができる．運動療法においては，この制御機構を利用する．広筋群の選択的運動やハムストリングの収縮を利用することで，過剰な筋収縮を抑制したストレッチに応用できる．

● 筋力低下に対する理学療法戦略

　軟部組織の損傷が少なく早期に髄内釘固定を施行した症例では筋力の回復も良好である

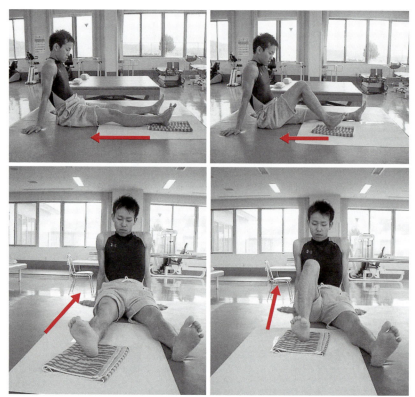

図4 相反抑制を利用した自動運動による膝関節屈曲可動域運動
すべりやすい板の上で踵の下にタオルを敷く．ハムストリングを収縮させて相反抑制をかけながら広筋群を伸張する．踵を浮かせてしまうと広筋群の遠心性収縮を伴いながら屈曲することになってしまう．

が，受傷時に転位した骨片で筋が損傷している場合や挫滅・欠損した場合は，筋力に大きく影響することを念頭に理学療法を進めなければならない．

大腿骨骨幹部骨折では，膝関節のextension lagや中殿筋の出力不全を呈することが多いため，extension lagの有無とその伸展不全の角度を評価する．

メモ extension lagとは？

膝関節において他動的な伸展可動域の制限がないにもかかわらず，完全な自動伸展が困難な現象．一般的に膝関節伸展角度の他動関節可動域から自動関節可動域を引いた角度を用いて，「左膝に15°のextension lagがある」などと表現する．原因は，内側広筋の筋力低下のほかに膝蓋骨の可動性低下，膝蓋腱の滑走不良などが考えられている．

ここでは，軟部組織の修復過程を考慮し，術後2～3週までの急性期の筋力トレーニングとそれ以降の回復期の筋力トレーニングとに分けて述べていく．

1）急性期の筋力トレーニング

術後早期は，骨折による軟部組織への損傷や手術侵襲を受けた中間広筋，内側広筋，外

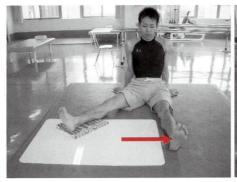
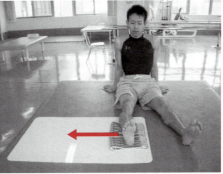

図5　股関節の内転・外転運動

すべりやすい表面の板の上で，抵抗を少なくするため下腿から踵をタオル上に乗せ，股関節の内転・外転運動を行う．解剖学的に，内転時には大内転筋を介して内側広筋斜走線維の収縮を期待すると共に，腸脛靭帯の緊張に伴って外側広筋斜走線維は伸張される．外転時には大内転筋を介して内側広筋斜走線維は伸張され，大腿筋膜張筋の収縮により腸脛靭帯を介して外側広筋斜走線維の収縮を期待する．

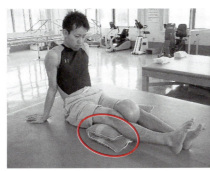
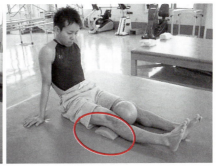

図6　patella setting

膝の下にクッションなどを入れて実施する．股関節内転筋群を利用して内側広筋の収縮を促すため両膝にボールを挟む．膝蓋骨が筋収縮に伴い近位へ滑走することを確認しながら行う．膝の下に入れるクッションの高さは，膝の伸展機能に合わせて選択する．

側広筋の広筋群や中殿筋への過負荷を避ける．筋力強化ではなく，これらの**筋の滑走性を促し，組織間の癒着や瘢痕を予防し，関節可動域の拡大や大腿外側部痛の軽減**を目指す（図5，6）．

メモ　内側広筋および外側広筋の斜走線維（図7）

内側広筋の中でも特に，膝蓋骨から内側膝蓋支帯へ向かう線維群（斜走線維）の一部は，広筋内転筋腱板を介し大内転筋腱より起始している．大内転筋腱の十分な緊張は，斜走線維の起始部の安定化につながり収縮効率を高める．外側広筋斜走線維は，腸脛靭帯の裏面より起始し，膝蓋骨外側縁と外側膝蓋支帯へと合流していく．腸脛靭帯の緊張は強く外側広筋に影響する[4]．

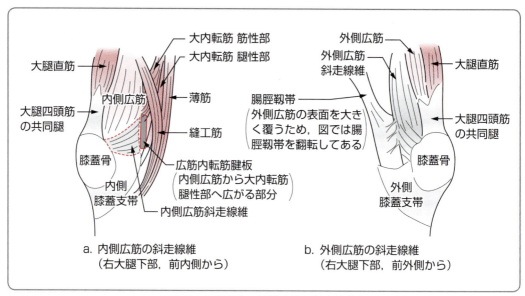

図7 内側広筋・外側広筋の斜走線維

2）回復期の筋力トレーニング

骨癒合の状態や軟部組織の修復過程を考慮しながら，一般的には術後2～3週以降より徐々に負荷をかけた筋力トレーニングへ移行していく．開放運動連鎖（open kinetic chain：OKC）による運動から開始し，広筋群への十分な収縮を促す．閉鎖運動連鎖（closed kinetic chain：CKC）による運動も取り入れていき，ADLにつなげていく（図8～11）．

● ADL障害に対する理学療法戦略，退院時のADL指導およびホームプログラム

大腿骨骨幹部骨折では，特に荷重と移動（歩行），階段昇降，交通機関の利用など，実際の退院後の生活に必要な応用動作の獲得を図る必要がある（図12，13）．そのために，これらの応用動作に必要とされる関節可動域や筋力などの機能を正しく評価することが重要となる．退院時期が近づく前から，自宅を取り巻く生活環境，通勤経路や職場環境についての情報を整理し，評価・動作練習を実施しておく必要がある．具体的には，道路から玄関までの段差や上がり框の高さ，自宅で自室が2階の場合は階段の高さや段数，交通手段でバスを使う場合はバス停までの距離や道路の路面状況，バスステップの昇降動作，仕事でトラックを使う場合は荷台への乗り降り動作に加え荷物の出し入れ動作（重量物挙上動作）など，可能な限り実際に近い環境で，評価・動作練習を実施する．

ホームプログラムは，必要性を十分に説明し，各症例の生活背景を踏まえたうえで実施可能な必要最小限の運動を指導することが，運動継続のポイントと考える．

①中間広筋の収縮練習
大腿部を床に押しつけながら膝関節伸展を行う．大腿部を床に押しつける方向に力を入れることで，大腿直筋に相反抑制がかかる．

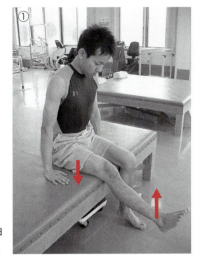

②内側広筋の収縮練習
ボールや枕を挟み股関節内転筋群の筋収縮を誘発させた状態で，膝関節伸展を行う．

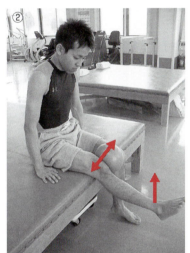

③外側広筋の収縮練習
股関節を外転・内旋させることで大腿筋膜張筋を弛めた状態で，膝関節伸展を行う．

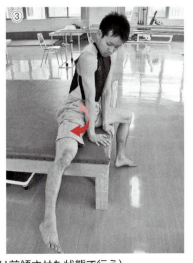

図8　抗重力での広筋群の収縮練習（骨盤を可能な限り前傾させた状態で行う）

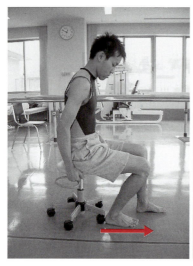
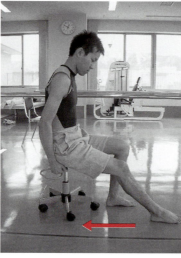

図9 キャスター付きの椅子を利用した運動
前進は膝関節の屈曲運動,後進は伸展運動になる.

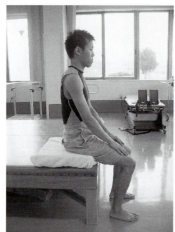
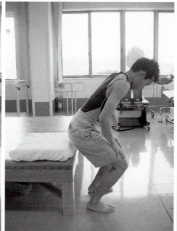
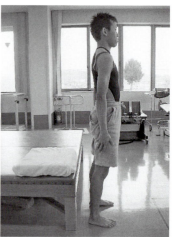

図10 立ち上がり練習
膝関節を制限のある手前まで屈曲させて,立ち上がり練習を行う.座面を高く設定した状態から開始し,徐々に座面を低くしていく.立ち上がりによる筋力強化だけでなく,膝関節の可動域練習にもなる.

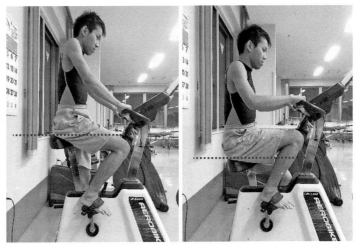

図11 自転車エルゴメーター
膝関節を制限のある手前まで屈曲できるよう,最初はサドルを高めに設定する.経験的には,90°～95°の屈曲可動域を獲得したら,さらなる可動域拡大を目指しトライすべき運動の一つと考える.屈曲可動域拡大に伴いサドルの位置は低く設定していく.

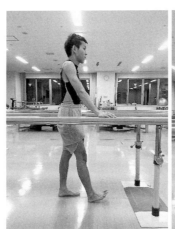 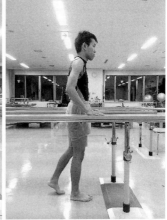

〈良好例〉

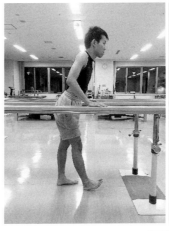 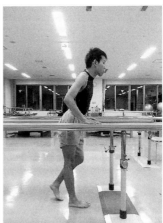

図12 歩行時の立脚期を想定した練習
姿勢鏡(外在的フィードバック)を用いて,初期接地から立脚中期にかけての歩行練習を行う.

〈不良例〉

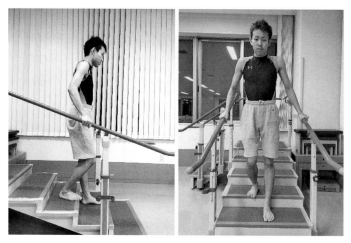
〈良好例〉

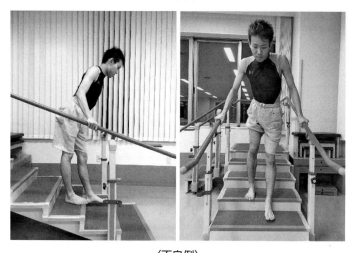
〈不良例〉

図13 階段降段の動作練習
術側大腿四頭筋(写真,右下肢)の遠心性収縮の練習を行う.

▶若手理学療法士へひとこと◀

　理学療法士が対象とする疾患のなかで,骨折は脳血管疾患に次いで多い疾患です.大腿骨骨幹部骨折は,大腿骨頸部骨折などと比較して少ないがゆえ,EBMは確立されていません.客観的データに基づく症例報告を集積していくことが,理学療法の効果を構築するうえでも重要であり,将来的に大腿骨骨幹部骨折のEBM確立につながっていくと思います.症例をまとめる作業は,自分自身の理学療法を振り返る良い機会にもなり,その後の理学療法にも必ず活かされてくることでしょう.

Further Reading

筋骨格系理学療法を見直す　はじめに技術ありきの現状からどう新展開するか．対馬栄輝（編），文光堂，2011

▶ これまで実施してきた理学療法を一度見直すきっかけを与えてくれる．基本的な評価・治療や各疾患別の現状と，今後考えていくべき課題について，各分野に精通した先生方がわかりやすく解説してくれています．臨床場面での疑問解決や新たな発想につながる一冊です．

● 文献

1) Herscovici D Jr, Ricci WM, McAndrews P, et al：Treatment of femoral shaft fracture using undreamed interlocked nails. J Orthop Trauma. 14(1)：10-14, 2000
2) 筒井廣明：運動療法とリハビリテーション-運動器疾患．臨スポーツ医．18(1)：97-104, 2001
3) 武村啓住，由久保弘明：組織学的変化からみた関節可動域制限のとらえ方．関節可動域制限，嶋田智明・大峰三郎・百瀬公人（編），pp18-23，文光堂，東京，2009
4) 林　典雄：膝関節に関わる筋；内側広筋，外側広筋．運動療法のための機能解剖学的触診技術 下肢・体幹，青木隆明（監），pp159-167，メジカルビュー社，東京，2006

MEMO

3 大腿骨遠位部の骨折（顆上骨折）
―逆行性髄内釘（retrograde intramedullary nail）の場合①―

平川宏之

> 髄内釘による固定は，locking plate固定と比較し軟部組織の侵襲が小さく，初期固定力が強いため，早期荷重が可能である．ここでは，大腿骨遠位部の骨折に対する逆行性髄内釘固定の手術手技について述べる．

特　徴

　本手術は膝関節内よりアプローチし，髄内釘を挿入し固定を行う．locking plate固定と比較し，小皮切で手術を行うことができ，軟部組織への侵襲は少なく，手術時間も短時間で行うことができる．また髄内釘を挿入することで比較的容易に整復位が得られることが多い．若年者に多い交通事故や転落などの高エネルギー外傷は骨折部が粉砕している症例が多く，locking plate固定が行われるが，骨粗鬆症を有する高齢者に多い低エネルギー外傷は，逆行性髄内釘が選択されることが多い．さらに髄内釘を挿入する刺入孔を作製する際，大腿骨顆部膝蓋面に軟骨の欠損が生じるので，若年者に対しての使用は慎重に行う必要がある．

適　応

　AO分類（図1）[1]でType Aは大腿骨顆部関節面に骨折線を伴っていないので，髄内釘の良い適応である．またType Cは顆部スクリューを使用し関節面が整復できる症例は適応となる．
　Type B，関節面の整復が困難な症例は，プレート固定が選択されることが多い．

手術アプローチ法

● 手術体位
　手術は仰臥位にて行う．手術操作の際，膝蓋骨が邪魔にならないよう，膝下に枕を置いて膝関節を30°～45°屈曲位で保持する（図2）．

● 皮切部位
　膝蓋骨下極から脛骨粗面まで約3cmの縦切開とスクリュー挿入部に小切開を加える．

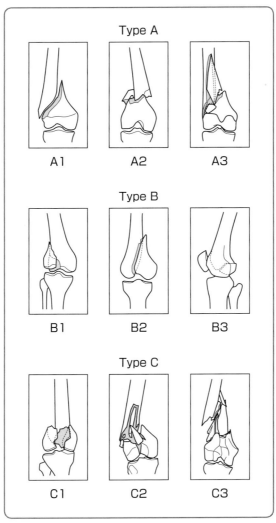

図1 AO分類

「AOTrauma：AO/OTA Fracture and Dislocation Classification：https://aotrauma.aofoundation.org/Structure/education/self-directed-learning/reference-materials/classifications/Pages/ao-ota-classification.aspx［accessed 2016-08-29］」より引用

● 軟部組織の展開

　膝蓋靱帯縦切開，あるいは内側傍膝蓋切開で顆間窩へアプローチする（図3）．閉創時，切開を加えた部位はすべて縫合し修復する．

手術手技

　透視下に骨折部の整復を行った後，大腿骨軸を確認し，その延長線上に刺入孔を作製する（図4）．次に遠位から近位へ向かって髄内釘を挿入する．その際，回旋変形や内外反変形が起きないよう十分注意する必要がある．さらに，挿入した髄内釘が関節面より突出

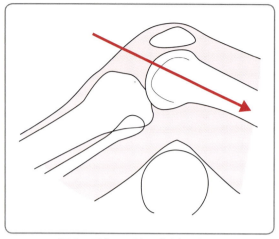

図2 屈曲した膝に髄内釘を挿入

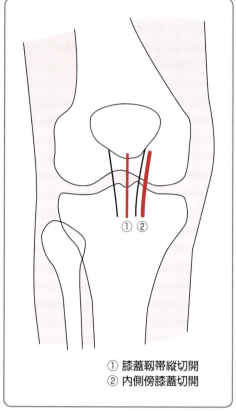

① 膝蓋靱帯縦切開
② 内側傍膝蓋切開

図3 顆間窩へのアプローチ

すると膝蓋骨の軟骨を傷つけるので，透視下で確認する必要がある．その後，遠位に3本ないし4本，近位に2本スクリュー固定を行い，十分関節内を洗浄したのち，閉創する（図4～6）．

後療法

　痛みに応じて術翌日より自動および他動関節可動域運動を開始する．術後2～3週より部分荷重歩行練習を開始し，術後4～5週で全荷重歩行練習を開始する．高度な骨粗鬆症の症例や骨折部が粉砕している症例は，X線画像で経過を観察する必要がある．

POINT

膝関節の拘縮や筋力低下はその後のADLに大きく影響を与えるので，荷重歩行練習までの関節可動域運動や筋力増強運動は非常に重要である．

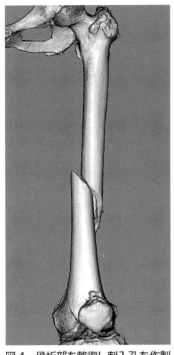

図4 骨折部を整復し刺入孔を作製

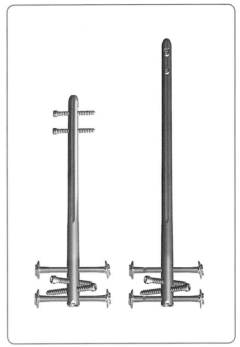

図5 髄内釘（日本ストライカー社製）

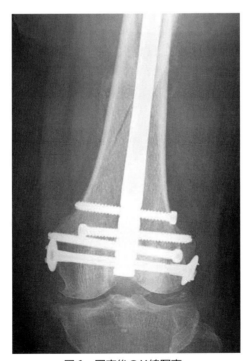

図6 固定後のX線写真

3 大腿骨遠位部の骨折（顆上骨折）—逆行性髄内釘（retrograde intramedullary nail）の場合①—

> **Advice**　関節内から手術操作を行うので，術後関節液貯留を認めることが多い．骨折部や手術操作による血腫，滑膜炎による水腫，高齢者での偽痛風発作などがある．化膿性関節炎による液体貯留の場合，最悪の場合インプラントを抜去しなければならず，早期治療が重要であるため熱感や疼痛が強い腫脹は注意が必要である．

メモ　関節可動域制限の原因は？

術後4〜6週に入っても関節可動域制限がみられる場合，さまざまな原因が考えられる．
 1）もともとの変形性関節症による可動域制限
 2）関節包，軟部組織の癒着や拘縮による可動域制限
 3）関節水腫による痛みや圧迫感による可動域制限
 4）顆部のスクリューヘッドやスクリュー先が刺激し，痛みが生じたための可動域制限
4）のスクリューヘッドやスクリュー先が原因の場合，過度な理学療法で軟部組織を傷めることもある．触診で触れることができるので十分観察し，時期をみて原因のスクリューの抜釘も検討されることがある．

▶若手理学療法士へひとこと◀

膝関節周囲骨折は，関節拘縮，大腿四頭筋の筋力低下を引き起こしやすく，理学療法はきわめて重要である．最良の結果が得られるよう，医師と理学療法士がしっかりコミュニケーションをとり合い，協力することが大切である．

Further Reading

骨折　髄内固定治療マイスター，澤口　毅（編），メジカルビュー社，2016
▶ 大腿骨遠位部の骨折だけではなく，四肢の骨折の髄内固定治療の手術手技がわかりやすくまとめられている．

●──文献

1) AOTrauma：AO/OTA Fracture and Dislocation Classification：https://aotrauma.aofoundation.org/Structure/education/self-directed-learning/reference-materials/classifications/Pages/ao-ota-classification.aspx［accessed 2016-08-29］

4 大腿骨遠位部の骨折（顆上骨折）
―逆行性髄内釘（retrograde intramedullary nail）の場合②―

戸田晴貴

> 大腿骨顆上骨折後の逆行性髄内釘は，高齢者に施行されることが多い．高齢者は受傷前より筋力低下や変形性膝関節症を有している場合があることや，術後の固定や免荷期間が大腿骨近位部骨折より長期間となるため，膝関節機能や動作能力の再獲得に難渋することが多い．特に膝関節の屈曲制限が生じやすいため，退院後の生活環境に合わせた動作指導も重要となる．

術後理学療法の流れ

当院における術後理学療法の流れを表1に示す．患者の患側膝関節は，術後ニーブレースで固定する．理学療法は，手術の翌日から開始する．当院では，固定性が得られている場合，術後2〜3週目までは完全免荷となる．その後，ニーブレースを装着した状態で1/2部分荷重を開始する．荷重開始後，術部の疼痛の増悪がなくX線画像で骨折部の転位が認められないことが確認できれば，術後4〜5週目でニーブレースを除去し，全荷重を開始する．

患側膝関節の関節可動域運動は，術後翌日より自動運動から開始し，疼痛に合わせて徐々に他動運動へ移行していく．またcontinuous passive motion（CPM）を使用した関節可動域運動も開始していく．

筋力トレーニングも術後翌日から開始する．荷重が開始となるまでは患側下肢筋においては，ベッド上で個々の筋の分離した収縮の獲得を目指す．特に早期に大腿四頭筋セッティングが適切に行えるようになることは，筋ポンプ作用による膝関節周囲の循環改善や術創部および膝蓋骨周囲組織の柔軟性低下や癒着が生じることを予防することにつながる．この骨折では，患側下肢の免荷期間が長くなるため廃用性の筋力低下を生じやすい．そのため，理学療法時間以外での自主トレーニングの指導や，治療的電気刺激（therapeutic electrical stimulation：TES）と組み合わせた筋力トレーニングも患者の状態に合わせて行っていく．荷重が開始となる術後2〜3週目より荷重位での筋力トレーニングを開始していく．

動作面においては，術後早期に離床を行えるようにするために，座位保持や起居移乗動作の介助量を減らす必要がある．このことは，廃用症候群や腓骨神経麻痺，深部静脈血栓症を予防するために重要となる．高齢者において，術後疼痛や筋力低下により自動下肢伸展挙上（active straight leg rising：ASLR）ができない場合や，認知機能の低下により移

表1 当院における術後理学療法の流れ

術後翌日	関節可動域運動，筋力トレーニング，端座位練習，患側下肢完全免荷で移乗，歩行練習，理学療法時間以外はニーブレース固定
術後2～3週	1/2部分荷重開始，荷重位で筋力トレーニング
術後4～5週	ニーブレース除去，全荷重開始
術後8週	日常生活動作指導
術後10週	退院

乗動作時の免荷が行えない場合は，適宜患側下肢の介助を行う．完全免荷中は平行棒内で健側下肢のみでの立位練習や歩行練習を行う．ある程度年齢が若く，片脚でのバランスが良好な場合は松葉杖指導を行い，歩行練習に取り入れていく．また高齢者においては，ピックアップ歩行器を使用していく．部分荷重が開始となった場合においても，高齢者で認知機能の低下により荷重量が守れないと判断した場合は，全荷重が開始となるまで歩行練習は実施しない．全荷重が可能となると，T字杖を使用した歩行練習やフリーハンドでの歩行練習を開始する．

X線画像からの情報収集

大腿骨顆上骨折が生じると大腿骨遠位に付着している軟部組織が損傷される．大腿骨遠位部には，前面では中間広筋や膝蓋骨周囲軟部組織（膝蓋上包，大腿骨前脂肪体 prefemoral fat pad）が付着しており，内側部には大内転筋が，後面には腓腹筋内外側頭が付着している．その他にも，内外側広筋や内転筋群，ハムストリングが走行している．同じ大腿骨顆上骨折という診断名でも，受傷時のストレスのかかり方により，水平面に近い骨折線である場合や，垂直面に近い縦割れのような骨折線の場合もある．骨折線が長軸方向に入っている場合や骨片の転位が大きい場合は，より多くの軟部組織が損傷している可能性がある．術後に骨片が転位した状態で固定されている場合もあり，**骨折型と関節可動域制限や疼痛，筋機能の低下との関連を考えながらアプローチする必要がある．**

膝関節の可動域を獲得する

大腿骨顆上骨折後に生じやすい機能障害として，膝関節の可動域制限がある．したがって，大腿骨顆上骨折後の理学療法において，膝関節の可動域を拡大していくことは最初の目標となる．

術直後は，手術侵襲による疼痛や腫脹により膝関節が緩む肢位である軽度屈曲位をとりやすい．また術後疼痛によりハムストリングや腓腹筋に防御的収縮が生じると，膝関節の伸展制限が生じやすくなる．一方で，防御的収縮は大腿直筋や大腿筋膜張筋にも生じる．

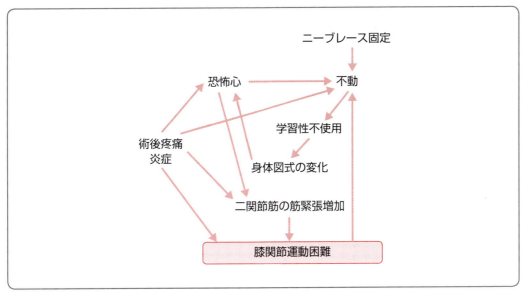

図1 術後急性期に膝関節に生じる悪循環

結果として，膝関節の屈筋と伸筋が同時収縮を起こし，関節運動が難しくなる．さらに術後4～5週間，膝関節はアプローチを行っている時間以外は，ニーブレースで固定されている．ニーブレースを装着して動作を行うことは，動作中は常に患側下肢をASLRで動かす必要がある．動作中のASLRが大腿直筋や大腿筋膜張筋の活動により行われることは，二関節筋の筋緊張をより高めてしまい，膝関節の同時収縮を助長することにつながる．さらに，日常生活において膝関節を動かす経験がなくなってしまうことにより，膝関節の固有受容器からの感覚情報が減少し，脳内における身体図式の変化や学習性不使用が生じる．このことは，関節可動域運動を行うときの恐怖心を生じさせたり，痛覚閾値を低下させることにより疼痛を増悪させたりする[1]．恐怖心や疼痛の増悪により，患側下肢の二関節筋の筋緊張が増加することで，膝関節を動かすことがより困難になるといった悪循環へと陥ってしまう（図1）．術後に軟部組織が癒着するのは2～4週間と言われている[2]．ニーブレースが外れる前に適切な関節可動域運動を行っていないと，膝蓋骨周囲組織の柔軟性低下や癒着を引き起こしてしまう．軟部組織にいったん癒着が生じると，理学療法士による関節可動域運動では剝離することは困難となる．そのため，**術後急性期から膝蓋骨周囲組織の癒着が生じないよう予防することが重要**である．

メモ 身体図式

身体図式とは，「自分の身体の姿勢や運動を制御する際にダイナミックに働く無意識のプロセス」である[1]．身体図式は，入力される固有受容感覚，運動感覚，接触感覚情報をもとにリアルタイムに更新され続け，姿勢と運動の制御に利用されている．

この時期のアプローチの目標は，術後疼痛や炎症をコントロールしながら，異常な筋緊

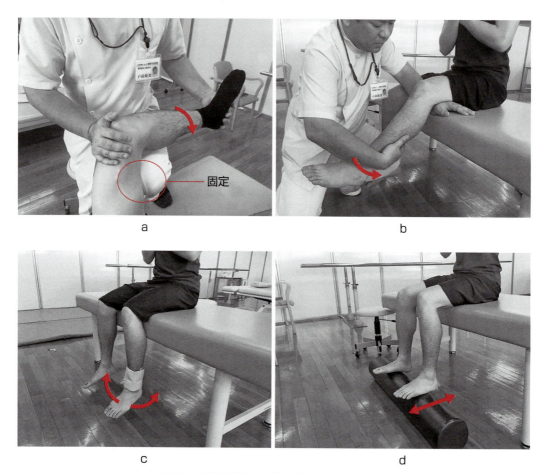

図2 自重を利用した膝関節可動域運動の例
a：背臥位で行うときは，股関節が動かないように理学療法士が大腿部を固定し，下腿の運動のみが生じるように誘導する．
b：端座位で行うときは，下腿が急激に落下しないよう下腿を下から支え，徐々に屈曲を誘導する．
c：重錘を装着し感覚情報を増やした状態で下腿の振り子運動．
d：ストレッチポール®を利用した屈曲の誘導．

張を改善し，悪循環から脱却させることである．術後は炎症症状が強く出現するため，RICE処置（rest：安静，icing：冷却，compression：圧迫，elevation：挙上）を病棟で看護師と協力して実施する．筋のリラクゼーションは，膝下にクッションを入れるなど床面との接地面積を広くした状態で，筋膜リリースやモビライゼーション，横断マッサージなどの手技を利用して行っていく．筋のリラクゼーションが得られてきたら，関節運動に進んでいく．背臥位で膝関節を屈曲するために股関節と膝関節を同時に屈曲すると，下肢を動かされることに慣れていない患者は恐怖心を感じて突っ張ってしまい，筋緊張をより高めてしまう．このような場合は，まず股関節のみを屈曲して理学療法士が大腿を固定した状態で，下腿のみを自重を利用しながら動かすことで膝関節の動きを引き出していく（図2）．背臥位での関節可動域運動で恐怖心が強い場合は，患者に端座位で膝関節の運動を視覚的

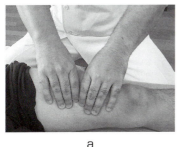 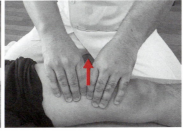 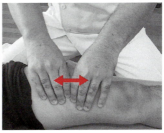

図3 中間広筋や膝蓋前脂肪体の滑走性の改善
a：大腿部の両側から大腿四頭筋を把持する．
b：大腿骨から中間広筋を引き剥がすように筋腹を持ち上げる．
c：大腿の長軸方向に筋腹を動かす．

に確認してもらいながら行うと，スムーズに関節運動を引き出せる．また理学療法士の徒手で関節を動かすより，自重を利用して膝関節の屈曲を誘導するとスムーズに動かせることがある．膝屈曲角度が60°以上得られてきたら，足底にストレッチポール®を置いて自動で動かしてもらったり，0.5～1kg程度の重錘を巻いたりして，関節運動時に得られる感覚情報を増やしながら関節運動を誘導することで，安心感が得られる（図2）．

　ある程度膝関節周囲の炎症症状が改善してきたら，積極的な関節可動域運動を行っていく．この時期における関節可動域制限の制限因子は軟部組織によるものである．特に膝蓋骨周囲組織の癒着または大腿四頭筋の短縮により，膝関節屈曲制限が生じていることが多い．どちらの要因が可動域制限に大きく影響を及ぼしているかの判別は，屈曲最終域における最終域感（end feel）の違いで評価を行う．膝蓋骨周囲組織の癒着による制限の場合，癒着している組織が伸張される角度に達すると急に抵抗感を感じる．また膝蓋骨の滑動性がなければ膝関節は70°以上屈曲できないとされており[2]，著明な屈曲制限は膝蓋骨周囲組織の癒着が生じていることが疑われる．一方で，大腿四頭筋の短縮による制限の場合は，膝関節を屈曲していくと徐々に抵抗感が強くなっていく．または，膝関節屈曲最終域にある状態で外側広筋や内側広筋を触診し硬さがないか確認したり，筋腹を圧迫したときに膝関節伸展が生じたりするかどうかで判断することができる．ラグスクリューによる膝関節屈伸運動時の大腿骨外側上顆部の痛みは，抜釘をしない限り残存するため主治医と相談していく．対症療法として，ラグスクリューと軟部組織間の摩擦力を軽減するために，腸脛靭帯や大腿筋膜の柔軟性を向上させる．

　この時期のアプローチの目標は，膝関節前面の軟部組織の伸張性を改善していくことである．大腿四頭筋の短縮に対しては，ストレッチを行っていくが，いきなりストレッチをすると軟部組織の伸張ストレスにより疼痛が生じやすかったり，異常な関節運動パターンにより違う組織にストレスがかかったりしてしまう．膝関節の屈曲制限を作っている組織を特定し，丁寧に伸張していく必要がある．中間広筋や膝蓋前脂肪体に対しては，ストレッチ前にあらかじめ滑走性を改善しておく（図3）．大腿骨顆上骨折後は膝関節の深屈

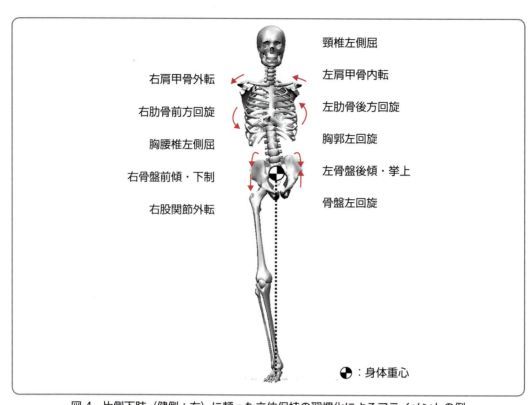

図4 片側下肢（健側：右）に頼った立位保持の習慣化によるアライメントの例

曲は困難となるが，日常生活に支障が少なくなるよう120°程度の屈曲角度は獲得したい．

> **メモ 日常生活で必要な膝関節屈曲角度**
>
> 日常生活を送るうえで必要な膝関節屈曲角度は，歩行70°，階段昇降95°，椅子からの立ち上がり105°，自転車漕ぎ110°，蹲踞130°〜145°，正座150°〜165°と言われている[3]．

歩行に対するアプローチ

完全免荷期

　この時期は，患側下肢はニーブレースで固定されており足底接地をすることができない．したがって，移乗動作や歩行は手すりや平行棒を使用しながら健側下肢のみ行う．患者の身体機能や認知機能がよければ，松葉杖やピックアップ歩行器を使用して歩行を行う．いずれにしても患者は健側下肢のみで動作を行うことになる．廃用症候群を予防し日常生活を拡大するうえで，早期から立位がとれることや歩行練習を行うことは重要である．しかしながら，これらの動作パターンが習慣化することにより，健側への身体重心変位や両上肢支持による体幹屈曲優位となる筋緊張やアライメントの崩れが生じる（図4）．完全免

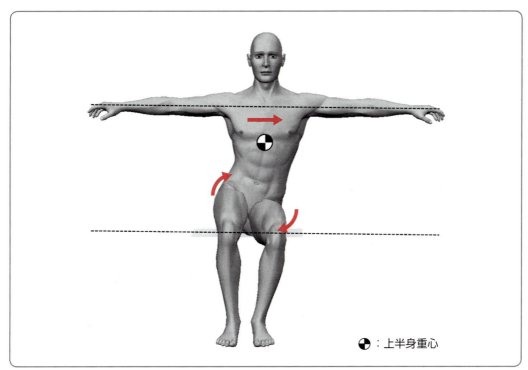

図5 座位で患側への体重移動の練習
両肩を結んだ線が床面と平行になる状態を維持しながら患側（左）へ体重移動を行う．片側下肢（健側：右）に頼った立位・歩行動作を行っていると体幹のアライメントも健側へ変位し，座位においても患側への体重移動がスムーズに行えなくなる．

荷中は，廃用症候群を予防し基本動作の自立度を高めるとともに，片側下肢のみによる動作により生じる動作パターンを学習しないよう修正する必要がある（図5）．

この時期は，ベッド上で個々の筋の分離した収縮の獲得を目指していく．動作中の筋活動は，求心性収縮だけでなく遠心性収縮も重要となる．筋力トレーニングは求心性収縮が必要な課題でなされることが多い印象があるが，個々の筋において遠心性収縮が促せるような運動課題を行っていくことも必要である．

●部分荷重期

1/2部分荷重が可能になると，足底を接地して正中位での立位をとることができる．しかしながら，完全免荷中に足底からの感覚体験が減少したり，疼痛や恐怖心による過剰な姿勢筋緊張が生じたりしている場合は，安定性限界が狭小化しており，患側に荷重をかけることが難しくなる．このような場合，姿勢鏡を利用した視覚的なフィードバックや，足底感覚を増やすために足部のモビライゼーションを行ったりする．

歩行練習においては，ニーブレースにより膝関節は固定されているものの，部分荷重内で股関節と足関節の運動を伴った歩行を行うことが可能となる．荷重応答期から立脚終期における股関節伸展運動と足関節底背屈運動は，協調して運動をすることで歩行中の制動

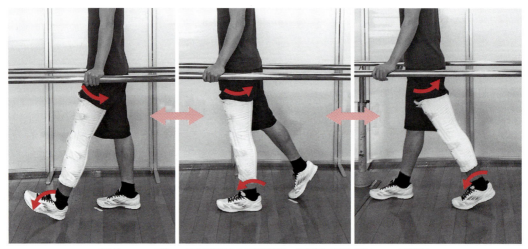

図6 ニーブレース装着下での股関節・足関節運動パターンの獲得

および推進機能と関連している[4]．臨床上，固定的な制御を行っている患者は，立位および歩行において腸腰筋，下腿三頭筋の遠心性収縮による股関節伸展・足関節背屈運動を出すことが困難となる．そのような場合，平行棒内で両上肢の支持により免荷した状態で，各相における股関節・足関節運動パターンの練習を行っていく（図6）．部分荷重が理解でき免荷歩行が遂行可能であれば，病棟内でも荷重歩行を開始していく．

部分荷重が開始になる時期から筋力トレーニングは，個々に分離した筋活動だけでなく，歩行の各相を想定して複数の筋を同時に収縮させるような課題を行っていく．先行研究によると，歩行中の下肢筋活動は，シナジーと呼ばれる特定の相に応じた5つの組み合わせで達成されている[5]．例えば立脚初期を想定して大殿筋・大腿広筋群・前脛骨筋を同時に収縮させるような課題を行っていく．

> **メモ 支持基底面と安定性限界[6]**
> 立位時の支持基底面は，両側の足底面内で構成される物理的な面であるが，安定性限界とは，身体重心を支持基底面の限界内で保持する能力と定義されている．姿勢・歩行制御を考えるうえで，患者の支持基底面と安定性限界にどの程度ギャップがあるかを分析する必要がある．

● 全荷重期

全荷重が可能となれば，歩行補助具は片松葉杖→T字杖→フリーハンドへと荷重可能な量や疼痛に合わせて段階的に変更していく．積極的な荷重練習を行っていくが，部分荷重期同様いきなり荷重量を増やすことは難しく，逃避的な跛行が生じることが多い．引き続き感覚フィードバックを利用した荷重練習を行っていくとともに，体幹正中位での両側股関節外転筋の協同的な活動を行えるよう練習していく[7]（図7）．

ニーブレースを外して歩行を行うことが可能となっても，歩行周期中に膝関節の屈曲が

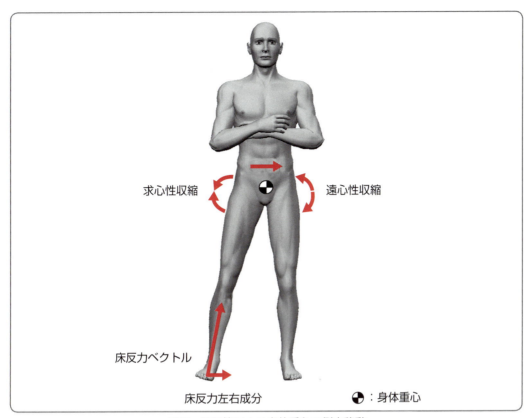

図7 股関節による身体重心の側方移動
身体重心を左側方へ移動するためには，移動側とは反対側（右）の股関節外転筋の求心性収縮により床反力左右成分を生み出し，その力を移動側の股関節外転筋の遠心性収縮により受け止める必要がある．

生じず，足を棒のように固めて歩行するstiff-knee gaitパターンとなりやすい．これは，長期間のニーブレース固定による身体図式の変化や，疼痛および筋力低下による恐怖心による膝関節周囲筋の過剰な筋緊張により生じる．stiff-knee gaitパターンで歩行する人は，そうでない人と比較して，歩行中のエネルギー効率が悪化する[8]．また遊脚期でつま先のクリアランスを確保することが難しくなり，つまずきや転倒の要因となる．立脚後期において膝関節が屈曲するためには，大腿四頭筋や足関節底屈筋は弛緩する必要がある[9]．最低限，身体を片脚で支持するための大腿四頭筋の筋力は必要であるが，立脚後期において大腿四頭筋の緊張を緩めて膝関節の屈曲を誘導するような反復した練習も必要である．

POINT

大腿骨顆上骨折後に限らず，免荷期間があり段階的に荷重を進めていく必要がある場合は，荷重量が増えてから問題点を考えるのではなく，あらかじめ問題になりそうなことを予測し，事前にアプローチを行っておくことで，荷重量が増えた時にスムーズに移行できるよう準備をしておくことが大事である．

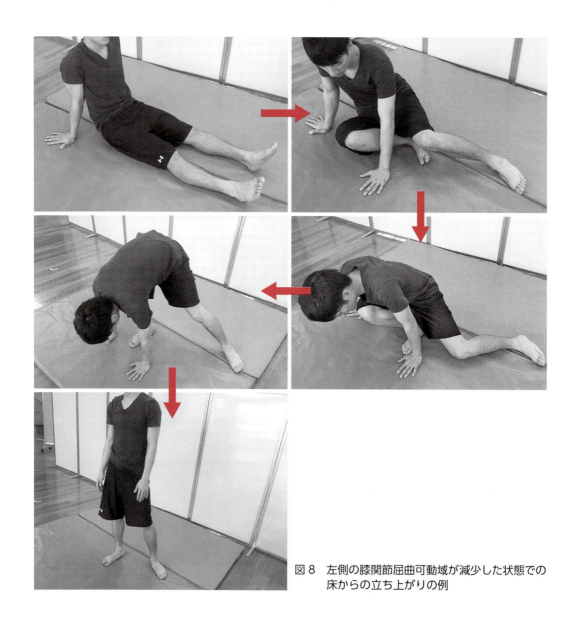

図8 左側の膝関節屈曲可動域が減少した状態での床からの立ち上がりの例

日常生活指導のポイント

　大腿骨顆上骨折後に残存しやすい機能障害として膝関節屈曲制限がある．高齢者の場合，受傷前は和式生活を行っていることがある．和式生活を行うためには，最低限床からの立ち上がりや着座動作が行える必要がある．片側の膝関節屈曲可動域が少なくても床からの立ち上がりや着座動作が行えるよう動作指導を行う必要がある（図8）．身体機能や認知機能を鑑みたうえで，動作を獲得することが困難であると予測される場合は，テーブルなど台の利用や，洋式生活が行えるよう早めに環境調整を行っていく．和式トイレの使用は難しくなることが予測されるため，据え置き式の洋式便器に変更することを検討する．

> **▶若手理学療法士へひとこと◀**
>
> 大腿骨顆上骨折後の理学療法での目標は，膝関節の可動域制限をできるだけ作らないことにある．そのためには，炎症が落ち着き，荷重が開始となる術後4週目頃までに膝関節屈曲可動域をできるだけ獲得しておく必要がある．膝関節屈曲角度を拡大していくためには，骨折型によりどの組織が損傷されているかを推測し，制限因子を明確にしたうえで適切な関節可動域運動を行う必要がある．

*F*urther Reading

関節機能解剖学に基づく整形外科運動療法ナビゲーション―下肢　改訂第2版．林　典雄，浅野昭裕（編），メジカルビュー社，2014
▶ 下肢のさまざまな運動器疾患における臨床症状において，関節機能解剖学的に説明がなされており，運動器疾患に対する理学療法を進めるうえで参考になる一冊である．

●文献

1) 沖田　実：痛みの発症のメカニズム―末梢機構．ペインリハビリテーション，松原貴子，沖田　実，森岡　周（編），pp134-174，三輪書店，東京，2011

2) 林　典雄，浅野昭裕：膝蓋上包に起因する膝関節拘縮に対する運動療法．関節機能解剖学に基づく整形外科運動療法ナビゲーション―下肢　改訂第2版，整形外科リハビリテーション学会（編），pp60-63，メジカルビュー社，東京，2014

3) 鳥巣岳彦：膝関節，機能解剖とバイオメカニクス．標準整形外科学 第9版，鳥巣岳彦，国分正一，他（編），pp560-564，医学書院，東京，2005

4) Lewis CL, Ferris DP：Walking with increased ankle push off decreases hip muscle moments. J Biomech. 41(10)：2082-2089, 2008

5) Ivanenko YP, Poppele RE, Lacquaniti F：Five basic muscle activation patterns account for muscle activity during human locomotion. J Physiol. 556(Pt 1)：267-282, 2004

6) Shumway-Cook A, Woollacott MH：Normal Postural Control. Motor Control 4th Ed., pp161-194, Lippincott Williams & Wilkins, Philadelphia, 2012

7) 石井慎一郎（編著）：重心制御と股関節の両側性活動．動作分析　臨床活用講座，pp25-28，メジカルビュー社，東京，2013

8) Lewek MD, Osborn AJ, Wutzke CJ：The influence of mechanically and physiologically imposed stiff-knee gait patterns on the energy cost of walking. Arch Phys Med Rehabil. 93(1)：123-128, 2012

9) Anderson FC, Goldberg SR, Pandy MG, et al：Contributions of muscle forces and toe-off kinematics to peak knee flexion during the swing phase of normal gait：an induced position analysis. J Biomech. 37(5)：731-737, 2014

IV. 術式別にみた大腿骨骨幹部・顆部骨折に対する理学療法

5 大腿骨顆部骨折
── locking plate固定の場合①──

永芳郁文

> 大腿骨顆部骨折は，年齢や合併症，活動性，認知症の有無，インプラント周囲骨折や腫瘍の骨転移による病的骨折としての発症など，さまざまな異なる背景を有する．治療には骨折形態や粉砕の程度も考慮し，髄内釘固定やプレート固定が選択されるが，本章ではlocking plate固定について記す．

最も大切なこと

　千差万別の患者さんに対応するため最も必要なこと，それは他種職との情報共有である．組織の壁を越え，共通言語でコミュニケーションを推進することである．

　お互いに理解し合えるような基礎知識から積み上げていくこと，それが組織文化の醸成にも繋がるし，文化そのものとなるのである．若い皆さんはまさにそれを担う立場……．さあ，この本から始めよう．

特　徴

　通常のプレートとスクリューは，ホームセンターでDIY工具を手にした経験のある人には解りやすいが，ねじでプレートを骨に圧着させて固定するものである．しかし強固になりすぎたり，骨膜の血流を阻害したりする問題もあった．これに対し，ロッキングスクリューとは，スクリュー自身がプレートのねじ山と噛み合い，ロックされるというものである（図1）．

　スクリューヘッドがプレートに刻まれたねじ穴に固定されることで，常に角度が固定されるという特徴をもち，プレートが骨に接していなくても整復固定が得られるのが最大の特徴である．わかりやすく言うと，サッカーシューズのスパイクが地面に噛み込む，あるいは冬山でつかうアイゼンが氷原にそのまま刺さるようなもので，換言すれば体内に設置された創外固定器と理解すると，角度安定性のイメージが持ちやすい（図2）．

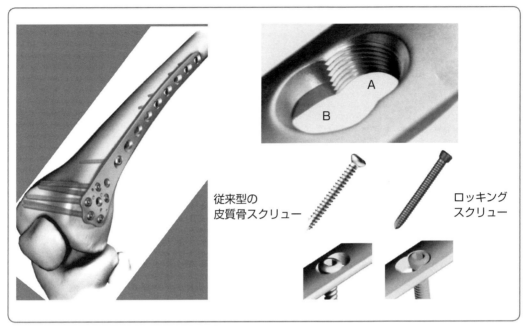

図1 プレート固定のイメージ図とスクリューの特徴
ねじ山のあるホール(A)と通常ホール(B)とを連結させた楕円形のスクリューホールで構成され,通常ホールには従来型の皮質骨スクリューを角度を持たせて使用できる.一方,ねじ山のある方がロッキングスクリューといわれるもので,プレートとスクリューが一体化される.

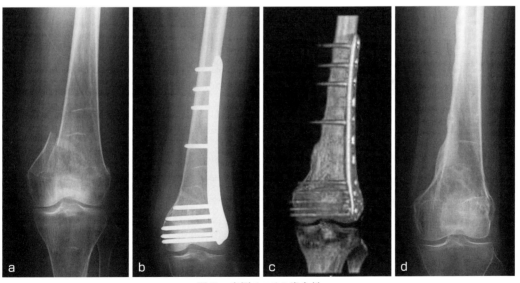

図2 症例1:64歳女性
転倒により受傷し(a),ロッキングプレートで固定(b)した.CT画像(c)にてプレートやスクリューの設置のイメージが理解できるのではないかと思われる.術後1年で抜釘を行った(d).

POINT

上記の特徴から，荷重時にスクリューにストレスがかかり，折損することもしばしばみられることもうなずけよう．前述したが，患者背景はさまざまで，骨質や骨折の仕方で固定力も変わってくる．術後の荷重時期は，十分に主治医と相談のうえ，ケースごとに慎重に進めていくべきである．一般には4〜6週くらいから部分荷重をはじめ，仮骨をまって全荷重となっていくが，若年で理解力があり，骨質がよく固定性や安定性が良ければ，早期より接地による荷重練習を開始し，2, 3週で30％荷重を行う場合もある．

ここが大事！ 現場の注意点

急性期から在宅復帰するのか，回復期へ移動するのか，介護施設へ行くのかにより，理学療法も変わってくる．最も大切なのは，それぞれの患者のそれぞれのゴール設定を十分理解し，何がどこまで必要か他種職と常に情報共有を行うことである．

手術法について知っておこう

●一般的なアプローチ；外側侵入法

仰臥位で膝〜太腿にクッションを入れて軽度屈曲位にて行う．

膝外側から大腿外側にかけて直線的な切開で行うもので，皮切に沿って腸脛靱帯，次いで外側広筋を筋区画から持ち上げるように分離，あるいは鈍的に分けて大腿骨に達するもの．内側にプレートを当てる場合もあるが，イメージとしては，パスタ麺を上下に分けて皿の模様をみるようなもので，麺は切る必要はない．

要は筋膜は筋線維方向に切開してもあとで縫合され，まして筋線維が断ち切られ，アキレス腱断裂のような完全途絶に陥ることも基本的にはない．筋の走行は温存されていると考えてよいので，理学療法における早期可動運動や体交に影響を与えることは少ない．ただし開放骨折の場合は筋肉損傷の可能性もあるので，どの筋にどれくらいダメージがあったかなど確認する必要がある．

●最少侵襲アプローチ法（MIPO法）

MIPOとはminimally invasive plate osteosynthesisの略語である．文字どおり小さな皮切を（大腿骨顆部外側に4〜5cm前後）設け，そこから長いプレートを筋層と骨のあいだに滑り込ませ，最近位にも4cmほどの皮切をおき，スクリュー固定を行う方法である．骨折部の展開を行わずに軟部組織の侵襲を最少に留められるという利点がある（図3）．

●インプラント周囲骨折としての大腿骨顆部骨折

近年の高齢化にともない，人工股関節のステム周辺や大腿骨近位部骨接合用インプラント，人工膝関節インプラント周囲骨折の増加が問題となっている．特に人工関節置換術の

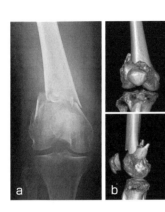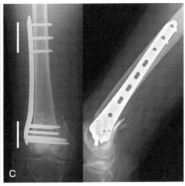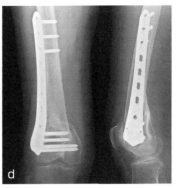

図3 症例2：85歳女性
転倒により受傷(a)．同日のCTにより粉砕の程度を確認(b)．術前は杖歩行のレベルであり，術後も同レベルへの復帰を目指すことをゴールに，侵襲の少ないMIPO法によるロッキングプレート固定を行ったもので，図中の線は皮切ラインである(c)．術後7ヵ月での骨癒合は良好であり，杖や歩行車を押して歩行可能である(d)．

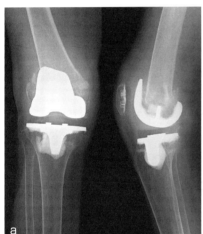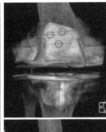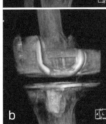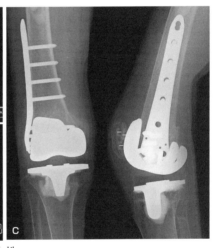

図4 症例3：94歳女性
転倒により受傷(a)．CTにより粉砕の程度を確認し(b)，ロッキングプレート固定を行った(c)．高齢というだけではなく，人工膝関節置換術の長期経過例では大腿骨顆部の脆弱性から，逆行性髄内釘では顆部スクリューが十分に効きにくい場合があり，ロッキングプレートが適応しやすい．

経年的増加を考慮すると，今後さらなる患者の増加が予想されている．可能な限り，早期手術と早期離床を目指すことが高齢者の外傷の基本である．人工膝関節の大腿骨コンポーネント周囲骨折には逆行性髄内釘も機種によっては使用可能であるが，ロッキングプレートでは機種にかかわりなく使用でき，スクリュー固定の安定性もあり，先のMIPO法もあわせて選択されることが多い(図4，5)．

また大腿骨ステムとの接触を想定された一側の皮質固定用の短いロッキングスクリュー(monocortical screw)やケーブルワイヤーによるプレート固定のオプションが用意され，多くのバリエーションに対応しやすくなっている．特に遠位，近位ともにインプラントがあれば，その間の骨には応力が集中しやすいことは想像に難くなく，さらなる骨折も危惧

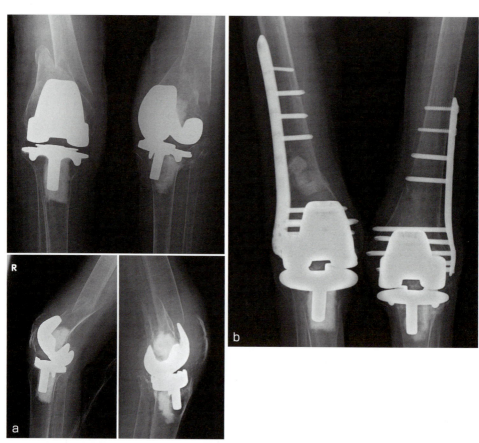

図5 症例4：79歳女性
施設で転倒により受傷した，両側同時骨折例である（a）．ADLは車椅子であった．骨折タイプによってプレートの最適な長さを選択し，また骨の欠損部にはリン酸カルシウムやハイドロキシアパタイトなどの人工骨を充填する（b）．

されるため，その橋渡しとして大腿骨全体が金属で補強されるように，遠位，近位とも一部分をオーバーラップできるようロッキングプレートの長さを選択し使用する（図6）．

おわりに

　大腿骨顆部骨折は髄内釘やプレートがそれぞれ使用され，症例ごとに検討され施行されている．当院でも2011年4月〜2015年12月までの45症例では，ロッキングプレート23例，逆行性髄内釘22例と半々であった．つまり理学療法にあたっては，症例ごとに必ず医師と相談し，固定性や可動域運動の開始時期や角度制限，あるいは荷重時期について確認することが必要なのである．ロッキングプレートは外側からの補強であり，内側の骨欠損や脆弱性が残る場合には，内側からもプレートを使用するダブルプレート法も推奨されている．"いかに大腿骨顆部骨折の安定性を確保するか"について今なお議論されていることを知っておくことが大切である．

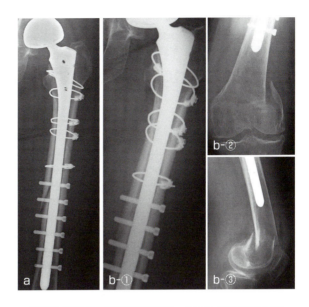
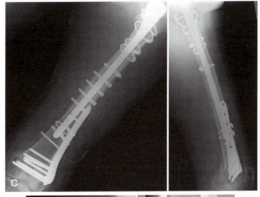
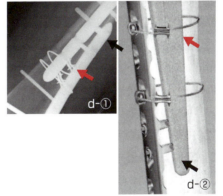

図6 症例5：85歳女性
インプラント周囲骨折を生じ，再置換術を行った（a）．骨癒合は良好であったが，転倒によるステム遠位部での再骨折（b-①，②，③）を生じ，ロッキングプレートによる骨接合を施行（c）．このプレートには，ステムに当たることを想定した加工が施された，一側皮質のみ貫通する短いロッキングスクリュー（➡）や，プレートに固定されるケーブルを使用し，ワイヤリングも行えるオプション（➡）もあり（d-①，②），応用範囲が広い．

▶若手理学療法士へひとこと◀

複眼的，多元的な見方を養うには，基礎知識に裏づけられた共通言語によるコミュニケーションが大事です．多種職連携の意義はそこにあるのです．

6 大腿骨顆部骨折
―locking plate固定の場合②―

井原拓哉, 奥村晃司

> 大腿骨顆部骨折に対するロッキングプレート (locking compression plate : LCP) 固定は, 近年のインプラントの発達を象徴する代表的な手術法である (図1). LCPの導入により治療成績は向上したが, 依然成績不良例や合併症の報告が散見される. 特に骨の癒合不全と拘縮は本骨折における主たる問題点であり, 理学療法士が担う責務も大きいため, 手術法や後療法に関して理解を深めておくことは必須である.

大腿骨顆部骨折に対するLCP固定のプロトコル

　大腿骨顆部骨折のロッキングプレート (LCP) 固定には, ゴールデンスタンダードと言うべき術後プロトコルは存在しないため, 原則として担当医の指示を仰ぐ. 本項では, 参考として当院でのプロトコルに文献的検討を加味して表1に記載する.

　LCPの利点としては, ロッキングスクリューによる角度安定性, プレート直下の血流温存, TKA周囲骨折では機種に左右されないことなどが挙げられており[1,2], 内反変形・緩み・脱転が起こりにくいとされている[1]. 欠点としては関節近傍に大きなプレートを設置することによる可動域障害, 粉砕骨折や骨欠損例での矯正損失や遷延癒合の可能性[1], 手術侵襲が大きいこと[3]などが挙げられている.

　利点としての角度安定性および本骨折における拘縮発生率の高さ[4]から, ROM運動は術翌日から許可されることが多い. また荷重に関しては, 骨癒合の程度が重要とされている. LCP固定は粗鬆骨に対する固定性向上とアライメント維持能力が利点とされている[5〜7]一方で, LCPといえども内固定具としての特性は髄内釘のような早期荷重を可能とするものではなく, 骨癒合するまでに要する期間は決して短縮されるわけではないため, 後療法は仮骨形成などに応じて荷重を許可する従来のプレート固定法に準じたものであるべきとされている[4,5]. さらに, LCPでは強固すぎる固定のために, ときに仮骨形成が遅れ, 骨癒合期間がやや延長するといった報告[4]や, 超早期の全荷重や遷延癒合状態での全荷重は髄内釘と異なり骨癒合に有利に働くことはなく[8], 早すぎる荷重開始や軟部組織損傷なども遷延癒合の原因である[9]と報告されている. したがって, 荷重開始時期に関しては, 先行研究による経験的蓄積を基にしたorder madeのプロトコルとなり, 術後の注意深い観察とリスクの把握が重要となる. 表1に標準的プロトコルを示すので参考にされたい.

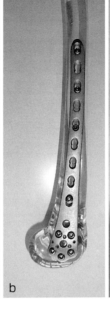
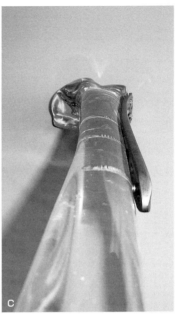

図1 右大腿骨遠位部への理想的なロッキングプレート固定の例
a:前額面, b:矢状面, c:水平面
(DePuy Synthes社より提供)

表1 当院での一般的なプロトコルの例

	ベッドサイド理学療法開始	車椅子開始	立位荷重(部分荷重)	立位荷重(全荷重)	歩行練習	ADL練習	退院指導
通常	術後1日目	可及的早期	1w(10PWB)〜4wまでは両松葉杖使用で50% PWB	6〜8w	1w〜	退院7日前	退院3日前

　当院では，骨折部不安定性が存在する場合や荷重制限に対する患者のコンプライアンスが不良の場合には，荷重や日常生活活動(ADL)に対する制限に関しては医師と協議し，通常のプロトコルを基準に適宜時期を決定するようにしている．

　手術後の理学療法は，術後の全身状態，骨折部の不安定性の有無を考慮して行っている．ベッドサイドでの理学療法は，術後の全身状態を考慮したうえで，廃用予防・拘縮予防の観点からも可及的早期に開始する．基本的に術翌日から術中および術後の出血量，血圧，脈拍，酸素化状態，熱発の有無などの全身状態に加え，手術による合併症の有無を評価している．

　内容としては主に廃用予防・拘縮予防・早期離床を主たる目的としている．廃用予防としては，下肢筋力の維持を目的にベッドサイドでの筋力強化トレーニングを実施し，拘縮予防としては，医師の指示のもと，術後の炎症を増悪させない範囲でのROM運動を行っている．前記全身状態を考慮したうえで，臥位から長座位，端座位，車椅子移乗へと段階的に早期の離床を実施している．術後に骨折部の不安定性が存在した場合でも，シーネや装具を用いて安定性を担保したうえで，早期にADLの拡大を行っている．安静臥床の長

期化によるメリットはないが，術部への不要な負荷は避けなければならない．

立位荷重の開始には，仮骨形成の有無を中心とした骨折部の安定性への配慮が必要不可欠である．当院では通常の場合，床面へのタッチ程度（10% PWB程度）より開始し，全荷重は6〜8週を目安に実施している．歩行練習も荷重条件に合わせ早期より開始するが，歩容や歩行補助具の操作の得手不得手，想定される入院期間を加味して変更している．骨折部に不安定性がある場合には，担当医へ報告し指示を仰ぐようにしている．

ADL指導は，若年者の場合，罹患部位以外を用いて代償的に動作を遂行することができるため，早期にADL動作の獲得を進めている．高齢者の場合，合併症の有無や全身の運動機能の低下も考慮し，必要に応じて早期より開始する．

退院時指導としては家庭での自主練習の習得を主目的として退院数日前より確認を行う．そして退院前の数日間，ベッドサイドで実際に行ってもらい，翌日に実施状態を確認し，適切なフィードバックを与えるよう実施している．

上記したように大腿骨顆部骨折に対するゴールデンスタンダードと言うべき術後プロトコルは存在しないため，担当医と密に協議し指示を仰いで実施している．

大腿骨顆部骨折に対するLCP固定では何に注意すべきか

大腿骨顆部骨折は，青壮年では，交通事故・労働災害・高所転落などの高エネルギー損傷で発生し，高齢者では，歩行時の転倒・ベッドからの転落などの低エネルギー損傷として発生する．したがってその損傷程度や損傷部位も受傷機転によってさまざまであり，治療計画を立てるうえでも術前からの状態把握は非常に重要である．

また，大腿骨顆部骨折に対する観血的治療の目的は，主に早期の運動性と荷重を許容する安定性の獲得である．そのためには解剖学的整復と強固な内固定および早期の手術，早期からの理学療法が重要であり[10,11]，さらに，より良好な結果の獲得を意図した場合，早期の運動と早期の機能改善が必要とされている[12]．宮村ら[13]は，成績良好群と成績不良群とを比較した際，術後成績を左右する因子としてfunctional unit（pain, function, motion）による影響が大きく，解剖学的整復位が良好であっても，後療法が遅延すれば成績不良となりうると報告している．したがって，大腿骨顆部骨折後のLCP固定では理学療法士による役割も大きく，担当医と協議したうえで理学療法による可能な限り早期の機能の改善を提供する必要がある．このため，理学療法の実施時点で患者の受傷または術後の炎症がどのような状態なのか，レッドフラッグとなる合併症（膝窩動脈損傷，総腓骨神経麻痺，脛骨神経麻痺など）がないかなど，丁寧正確な状態とリスクの把握は必要である．また，整復の状態や炎症時期に左右される理学療法の限界および必要性を理解しておくことが重要となる．

メモ レッドフラッグとなる合併症① 膝窩動脈損傷

大腿骨遠位端骨折の合併症として，まれではあるが膝窩動脈損傷が挙げられている．動脈損傷の典型的な症状として，動脈の拍動の消失または減弱，蒼白，疼痛，錯感覚，麻痺，冷感があり，加えて四肢末梢のチアノーゼや皮下静脈の虚脱，毛細血管充満速度の遅延が生じる．感覚障害は特に触覚と立体覚の鈍麻または消失が特徴的であり，運動障害は特に膝窩動脈損傷では長母趾伸筋が障害されやすい[19]．

メモ レッドフラッグとなる合併症② 総腓骨神経麻痺

総腓骨神経は腓骨頭レベルで深腓骨神経と浅腓骨神経に分岐し，それぞれ前脛骨筋・長母趾伸筋・長趾伸筋などと長短腓骨神経を支配する．感覚枝はそれぞれ第1・2足趾間背足部と下腿外側〜足背を支配しており，損傷に伴い同部位の麻痺を生じる．特徴的な所見としては下垂足がある．

メモ レッドフラッグとなる合併症③ 脛骨神経麻痺

脛骨神経は大腿骨後方で総腓骨神経から分岐し，腓腹筋，ヒラメ筋，後脛骨筋，長母趾屈筋，長趾屈筋を支配する．また下腿後面〜足底の感覚を支配しており，損傷に伴い同部位の麻痺を生じる．

POINT

骨折は理学療法によって早く修復するわけではない．理学療法を実施する意義は骨癒合が遅延するのを防ぎつつ合併症の発生を回避し，理想的なプロトコルに導くことであり，修復を阻害するアプローチは避けなければならない．しかしながら，必要な時期に必要なアプローチを怠らないよう注意を払い，二次的な合併症の発生をモニタリングする意味も含め，逐次状態把握に努める必要がある．またその後の展開を予測し，身体の他部位へ予期的にアプローチを行っていく．

● 術前〜手術までの管理

術前〜手術までには，受傷に伴う軟部組織の状態，骨折の型，整復方法・程度，合併症の有無，全身の緊張状態などを評価する．

開放創が存在する場合には感染のリスクが増していることを想定し，術後の炎症状態が遷延化する可能性があることを念頭に置いておく．また，近年の報告では，開放骨折である場合，骨移植を要したり，plate failureの発生する率の上昇[14,15]，遷延癒合，偽関節[1,16]を起こしたりすることも少なくない．また閉鎖創であった場合にも，術後にアプローチしていく際に，同側の他部位や損傷がないと判断されていた対側の下肢や体幹などの他の思わぬ部位に疼痛が出現することもあるため，術前から骨折部位のみでなく損傷のある部位を詳細に把握しておくことは，術後のアプローチを円滑に進めるうえでも重要である．特に，大腿骨顆部骨折では，膝窩動脈損傷や総腓骨神経・脛骨神経の損傷が合併症として報告されており[17,18]，同部位の損傷による臨床所見は随時確認しておく必要がある．また当

表2 大腿骨遠位部骨折の受傷に伴う他部位の同時受傷の発生率

損傷	発生率
神経および血管損傷	3%
靱帯損傷	10〜19%
半月板損傷	4%
軟骨損傷	7%
膝蓋骨骨折	4〜19%
同側脚への連鎖的損傷	17〜27%
対側脚への損傷	10〜13%

「Wagner M, Frigg, R（編）：大腿骨 遠位部．AO法骨折治療 Internal Fixators LCPとLISSによる内固定．田中 正（監訳），p501，医学書院，東京，2008」より引用

骨折での他部位の同時損傷も多く報告されている．表2[18]に記載するので参考にされたい．

● 骨折型の分類

大腿骨顆部骨折の骨折型の分類としては，AO分類（図2）[20]が使用されることが多い．大腿骨遠位部骨折に対するAO分類は，主に骨折の部位（関節内，関節外，または両者），骨折部位の状態によって細分化される．このAO分類で特にA3，C2，C3のような，骨幹端粉砕症例の場合，遷延骨癒合からインプラントの折損に至る例が報告されており[15]，また術後成績には骨折型が影響する（C型で不良）との報告[21]がある．開放骨折の分類としてGustilo分類（表3）[22]が併用されることも少なくない．Gustilo分類は，主に開放創の大きさ，骨膜の露出の有無，脈管の修復の必要性の有無によって細分化される．浜橋ら[23]は彼らの報告の中で，偽関節例について，いずれもAO分類C2，Gustilo分類ⅢAの開放粉砕骨折であり，開放骨折に伴う軟部組織損傷が骨癒合に不利に働いた可能性があると報告している．これらの分類を把握しておくことは予後予測のために有用であると考える．

受傷時の骨折型・状態に加え，術前の整復や手術までの待機日数も重要であり，手術までの待機日数が長いほど損傷組織周囲の癒着は進行する可能性がある．また，整復方法・程度に関しては，整復の牽引方法と術前X線写真の状態を確認しておく必要がある．

● 牽引方法

牽引方法には介達牽引と鋼線牽引があり，介達牽引時には，方法によっては軟部組織へ持続的な圧迫を生じる危険がある．そのため圧迫部の褥瘡や腓骨部の圧迫に伴う腓骨神経麻痺といった合併症を生じないよう観察しておく．また鋼線牽引を実施している場合には下腿にも創を生じるため，感染や創にも注意する必要がある．

● 整復位

整復位は骨折部の位置にも左右される．例えば，骨折線が腓腹筋付着部の直上にあれば（AO分類A1，A2など），遠位骨片は腓腹筋の緊張により後方へ回転転位し，後方凸変形が生じやすく，骨折線が内転筋付着部直上にあれば外方凸変形（内反変形）が生じやす

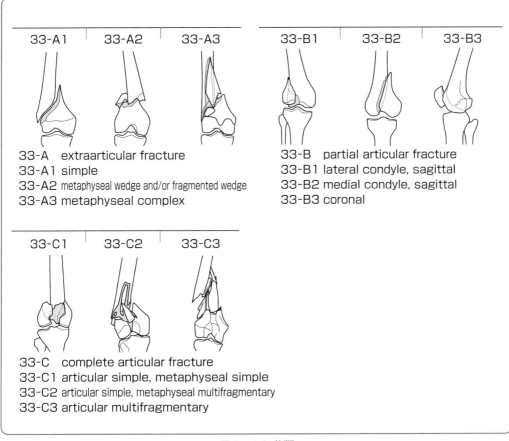

図2 AO分類

33-A：関節外骨折	33-B：部分的，関節内骨折	33-C：完全関節内骨折
33-A1：単純	33-B1：外顆，矢状面	33-C1：関節面単純，骨幹端単純
33-A2：骨幹端楔状または楔状骨片	33-B2：内顆，矢状面	33-C2：関節面単純，骨幹端多骨片
33-A3：骨幹端複雑	33-B3：前額面	33-C3：関節面，多骨片

「AOTrauma：AO/OTA Fracture and Dislocation Classification：https://aotrauma.aofoundation.org/Structure/education/self-directed-learning/reference-materials/classifications/Pages/ao-ota-classification.aspx［accessed 2016-08-29］」より引用

い[17,24]．これらの筋張力による変形は術中に適切に操作されれば回避できるが，場合によっては術後も残存している可能性があり注意を要する．

　交通外傷などの高エネルギー損傷や粗鬆骨を有する高齢者で発生する粉砕骨折の場合，骨欠損が発生することは少なくなく，内側皮質の骨欠損のある症例では術後内反転位の可能性が報告されている[24,25]．また，従来のプレート固定と比較してLCPでは，角度安定性のため内反変形は起こりにくいとされている[4]が，必ずしも発生しないわけではないため，術後もX線写真などでの注意深い観察を続ける必要がある．

●合併症

　合併症の発生にも注意しておく必要がある．術後の一般的な合併症としての腓骨神経麻痺や深部静脈血栓症に加え，修復に関与する糖尿病や循環障害の有無に配慮する必要があ

表3 Gustilo分類

分類	状態
Type I	1cm未満の創．大抵は，骨片の先端が皮膚を貫くことによって生じる適度に清潔な穿刺創．軟部組織の損傷はほとんど無く，圧挫損傷の徴候はない．骨折は通常単純な横骨折もしくは短斜骨折で，粉砕を伴わない．
Type II	創は1cm以上であり，広範な軟部組織の損傷や弁状創，剥離創が無い．軽度または中程度の圧挫損傷や中程度の粉砕骨折，中程度の汚染が存在する．
Type III	筋，皮膚，神経血管構造などの軟部組織の広範な損傷と高度な汚染を特徴とする．骨折は多くの場合，高エネルギー外傷によって発生し，重度の粉砕と不安定性を呈する．Type IIIは3つの亜系に細分化される．
Type IIIA	広範な裂創や弁状創，高エネルギー外傷であるにもかかわらず，骨折部の骨の軟部組織被覆は十分である．この亜系は，創の大きさに関係なく，高エネルギー外傷による分節的もしくは重度の粉砕骨折を含む．
Type IIIB	高エネルギー外傷による広範な軟部組織損傷もしくは軟部組織欠損，骨膜の剥離，骨の露出，高度な汚染，重度の粉砕骨折を伴う開放骨折．デブリドマンと洗浄の完了後，骨の一部が露出し，局所または遊離の弁が被覆の為に必要とされる．
Type IIIC	軟部組織の損傷の程度に関係なく，修復を必要とする動脈損傷を伴う開放骨折

「Gustilo RB, Merkow RL, Templeman D：The management of open fractures. J Bone Joint Surg Am. 72（2）：299-304, 1990」より作表．筆者訳

る．また本骨折の受傷と併せて，膝蓋骨骨折が10〜15％，治療を要する膝蓋靱帯の不安定性が20〜30％，同側下肢のさらなる骨折が20〜25％，脛骨近位部骨折が約5％に存在すると報告されている[18]．

メモ 深部静脈血栓症

深部静脈血栓症とは，四肢の静脈のうち筋膜より深い深部静脈に発生する静脈血栓塞栓症である．特に骨盤・下肢静脈で発生頻度が高いとされている[26]．危険因子として加齢や外傷，手術後の凝固亢進，脱水，長期臥床，脊髄損傷や脳血管障害の既往など，多くの因子が挙げられている．特に下腿部のヒラメ筋内静脈で多発する．急性期では，片側性の腫脹，疼痛（自発痛），肢位変化に伴う色調変化，表在静脈の怒張などが出現し，視診や熱感の有無，血栓化静脈の触知や下腿筋の圧痛，Homansテスト（膝を軽く押さえて足関節を背屈させると腓腹部に疼痛が生じる）などにより判断される．またエコーやD-dimerなどの臨床検査で診断される．自然経過で血栓が溶解することもあるが，場合によっては重篤な合併症を惹起し，治療のために手術を要する場合があるため，本症が疑われる場合には担当医に報告する必要がある．

● 全身の緊張状態

術前の臥床期間の延長に加え，牽引によって持続的な外力が加わることで，全身の緊張状態を増していることも多い．特に筆者の経験からは，頸部や腰部といった脊柱に既往がある場合や，精神的に不安が強い場合，疼痛が強い場合などは，術前から全身の緊張が高く，術後の可動域獲得に難渋することも経験するので，体幹や骨盤体へのリラクゼーションを中心としたアプローチや，術後の予測しうる経過を十分に説明しながら患者の不安を

取り除いていくことも重要であると考える．

● **術後からの管理**

術後の理学療法では，術創部の炎症所見，創・骨折の修復状態，感染徴候の有無，可動域制限の有無，筋出力に特に注意を払う．また術前から引き続いて合併症の有無にも注意を払う．

● **炎症所見**

炎症所見として，血液検査の結果や局所の熱感・腫脹・疼痛・発赤といったケルススの4徴候に加え，出血量や全身の熱発状態なども状態を探る手がかりとなる．そのため，周径の計測やVAS・NRSを用いた疼痛の問診，触診による熱感の評価をこまめに実施すべきである．損傷部位の大小による差異はあるが，筆者の経験上，安静時痛は早期より消失し，運動時痛も膝関節運動時に限られることが多い．これは，受傷後および術後，時間経過と共に炎症が沈静化することで，炎症反応自体による疼痛は消失するものの，機械的刺激に対する閾値が低下しているためであると考えられる．高エネルギー損傷によって本骨折を呈した症例では，当初の疼痛によって他部位の骨折が明らかでないこともあるため，遷延する安静時痛や他部位に疼痛の訴えがある際には，他の骨折や損傷の存在を一度は疑うべきである．

● **創・骨折部の状態**

大腿骨顆部骨折におけるLCP固定では，特に創・骨折の修復状態は重要となる．血流の障害は創および骨修復の妨げとなり，阻血性壊死や遷延癒合，偽関節が発生する可能性がある[17]ため，創部の状態や骨折部の状態はこまめに確認しておく必要がある．特に開放創や術創が大きい場合には，血流が不良となりやすい．

また開放創の有無は感染の発生に関しても問題になることが多いため，感染徴候の有無には注意を要する．感染徴候として，滲出液の持続，白血球数の異常な増加，炎症所見の持続，全身熱発の持続などが挙げられ，肉眼的な局所観察に加え，血液検査の結果や培養検査の結果も確認しておくことが必要である．

● **膝関節可動域制限**

可動域の制限は本骨折の最も大きな問題の一つである．特に膝関節屈曲可動域の障害は必発である．可動域制限の原因としては関節内の要因（膝蓋骨と大腿骨間の癒着，膝蓋上嚢の癒着，側方支帯の線維化と大腿骨顆部への癒着など）と関節外の要因（中間広筋の線維化，大腿直筋の短縮・過緊張，皮膚の滑走不全など），両者の合併したものが挙げられている[20]．また疼痛も主たる可動域制限の原因となる．筆者の経験上，変形による正常な関節運動学からの逸脱も関節可動域制限の一要因になり得ると考える．不十分な整復後では，生来緻密に構成されている骨形態が変化することで，本来neutral zone内で収まるはずの運動範囲が，異なった範囲で運動することを要求されたり，neutral zone自体が狭まったりすることで，過剰な力学的ストレスが特定の組織に加わることで疼痛が惹起され，ROMが制限されることがある．またプレートの設置位置による問題も報告されてい

る．特にプレート遠位部に関して，木浪ら[24]は顆部外側では骨からプレート遠位が浮くと，腸脛靱帯とirritationを起こすと報告し，野田ら[8]はプレート遠位端のインピンジメントによる皮膚刺激症状や腸脛靱帯炎などが起こることがあると報告している．いずれにしろ解剖学的アライメントに起因する限界を超えた可動域の獲得は困難であるため，術中可動域を担当医に確認し，その角度の早期獲得が到達目標となるが，まずは洋式生活の獲得のために目安として120°の獲得を目指す．状態によってはさらに可動域が拡大可能な場合もあり，骨折部の状態を確認したうえで随時患者および担当医との対話を通して目標を変更していく．

　可動域制限は，その主たる構成要素は時期によって変化する．特に術後超早期の時点では，主たる要因は筋緊張と疼痛によることが多い．この時期では炎症を沈静化し疼痛の発生を回避しつつ，積極的な可動域の拡大を図ることが必須である．疼痛抑制と炎症鎮静化のためには，疼痛発生の原因組織と可動域制限の原因組織を特定し，炎症を再燃させるストレスを回避することが必要である．また，時間経過とともに損傷組織周囲の癒着が進行する．術侵襲および受傷に伴う組織侵襲とその後の不動は，侵襲部位に癒着形成を招き，関節包の線維化を惹起し，不動のみの場合よりも早期から関節構成体に器質的変化が生じるため，改善に難渋する可能性が高い[27]と言われている．本骨折では，特に関節内骨折では関節内への出血も想定され，拘縮の発生が懸念される．また，痛み刺激は，α運動ニューロンやγ運動ニューロンを刺激し，筋紡錘の感度を亢進させ，わずかな刺激でも筋収縮が引き起こされるようになる．筋収縮が持続することは，循環障害を悪化させ，二次的な痛みを誘発し，痛みの慢性化を引き起こす[28]．したがって，炎症を再燃するようなストレスを極力回避しつつ，特定した可動域制限の原因組織へ早期より積極的なアプローチを行っていくことが有効であると考える．

●筋出力

　筋出力の低下も術後の主たる問題の一つである．特に本骨折では術侵入の特性上，大腿四頭筋の損傷は避けられない．筋には豊富な血流と神経支配があるので非常に修復が生じやすい[29]が，急性期の炎症反応は結合組織の瘢痕化を起こし，強度が低下し，機能障害が生じるとされている．また，動物実験の結果，瘢痕組織は断裂後1週間で形成され，治癒過程の初期段階において，筋が自動的に力を発揮する能力が減少してしまうと報告されている[29]．しかしながら，過剰な運動は異所性骨化の惹起に関連しうる．そのため，個々の患者の筋損傷の程度や疼痛への耐性などを考慮したうえで，術後より筋出力を維持し，筋萎縮を最小限に抑えることが非常に重要である．

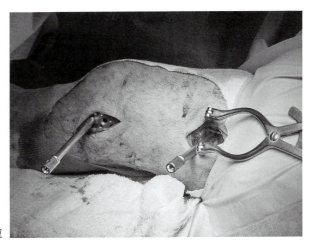

図3　術中切開部位

> **メモ 異所性骨化**
>
> 重度の鈍的損傷，深部挫創，手術的侵襲および骨折の結果として，異所性骨化（異形骨形成）が生じることがある．特に筋の鈍的損傷後における異所性骨化は骨化性筋炎と呼ばれ，挫創の程度が重度の場合には，1週間を目安に石灰化などが生じる．このような病態に対して，深部組織を刺激するようなマッサージや温熱療法，積極的な運動や他動的伸張は避けるべきであるとされている[29]．
>
> 受傷および術侵襲に伴う創の修復には，虚血や酸素供給の不足に加え，栄養状態，感染の有無や糖尿病の既往の有無，肥満，加齢，免疫抑制といった要素が挙げられており[30]，関連した疾患がないか確認しておく必要がある．

大腿骨顆部骨折に対するLCP固定後の具体的アプローチ

　大腿骨顆部骨折のLCP固定では，通常大腿骨の外側から手術侵襲を受ける．皮膚欠損を伴った開放骨折でなく，AO分類33-Bでないものには最小侵襲プレート固定法（minimally invasive plate osteosynthesis：MIPO）の適応となる．通常の切開法では，背臥位・膝関節軽度屈曲位で外側広筋・腸脛靱帯より侵襲を受ける（図3）．したがって同部位を中心とした癒着・滑走不全が生じる可能性は高い．術後，ROM運動は早期より許可されることが多いが，既述したように創部の状態を常にモニタリングしながらアプローチしていく必要がある．

●消炎鎮痛処置と筋の過緊張の抑制

　理学療法では術侵入部および全身の評価を行ったうえで，まずは患部の消炎鎮痛処置および筋の過緊張の抑制より開始する．術早期の炎症に伴う症状の緩和のために，アイシング，弾性包帯による圧迫，患肢挙上は有用な手段である．筋の過緊張の抑制は，疼痛や不動に伴う筋の過緊張の緩和および疼痛の緩和を目的に行う．関節の可動域制限に影響する筋自体の要素として，緊張の程度や粘弾性，長さの問題が挙げられる．その中でも特に緊張の程度に対する操作として，大腿部や下腿部の筋に対してリラクゼーションを行う．

● モビライゼーション

　筋の粘弾性や軟部組織の癒着に対してはモビライゼーションを行う．術侵襲および受傷により生じる創周囲には，特に炎症反応が活発に生じ，それに伴い疼痛が発生する．したがって同部位の炎症による組織の癒着を防止しつつ，疼痛に伴う二次的な筋の過緊張を抑制し，可動域を確保するために，損傷部位を保護したうえでの周辺組織へのモビライゼーションは有効であり，軟部組織の柔軟性の改善を図ることは，膝関節の可動性の改善や筋収縮の獲得に奏功する手法となる．また，モビライゼーションを実施しながらも組織の抵抗感を感じ，制限されている運動方向に関する制限因子を特定し，特異的にアプローチを実施したうえで，再度確認することも重要である．具体的には，膝蓋上囊や大腿四頭筋，腸脛靭帯および腸脛靭帯に連結する筋，および膝蓋骨とその周囲組織などが対象となることが多い（図4）．ただし，術侵襲を受けている部位に対する急性期のアプローチには注意を要する．

● 膝関節屈曲ROM運動

　大腿四頭筋および関節面の損傷に伴う膝関節屈曲制限は必発である．十分な可動の猶予を確保できたら，創部への不要な力学的ストレスを回避しつつ，可動域を維持・獲得していくため，保護的に積極的にROM運動を実施していく．術後の患者で認められる外側広筋や，腸脛靭帯の過緊張（この原因となる組織の過緊張も含め）をコントロールしROM運動を行う方法の一つとして，図5のように大腿外側を矢印の方向に伸張し，軟部組織に運動の猶予を与えての運動は，疼痛の軽減と大腿外側に生じている過緊張を軽減させてのROM運動となり，創部への不要な力学的ストレスを減弱させることが可能である．図6では相反抑制を利用し，膝関節屈曲運動を行っていく．このとき，屈曲運動自体は軽度の筋収縮で行うことで，膝関節伸展筋と屈曲筋の不要な共同収縮を抑制するよう意識させたうえで行い，運動学習を促すよう注意を払う．この運動の目的は屈曲筋力の強化でなく，不要な筋収縮を除いた合目的な筋収縮様式の獲得であり，その意図を患者にも理解して行ってもらう必要がある．

● 膝関節伸展筋力トレーニング

　大腿四頭筋損傷に伴う膝関節伸展筋力の低下も，頻発する機能障害である．特に膝関節最終伸展域周辺での筋出力の低下はextension lagとも関連し，跛行などの能力障害に関与する．筆者は，術早期より段階的に膝関節伸展筋力トレーニングを実施している．大腿四頭筋のセッティングは大腿四頭筋力の維持のみならず，中間広筋の収縮による膝蓋上囊の癒着防止にも有効であると言われている．創修復および筋出力の回復段階に合わせて負荷量および運動肢位を適宜変更する．大腿四頭筋の筋収縮を促す一つの方法として，膝窩部にタオルを敷き，膝窩部を押しつけるようにした状態で筋収縮を促す（図7a）．足趾屈曲や足関節背屈，股関節伸展を同時に促すことで，特に萎縮の起こりやすい内側広筋の収縮を促しやすい．SLRのような下肢の挙上による膝伸展運動では，大腿直筋を中心とした収縮が促され，特に最終伸展域で重要となる広筋群の収縮は起こりにくい．さらに患者に

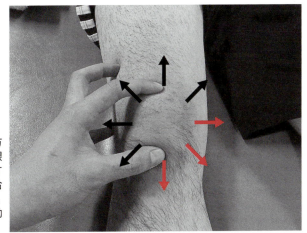

図 4 膝蓋骨のモビライゼーション
膝蓋骨の運動範囲を全周性に確認する．どの方向の運動が制限されているのかを把握し，制限されている運動方向に関する制限因子を特定する．大腿外側からの術侵襲もしくは創部の縫合により，大腿外側の組織の柔軟性が低下する．特に内側〜下方（赤矢印）方向への膝蓋骨運動が阻害されていることが多い．

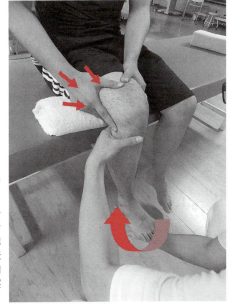

図 5 創部への離開・伸張ストレスを抑制した状態でのROM運動
大腿四頭筋，大腿筋膜張筋は特に緊張が亢進していることが多い．膝関節の運動の制限となっている筋線維方向を意識してその方向（直線矢印）に沿って伸張を加えることで，軟部組織を弛緩させ疼痛発生を抑制した状態でROM運動を行う．理学療法士は特に大腿脛骨関節の運動が適切に生じているか，どの方向に抵抗感を感じるか脛骨粗面と足部でモニタリングしながら実施する（曲線矢印）．

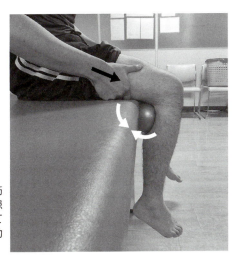

図 6 相反抑制を利用した膝関節自動屈曲ROM運動
相反抑制を利用した膝関節屈曲運動（白矢印）は，動筋と拮抗筋の共同収縮および疼痛が生じない範囲で行う．努力性に行う患者が多いため，大腿四頭筋が十分弛緩していることを確認して行う．図5の方法を応用し，患者自身に軟部組織の弛緩を補助してもらいながら実施する（黒矢印）．

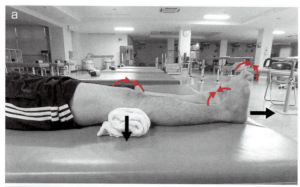
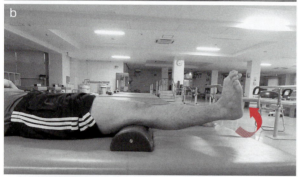
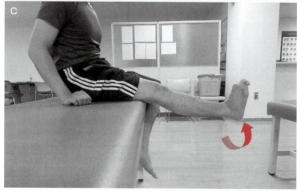

図7 膝関節伸展筋に対する段階的な運動
a：最終伸展域で広筋群の収縮を促すセッティング．足趾屈曲，足関節背屈を保持し膝関節伸展運動を促す（赤矢印）．足趾屈曲，足関節背屈運動が生じる前に膝関節伸展運動が生じないか注意する．また，タオルを押さえ踵方向へ下肢を伸ばすよう口頭指示を行うことも有効である（黒矢印）．大腿直筋を用いた代償運動ではSLRのような下肢の挙上による膝伸展運動が生じるため注意する．ハムストリングとの共同収縮では踵骨が床面に押し付けられるため注意する．
b：関節運動を伴う膝伸展運動では，特に完全伸展位まで関節運動が起きているか，筋収縮が十分に起こっているかを確認する．aと同様，筋収縮に伴う下腿の挙上とともに，大腿も連動して挙上しないように指導する（曲線矢印）．筋収縮が不十分で完全伸展しない場合は負荷量軽減のために，理学療法士による自動介助運動や紐などを用いた患者自身での自動介助運動を指導する．
c：端座位での膝伸展運動を行う場合も，膝関節が完全伸展しているかに注意を払う．骨盤後傾を伴う大腿直筋による代償運動やハムストリングによる膝関節伸展制限の有無もあわせて確認する．この場合も必要に応じて自動介助運動にて負荷量を調節する．

よっては筋収縮の固有感覚が得られにくい場合も多く，患者の理解のために，どの筋が収縮するかよりも運動方向を指示することが有用である場合もある．目的とする筋収縮が得られているかは理学療法士が適切にフィードバックする必要がある．その際，目的とする筋の収縮か，患者が収縮を知覚しているか，左右の収縮の程度に差がないかなども考慮する．等尺性収縮が可能となったならば，次段階として関節運動を加えて収縮を促す．具体的には図7bのように，膝窩部に台を敷き下腿だけを持ち上げるように筋収縮訓練を実施する．関節運動を要求することで，単一角度のみでの筋収縮ではなくなるため，より実践的な運動となる．この際，筋収縮と共に下腿の挙上が起こるが，上記と同様，大腿も連動して挙上しないように指導する．また，特に完全伸展位まで関節運動が起きているか，筋収縮が十分に起こっているかを確認する．不十分な場合には介助を加えることで運動負荷

量を調節する必要がある．さらに図7cでは，股関節屈曲位にすることで大腿直筋を弛緩位とし，特に広筋群の筋収縮が必要な状態で行う．このとき，骨盤中間位を保持した状態での膝関節伸展運動が行えるかを確認する．十分な筋収縮があっても，ハムストリングに十分な長さがない場合は，完全伸展位まで伸展できないため注意する．

場合によっては，より実践的な運動として，CKCの状態で膝関節伸展筋群の収縮を促す（図8）．目的とする筋が収縮しているか確認すると同時に，股関節中心・膝蓋骨・第2中足骨が機能軸として適切に配置できているかを確認する必要がある．代償運動に注意を払い，代償運動が生じる場合には，なぜその運動が生じるのかを考察することも重要である．また，荷重制限のある際には実施に際し注意を要する．

膝関節屈曲伸展運動のホームエクササイズとして図9の方法を紹介する．ホームエクササイズとして重要なことは，患者一人でも目的に沿った運動が実施できるかであると考える．したがって，代償が生じず，簡易で効果的な方法が望ましい．既述した運動もホームエクササイズとして利用できるが，この運動では特に代償運動を抑制しやすい．いずれの運動を実施する場合でも，理学療法士の意図を患者が正確に理解しているか十分確認し，意義のある運動を指導すべきである．

受傷により関節の制御戦略が変化している患者では，理学療法士が要求する運動を正確に実施できることは多くない．それは患者自身による問題ではなく，身体機能によるところが大きいと考えられる．特定の関節運動を要求しても，動筋と拮抗筋による共同収縮を呈することも多く，身体機能のなかでも単関節の運動機能のみでなく，身体の他部位からの影響を受けていたり，中枢神経系からの出力自体が変化したりしていることも考えられるため，筋収縮の量のみでなく筋収縮の質や，実施時の代償動作，アライメントなどにも着目してアプローチすべきである．

● 特徴的な跛行

本骨折では特に大腿四頭筋の筋力低下に伴う骨性支持への依存や，大腿四頭筋の疼痛に伴う二次的な筋の過緊張から，いわゆるstiff knee gaitとなりやすい印象がある．この場合，膝関節伸展筋と屈曲筋の同時収縮を起こし軽度膝屈曲位であったり，やや過伸展位で膝関節をロッキングしていたりと，戦略はそれぞれである．しかし，このような跛行の持続は，支持性を提供する骨への要求を増大させ，特に内側に骨欠損を有する症例では，LCPの角度安定性にもかかわらず膝内反変形を引き起こす可能性がある．したがって適切な荷重時期の設定が必要となる．そのうえで仮骨の有無は一つの指標となるため，適宜X線写真での仮骨形成の有無を確認しておくことが必要となる．また，上記の状態では筋の十分な弛緩が得られにくく，理学療法を実施した直後は状態が良いが，次の実施時にはまた緊張が高くなることも少なくない．したがって，関節の機能が実際の動作能力に反映されているかも考慮して，実施する内容に関して常に批判的吟味を行いながら，必要なアプローチを選択する必要がある．

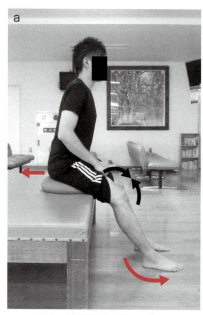
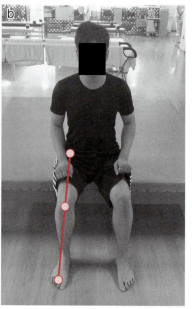

図8 膝関節伸展筋に対するCKCでの段階的な筋力トレーニング

CKCでの膝関節伸展運動では，骨盤中間位を保ったまま，骨盤が後方へ平行移動（a，直線矢印）するよう膝関節の伸展を行う（a，黒矢印）．膝関節屈曲20°〜70°程度の範囲で広筋群（特に内側広筋）の収縮を促すことができる．この際，体幹と骨盤による代償に注意を払い，目的とする筋が収縮しているか確認すると同時に，股関節中心・膝蓋骨・第2中足骨が機能軸として適切に配置できているか確認する必要がある（b）．また，キッキングの方向（a，曲線矢印）により動員される筋が異なるため，目的とする筋が収縮しているか随時確認する．足関節や股関節のアライメントの影響も受けるため，目的とする筋の収縮が得られにくい場合には，全身的に原因を追究する必要がある．

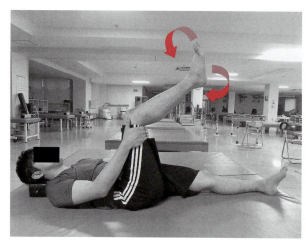

図9 膝関節屈曲伸展運動のホームエクササイズ

膝関節屈曲伸展運動時には患者の多くは体幹，骨盤の代償運動が生じる．この方法では，床面に体幹，骨盤を接地した状態で股関節屈曲を両上肢で把持し，膝関節屈曲，伸展を大腿の運動が生じない状態を保持した状態で実施する（曲線矢印）．このとき股関節を屈曲位にすることで，大腿直筋や大腿筋膜張筋の関与を抑制することができる．特に明確な大腿四頭筋の収縮のONとOFFを意識させることが重要である．

● 動作指導

　近年，在院日数は短縮される傾向が顕著である．そのため，十分な関節機能を獲得する前に生活能力が確保されれば，早期に回復期病院への転院や自宅復帰が行われることも少

なくない．このような場合，特に荷重制限と膝関節屈曲可動域の改善不足が生じている状態での退院・転院が想定される．これらの機能制限は特に十分な荷重および体重以上の抗重力を要する動作や，大きな膝関節屈曲可動域を必要とする動作に問題を生じることが多い．具体的にはしゃがみ込みや和式トイレの使用，床からの立ち座り，階段の昇降動作，靴下の着脱，足指の爪切りなどである．これらの動作が問題とならないよう，早期より自宅環境や松葉杖の操作の得手不得手，介護保険の有無などを把握し，退院間近になって苦慮しないよう早期より調整を行うべきである．若年者の場合，動作の習得自体には時間がかからないことが多いが，早期に自宅退院する場合には，自宅環境のみでなく就労場所の環境や就労の再開時期も考慮する必要がある．また高齢者の場合には松葉杖の操作自体も大きな問題となることも少なくない．そのような場合には歩行器の使用も考慮に入れなければならず，歩行器のレンタルなども視野に入れる場合には，要介護状態の有無は重要な情報となる．いずれの場合でも上記のような制限が生じる可能性が高いことを考慮に入れ，患者の生活に関連した問題を幅広く考慮しつつ，患者との会話を通して，今後生じるであろう問題を明確にしておく必要がある．

▶若手理学療法士へひとこと◀

外傷による骨折では，患者の既往や骨質，骨折の形態などの個人的因子，受傷機転や生活環境などの環境因子，復職の有無や労災認定の有無などの社会的因子は人それぞれである．しかし，理学療法を行ううえでの生理学や運動学，運動力学，解剖学は共通である．それらの知識を用いて患者の状態を正確に理解することは何より重要である．すなわち，症状や状態の原因の究明，つまりは評価が非常に重要であり，多角的な視点から集めた情報を統合し，総合的に判断を行っていく．その際，自らの先入観に捉われないよう，自らの解釈に対して常に批判的な吟味を行い，道を正していく姿勢は重要な経験になると同時に，患者のためにも質の高い理学療法を提供する重要な要素となる．

Further Reading

ペインリハビリテーション，松原貴子，沖田　実，森岡　周（著），三輪書店，2011
- ▶疼痛に関する基礎的な情報から，評価，現在の認識まで幅広く記載されており，疼痛に関して学ぶ際には参考になる一冊である．

関節可動域制限，沖田　実（編），三輪書店，2011
- ▶関節可動域制限に関する生理学的な情報を中心に記載されており，基礎を理解するうえで参考になる一冊といえる．

AO法骨折治療　Internal Fixators　LCPとLISSによる内固定，田中　正（監訳），医学書院，2008
- ▶AO法の分類から，locking plate固定の原理，症例紹介までが記載されており，固定の仕組みを理解するためには重要な一冊である．

Shankman GA:整形外科的理学療法 基礎と実践 第3版,鈴木 勝(監訳),医歯薬出版,2012
▶ 整形外科分野の理学療法に関する生理学的な基礎知識から,各種損傷・疾患に対する各論まで幅広く記されており,広く学ぶうえでは役に立つ一冊である.

● 文献

1) 長野博志,大塚和俊,東野みどり,他:LCPを用いた大腿骨遠位部骨折の治療成績と問題点.骨折.30(2):327-330, 2008

2) Herrera DA, Kregor PJ, Cole PA, et al:Treatment of acute distal femur fractures above a total knee arthroplasty:systematic review of 415 cases (1981-2006). Acta Orthop. 79(1):22-27, 2008

3) 伊藤 靖,松尾英生:高齢者の大腿骨遠位部骨折(AO分類A,C型)の治療成績(逆行性髄内釘とlocking compression plateの比較).骨折.36(1):119-121, 2014

4) 佐藤 徹,塩田直史,荒瀧慎也,他:LCP(Locking compression plate)の適応と限界.骨折.30(3):534-537, 2008

5) 野田知之,島村安則,尾崎敏文:高齢者大腿骨遠位部骨折に対する最小侵襲プレート骨接合術.別冊整形外科.52:236-241, 2007

6) Zlowodzki M, Williamson S, Cole PA, et al:Biomechanical evaluation of the less invasive stabilization system, angled blade plate, and retrograde intramedullary nail for the internal fixation of distal femur fractures. J Orthop Trauma. 18(8):494-502, 2004

7) Zlowodzki M, Williamson S, Zardiackas LD, et al:Biomechanical evaluation of the less invasive stabilization system and the 95-degree angled blade plate for the internal fixation of distal femur fractures in human cadaveric bones with high bone mineral density. J Trauma. 60(4):836-840, 2006

8) 野田知之,尾崎敏文:大腿骨遠位部骨折─ロッキングプレートの適応と問題点─.関節外科.29(4):421-429, 2010

9) 山川泰明,川上幸雄,大塚亮介,他:大腿骨遠位端骨折に対するロッキングプレートと逆行性髄内釘の治療成績の比較.中四整外会誌.22(2):427-431, 2010

10) 佐藤亮三,毛利昌雄,安光正治,他:高齢者の大腿骨遠位部骨折の治療経験.中四整外会誌.11(2):257-261, 1999

11) Kumar A, Jasani V, Butt MS:Management of distal femoral fractures in elderly patients using retrograde titanium supracondylar nails. Injury. 31(3):169-173, 2000

12) Thukral R, Mayra S, Singh C:Management of distal femoral periprosthetic fractures by distal femoral locking plate:A retrospective study. Indian J Orthop. 49(2):199-207, 2015

13) 宮村 聡,上杉彩子,栗山幸治,他:高齢者大腿骨遠位部骨折の治療経験.骨折.36(2):351-354, 2014

14) Weight M, Collinge C:Early results of the less invasive stabilization system for mechanically unstable fractures of the distal femur (AO_OTA Types A2, A3, C2, and C3). J Orthop Trauma. 18(8):503-508, 2004

15) Vallier HA, Hennessey TA, Sontich JK, et al:Failure of LCP condylar plate fixation in the distal part of the femur. A report of six cases. J Bone Joint Surg Am. 88(4):846-853, 2006

16) 小川裕也,守屋拓朗,秋本浩二,他:大腿骨遠位部骨折に対する手術成績の検討.骨折.

37(1)：137-140, 2015
17) 高平尚信：下肢の外傷　大腿骨遠位部（顆部・顆上部）骨折. 運動器外傷治癒学, 糸満盛憲（編），pp445-459, 医学書院, 東京, 2009
18) Wagner M, Frigg, R（編）：大腿骨　遠位部. AO法骨折治療　Internal Fixators　LCPとLISSによる内固定, 田中　正（監訳），pp500-559, 医学書院, 東京, 2008
19) 加藤博之：外傷学　軟部組織損傷　血管損傷. 標準整形外科学　第10版, 鳥巣岳彦, 国分正一（総編），pp651-654, 医学書院, 東京, 2005
20) AOTrauma：AO/OTA Fracture and Dislocation Classification：https://aotrauma.aofoundation.org/Structure/education/self-directed-learning/reference-materials/classifications/Pages/ao-ota-classification.aspx［accessed 2016-08-29］
21) 伊藤　靖：大腿骨遠位端骨折　骨接合術後の膝関節拘縮と対策. MB Orthop. 12(2)：79-85, 1999
22) Gustilo RB, Merkow RL, Templeman D：The management of open fractures. J Bone Joint Surg Am. 72(2)：299-304, 1990
23) 浜橋恒介, 内山善康, 田中真弘, 他：大腿骨顆部関節内骨折（AO分類Type C）に対するLocking plate固定術の治療成績. 神奈川整・災誌. 24(5)：221-224, 2011
24) 木浪　陽, 野田知之：大腿骨遠位部骨折. 関節外科. 32(10)：132-141, 2013
25) 服部陽介, 森　公一, 佐藤　良, 他：Locking plateを用いた人工膝関節置換術後の大腿骨遠位部骨折の治療経験. 骨折. 37(3)：793-796, 2015
26) 日本循環器学会, 他：総論　深部静脈血栓症. 循環器病の診断と治療に関するガイドライン（2008年度合同研究班報告），肺血栓塞栓症および深部静脈血栓症の診断, 治療, 予防に関するガイドライン（2009年改訂版）. http://www.j-circ.or.jp/guideline/pdf/JCS2009_andoh_h.pdf, pp10-12,［accessed 2016-08-29］
27) 坂本淳哉：関節構成体変化に基づいた関節可動域制限. 関節可動域制限―病態の理解と治療の考え方, 沖田　実（編），pp145-147, 三輪書店, 東京, 2008
28) Johansson H, Sojka P：Pathophysiological mechanisms involved in genesis and spread of muscular tension in occupational muscle pain and in chronic musculoskeletal pain syndromes：a hypothesis. Med Hypotheses. 35(3)：196-203, 1991
29) Shankman GA：筋と腱の治癒. 整形外科的理学療法―基礎と実践―　原著第2版, 鈴木　勝（監訳），p199, 医歯薬出版, 東京, 2008
30) Bryant RA, Nix DA：創傷治癒の生理学. 創傷管理の必須知識, 渡辺　皓, 菊池憲明, 舘　正弘（監訳），pp108-114, エルゼビア・ジャパン, 東京, 2008

ミニレクチャー

疼痛緩和のコツ

田中　恩

1. 痛みの捉え方

1）自分の理学療法を振り返る

　骨折という受傷を機に何らかの痛みが発生することは想像に難しくない．骨折に加え手術を施行された場合，骨折の痛みに手術による痛みが加わることとなる．術後はこれらが主な痛みの原因と考えられるが，時間の経過とともに新たな痛みが発生することがある．アプローチが進むにつれて痛みの訴えが変化していないか？　痛みの徴候に変化がみられた場合，状態が悪い方向へ向かっていると疑うべきである．

　ここで，骨折や手術後の患者に対しどんな考えで理学療法を実施していたか振り返ってみよう．例えば，痛みがある…「骨折だから仕方ない！」，熱感がある…「術後の炎症期なのでそんなもんだ！」，「リハビリは少しぐらい痛みを我慢してやるものだ！」等々，思い当たる節があるのではないだろうか．こんな考えでアプローチを行っていると，良かれと思ってやっている理学療法によって，患者も理学療法士も気づかないうちに患者を「痛みの悪循環」へ追い込んでいる可能性がある．

　　例）正常可動域を求め積極的に関節を動かす…ROM運動のやり過ぎ
　　　　指示どおり荷重練習を行う…荷重開始が早い（身体が受け入れる状態ではない）

2）痛みを訴える患者に出会ったら

　痛みを訴える患者に出会ったら，まず患部の状態を観察し，皮膚色と熱感の有無を確認する．また，患者が発する言動には，さまざまなヒントが隠されている．身体から発せられているメッセージを感じ取りながら，これまでの経過（受傷から現在まで）をさかのぼり，痛みの発生原因と痛みの変化を探っていく．この痛みはなぜ発生しているのか，今どういう状態にあるのかリーズニングし，より適切な対処方法を選択しなければならない．

2. 痛みの種類とアプローチ方法

1）骨折に伴う痛み（疼痛）の分類（図1）

　1つ目は受傷/手術による炎症性の痛み，2つ目は手術による固定や運動制限に伴う痛み，3つ目はわれわれ理学療法士により作られた痛みである．受傷/手術による痛みは防ぎようがないが，それ以外の痛みは理学療法実施時の心がけ次第である程度防ぐことができる．

　①受傷/手術による痛み

　特徴：受傷/手術部位に発生する炎症性の痛みであり，ベッド上での運動療法（ROM運動・筋力増強運動）や起居動作などの体動により痛みが増強する．痛みの発生に伴い全身に力が入ってしまい，無意識のうちに全身の筋緊張を高めてしまう．

MINI LECTURE

```
┌─────────────────────────────────────────────────────────┐
│                  受傷/手術による痛み                      │
│                    ↙         ↘                          │
│      不動に伴う痛み        理学療法アプローチにより作られた痛み  │
│   (手術による固定や運動制限)    (過用/誤用，痛みを学習する)      │
│                                                         │
│          理学療法により痛みを助長しない                    │
│          新たな痛みを発生させない                         │
│          いかに痛みを予防しながら練習を進めるか             │
└─────────────────────────────────────────────────────────┘
```

図1　骨折に伴う痛みの種類と対策

　アプローチ方法：筋緊張が高いまま次の運動や動作練習を行うと，筋収縮が続くため，筋が疲労しやすくなり運動が行いにくくなる．これらを回避するために，筋緊張が高い状態をいったんリセットすることが必要である．ひとつの運動が終わったら，深呼吸してもらう，力が入っている筋（部位）を意識してもらう，軽く動かしてもらうなど，リラクゼーション（脱力）を促すと筋緊張のリセットにつながる．

②手術による固定や運動制限に伴う痛み

　特徴：ギプス固定や安静に伴い筋萎縮や関節の不動により痛みが発生する．

　アプローチ方法：固定された関節周囲の筋の血液循環を回復すること，正常可動域の確保を目指す．患者は受傷部に関連する筋や関節を動かされることに抵抗があることが多いので，一つひとつの運動について十分に説明し理解してもらってから運動を開始する．最初の扱い方で理学療法士に対する印象が決まるので，柔らかくゆっくりと触ることを心がける．

③理学療法士により作られた痛み

　特徴：痛みを我慢することの繰り返しや，難しい課題を行うことによる精神的な緊張などにより筋緊張が高まり，末梢の血流障害が発生し，皮膚温（熱感/冷感）や皮膚色（紅潮/蒼白）の変化がみられる．また，患部周辺に不自然な発毛がみられることがある．この場合CRPS（complex regional pain syndrome）の予備群と捉え，「痛みの悪循環」に陥る可能性があると判断する．これらの徴候がみられる場合，痛みにより筋の収縮と弛緩のコントロール不全に陥っていることが多い．回復期病院の場合，この状態から担当することが想定される．

　アプローチ方法：基本方針は筋の循環改善を図り，随意的な筋の収縮・弛緩ができる状態を取り戻すことである．熱感がある場合，患部に負荷がかかり過ぎていることを疑い，まず2～3日負荷を減らすよう努める．熱感のある部位への刺激を極力抑えながら他の関

MINI LECTURE

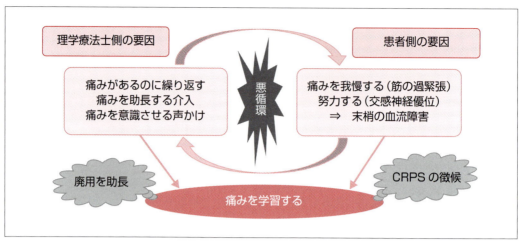

図2　理学療法アプローチにより作られた痛みと悪循環

節の運動を実施する．熱感が治まってきたら徐々に患部の運動を再開する．患部周辺の運動は痛みのない方向を探りながら，「できそうな方向」に小さい振幅で他動運動を繰り返し行う．徐々に筋緊張の緩和がみられ，可動域の拡大と痛みの軽減につながる．一般的に循環改善には自動運動が有効とされているが，他動運動でも十分に効果は得られる．

3. 痛みの悪循環を断ち切るには(図2)

痛みの悪循環を引き起こす原因の一つに「脳が痛みを学習する」ということが挙げられる．特に慢性化した痛みでは「痛みの学習」対策が重要となる．痛みの悪循環から脱出するには，身体へのアプローチを通して「脳」へ働きかけ，脳に相応のインパクトを与えることが必要である．理学療法士は，持てる知識・技術を駆使して，「なんかいい感じがする」，「治りそうな気がする」といった快感や期待感などの感情を患者に誘発させることが突破口となる．何らかの徒手的テクニックが有効な場合もあるが，声かけ（褒めること）で変化を起こすことも可能である．

4. おわりに

患者側の解決して欲しい要望として高いのが，痛みである．痛みにはさまざまな要因が絡み合っているので，簡単に解決しないことも多々経験する．痛みの原因と思われることを一度に解決しようとせず，解決できそうなことを一つひとつ確実に潰していくことを心がけよう．その一歩が次の解決策へつながり，常に考えることが結果につながっていく．日々この繰り返しであり，これが理学療法であると思う．そして，「この人なら何とかしてくれる！」と思われる理学療法士になることが，われわれのなすべきことではないだろうか．

MINI LECTURE

> **メモ** **複合性局所疼痛症候群（complex regional pain syndrome：CRPS）**
> 主な症状：骨折，捻挫，打撲などの外傷を契機として，慢性的な疼痛，腫脹，皮膚温の異常，皮膚の色調変化（紅潮，冷感，蒼白），発汗異常などの症状を伴う機能的動作障害や関節可動域制限を引き起こす難治性の慢性疼痛症候群である．

●参考文献

1) 白井　誠：疼痛とリハビリテーション：慢性疼痛に対する運動療法．ペインクリニック．35：S13-S19, 2014
2) 大迫洋治，西上智彦，池本竜則，他：運動器の不動化に伴う神経系の変化．ペインクリニック．35：S163-S174, 2014
3) 白井　誠，田邉　豊：CRPSの運動療法―課題と展望―．ペインクリニック．35：S91-S98, 2014
4) 西上智彦：痛みと筋緊張．筋緊張に挑む．斉藤秀之，加藤　浩（編），pp205-206, 文光堂，東京，2015
5) 黒澤美枝子，下重里江：自律神経の構成要素とその薬理学．Clinical Neuroscience. 32：1341-1344, 2014

MINI LECTURE

筋力トレーニングのコツ

平田靖典, 東 裕一

1. 一般理論

　大腿骨骨折の症例が中年あるいは高齢者の場合，受傷前からのアライメント異常，筋力低下に対して考慮すべきである．症例が若年者であっても安静期間が長くなってしまった場合には筋力低下に考慮するべきである．

　Lexellら[1]によるとタイプⅡ筋線維の占める相対的な割合は，若年群の約55％から高齢者群では約30％にまで低下する．Brownら[2]によると60歳以降，運動単位数は減少し，運動単位の平均神経支配比は増加する．加齢や廃用性萎縮により羽状角が小さくなる．また，不動化による筋萎縮は抗重力筋，単関節筋，比較的遅筋線維の比率が高い筋に生じやすく，ヒラメ筋，多裂筋，内側広筋，中間広筋などが萎縮を生じやすい．骨盤に広く付着する単関節筋は，股関節の運動よりも体重を負荷するための骨盤の安定性に関与すると考えられる[3]．大殿筋，中殿筋，腸骨筋，大内転筋は骨盤の安定性に関与する萎縮しやすい筋であり，これに対し大腰筋はベッドレストの実験では萎縮しにくい筋である[4]．特に手術後の患者においては，股関節回旋筋への侵襲が存在するため，筋緊張，筋張力の不均衡はさらに大きくなる．可動域の獲得，または痛みが遷延する症例ではこれらが関与し，関節に不適切な力が加わっていることも考えられる．また，前庭機能は加齢とともに直線的に低下する[5]ために，高齢であるほど姿勢筋の調整は困難となるため，場合によっては前庭トレーニングを先行して実施することも考える．

　骨盤周囲筋の不均衡は股関節を内旋位もしくは外旋位にしている可能性がある．立位だけではなく臥位姿勢が崩れているほど体幹筋の機能不全も同時に存在していると考えるべきである．異常な姿勢となった期間が長いほど，代償に働く筋は短縮位に適応していく可能性がある．脊柱のアライメント修正に対しても必ず理学療法を試みるべきである．一般的には多裂筋，腹横筋などの深層筋が機能不全を起こし，胸椎まで付着する脊柱起立筋と外腹斜筋などの表層筋の緊張が高くなる傾向がある．日常動作の中では体幹の筋と股関節付近の筋は連動して活動するようなので，軽視できない．結果的に，強化したい筋に対する増強運動だけでは動作が改善しない可能性がある．筋活動修正，アライメント修正から協調した筋活動，動作修正を再獲得すべきと考えている．

2. 理学療法の実際

1）股関節の正中化

　股関節が外旋している場合は膝，下腿に大きな問題がなければ，足部も外側を向くことが多く，骨盤は後傾し，腸骨が開いている．前外側侵入術では内旋筋への侵襲により外旋

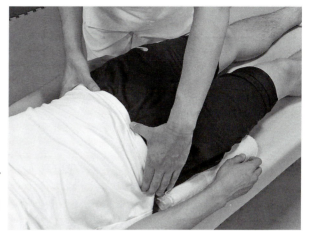

図1 大転子の下にロール状にしたタオルを入れた腹式呼吸
股関節外旋筋の抑制とともに腹横筋の活性化を目的とする.

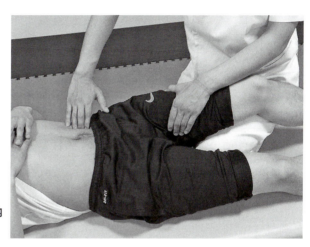

図2 大腰筋の圧迫抑制を利用した短い内転筋群の抑制

位となりやすい.そのため,術後管理としては腓骨神経麻痺に注意すべきことはよく知られている.中殿筋は生理的横断面積が大きな筋であり,中殿筋後部線維は大殿筋とともに萎縮していることが多い.それに対し,深部外旋筋に手術侵襲がない場合は,過緊張となっていることがある.術後早期では等尺性に低負荷高頻度での股関節外転運動を行い,中殿筋,特に後部線維の活性化を図ることで筋緊張の不均衡を修正する.手術直後の症例であっても,健側股関節の外転運動による連合反応を利用して,患側股関節外転筋の活性化ができる.患側足部外返しから外転筋を活性化することも初期の筋力増強方法の一つである.また,腹筋群を活性化し,腸骨を閉じることによる股関節外旋予防も有効である.ロール状にしたタオルを大転子の下に入れた背臥位にして,下肢を内・外旋中間位に支えながら,優しく呼息するよう指示し,腹横筋下部の収縮を促している(図1).このときに,腹斜筋の収縮が強くならないようにすることが重要である.

　股関節が内旋している場合には足部も内側を向くことが多く,骨盤は前傾し,腸骨が閉じている.大腿筋膜張筋が過緊張の場合には,前述の中殿筋の収縮もしくは徒手的に寛骨

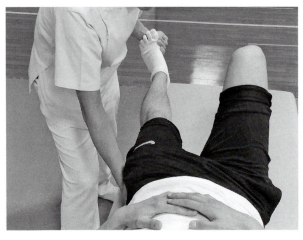

図3 患側下肢長軸方向への圧迫に抵抗することによる殿筋群の活性化
健側下肢の屈曲により殿筋群の活動は増大する.

の後方回旋を試みる．恥骨筋が過緊張の場合には股関節軽度屈曲位での大腰筋の圧迫抑制（図2）をした後，多裂筋の収縮を促している．大腰筋は股関節外旋筋の一つであるが，股関節屈筋でもあり，短い内転筋群とともに過緊張になることが多い．大腰筋の後部線維には腰椎を圧迫し，安定させる機能があるが，腰椎の軸圧迫には多裂筋の収縮が効果的である．多裂筋の短い深層線維も収縮させるために，低負荷高頻度とするのが重要である．

2）歩行に向けて

股関節周囲筋の筋力増強では三次元の各面上でのバランスのとれた増強運動が必要と考えている．生体では立脚側の足部の上に身体重心を移動させるので，外転筋のみの運動では歩容改善に不十分であり，内転筋群の強化もバランスよく実施するべきと考えている．また，骨盤と胸郭との間にある腹・背筋群の作用による骨盤の安定性が図られなければ，股関節周囲筋の出力発揮は不十分なものとなる．側臥位での股関節外転運動を観察し，20°外転する前に骨盤が挙上される場合には，股関節外転筋群の機能不全が疑われるとされているが，側腹筋群の機能不全のために，腰方形筋と外側脊柱起立筋が骨盤を挙上している症例をみかける．骨盤もしくは胸郭に治療者の手を置いて，再度外転運動を観察するべきである．殿筋群は骨盤安定化筋であり，抗重力位での運動が機能改善への重要な要素と考えられる．部分荷重が許可されたならば，背臥位にて患側下肢を伸展，外転位に置き，母趾球から股関節方向に圧迫を加え，それに抵抗させることで殿筋群の活動が出現する．対側下肢の屈曲を付加することで，さらに活動を増大させることができる（図3）．

●―文献

1) Lexell J, Henriksson-Larsen K, Winblad B, et al：Distribution of different fiber types in human skeletal muscles：Effects of aging studied in whole muscle cross sections. Muscle Nerve. 6(8)：588-595, 1983
2) Brown WF, Strong MJ, Snow R：Methods for estimating numbers of motor units in

biceps-brachialis muscles and losses of motor units with aging. Muscle Nerve. 11(5): 423-432, 1988
3) Massion J: Postural control system in developmental perspective. Neurosci Biobehav Rev. 22(4): 465-472, 1998
4) Cao P, Kimura S, Macias BR, et al: Exercise within lower body negative pressure partially counteracts lumbar spine deconditioning associated with 28-day bed rest. J Appl Physiol. 99(1): 39-44, 2005
5) 森本浩之：前庭機能低下症に対するリハビリテーション．前庭リハビリテーション，浅井友詞，中山明峰(編)，pp92-115，三輪書店，東京，2015

ミニレクチャー

バランス練習のコツ

川﨑 亘

1. 大腿骨頸部骨折患者の特徴とバランス機能低下

　高齢者の身体機能の特徴の一つとして，筋・骨関節アライメントや感覚受容器の加齢変化によるバランス機能低下が挙げられる．そして，このバランス機能低下は転倒リスクを高める．実際に大腿骨骨折の中でも頸部骨折は特に高齢者に多く，その受傷原因として最も多いのは転倒である．さらに，高齢者の骨折では，その後の比較的短い安静臥床でも廃用症候群を惹起させ，ADLの自立を大きく妨げる危険性が高い．

2. 姿勢制御の観点からバランス機能の問題を捉える

　大腿骨頸部骨折患者に限らず，下肢関節疾患患者の多くは，疼痛，関節可動域，筋力に関する多くの症状を訴える．そして，筋力低下に対し，筋力増強運動を行っても，必ずしも歩行動作時におけるトレンデレンブルク（Trendelenburg）歩行や体幹側屈のような症状が改善するとは限らない．特に大腿骨頸部骨折術後では，股関節周囲筋である大腿筋膜張筋や大腿直筋の過剰収縮により，歩行時立脚初期時において中殿筋や大殿筋の収縮不全が認められる場合が多い．この患側下肢での立位保持能力を低下させる原因としては，①手術侵襲や筋萎縮に伴う筋力低下，②防御性収縮から起こる筋緊張異常，さらには，③隣接関節や遠位関節の代償的運動などさまざまな理由が考えられる．そのため，バランス機能を評価するためにはこれらの原因とその関連性を知っておくことが重要である．

　さらに運動学的相関関係を理解するためには，各関節間の運動連鎖といった視点で，身体の運動障害を局所的のみならず全身的に捉える必要がある[1]．例えば，患者の起立や立位，歩行に目を向けると，椅子から立ち上がろうとする際に肘掛やアームレストで押す力を利用して立ち上がる場面や，椅子に座ろうとする際に勢いよく腰掛け，あわや椅子ごと転倒しそうになる場面に遭遇した経験を読者諸氏も少なからずお持ちではないだろうか．立位姿勢を保持したり，安定した基本動作を行ったりするためには，身体重心位置を支持基底面上で制御することが重要である．そこで本稿では，バランス機能を，身体重心位置と支持基底面との相互関係を視点とした姿勢制御として考えていきたい．姿勢制御の観点で動作を分析すると，起立着座動作における前後方向の身体重心移動が不十分であることが推察できる（図1）．

　また，受傷後や術後間もない時期は大腿筋膜張筋の収縮時痛や大腿直筋の伸張痛を避けるため，膝関節の屈曲ができず足部を後方に引く（身体重心線の位置近くまで引く）ことが困難になる．足部が後方に引けない状態での起立動作では，逆に離殿時に身体重心を前方に位置する足部に移す必要があるために，より大きな体幹前傾や股関節屈曲運動が必要

図1 立位姿勢の評価
80歳代女性，左大腿骨転子部骨折，PFNA術後43日，RA既往．
起立動作時，股関節屈曲の代償運動として，上肢で後方から押す力を利用して前上方への身体重心移動を行う(a)．立位姿勢保持を股関節屈曲位で固定(b)．RAにより足趾のアライメント異常を認め，股関節の運動機能を代償するための足関節底背屈筋が十分に機能できない．

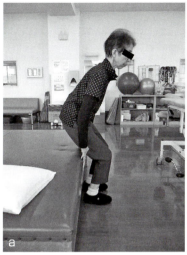
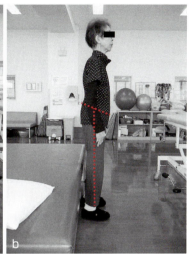

となる．しかし，術後では股関節屈曲が困難となるため，身体重心を後方から上肢でプッシュアップさせるといった代償運動が必要となる．着座動作においても，殿部が座面に着地するまで身体重心を足底の支持基底面上に留めておくことが必要であるが，股関節・膝関節屈曲が困難となるため身体重心をコントロールすることができず，後方に倒れバランスを崩してしまう．

骨折・下肢関節疾患を有する患者では，疼痛や下肢関節の変形・筋力低下に伴い固有感覚の低下が認められる場合もある．骨折後の疼痛や荷重制限によって下肢への十分な荷重が阻害され，特に足部・足関節周囲筋は不活動になりやすく，筋紡錘の受容性を低下させる．また高齢者のバランス機能に影響する足部・足関節の特徴として，足底の触覚受容性，足関節の柔軟性，足指筋力が挙げられている[2]．そして，前後への身体重心移動課題や動的なバランス課題において足関節屈筋伸筋の同時収縮を高めるとされており[3]，足底から受ける床反力を柔軟にコントロールできないことが考えられる．足底からの床反力を捉えやすくするために，①足部のアーチ構造の保持と，②足関節屈筋伸筋の柔軟な切り替え，③足底からの感覚情報増大，といったバランス機能に貢献する足部機能の改善を図りながら，足関節-股関節の協調的な姿勢制御の治療を行う工夫も必要であろう（図2）．

3. 日常生活場面で活かすための立位バランスの包括的治療

バランス機能を日常生活動作との関係性でみていくと，立位姿勢のアライメント・身体重心・支持基底面などの身体の安定性を高めるだけでは，日常生活上で必要なバランス機能獲得には至らない．反応性や予測など，バランス能力を包括的に治療し，転倒リスクをマネジメントして，より安全な立位歩行を獲得していくことが必要である．

日常生活場面では，食事や更衣などのセルフケアだけでなく，自宅内での物品の整理や片付け，掃除機や箒による掃除，調理動作，買い物場面での物品・食材の選択動作など，さまざまな動作が想定される．そして，ADLではこれら諸動作の一つひとつは，時間の

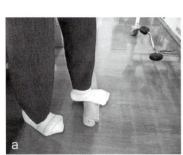
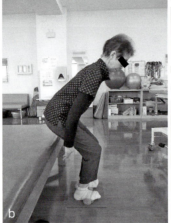
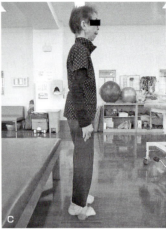
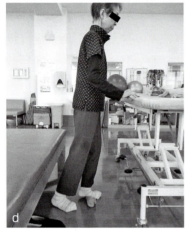
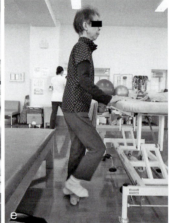
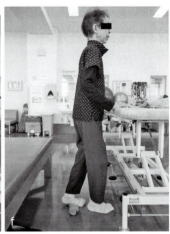

図2 ロールタオルを用いた起立-立位-ステップ

a：ロール状に巻いたタオルを，中足骨（楔状骨・舟状骨・立方骨）レベルの足底に敷き，足部のアーチ形状と安定性を高める．

b〜f：タオル上で立脚支持を行いながら，起立着座動作・立位姿勢保持・ステップ動作を行うことで，足底からの床反力を捉えやすくなり，協調的な足関節底背屈-股関節屈曲伸展を引き出すことができる．代償運動や体幹-下肢のアライメントに留意しながら，適時，徒手誘導にて体幹の安定性を伴った姿勢制御を調整する．

流れの中でつながっている．つまり，ADLで求められる立位バランス能力とは，常に新しい動作に切り替えることができる姿勢制御能力であると言える．例えば，股関節の運動機能が不安定な状況で，足部が多方向へステップすることは，他の身体部位のアライメント異常を引き起こし，バランスを崩す要因となる．特に大腿骨骨折や変形性股関節症などの股関節疾患患者においては，方向転換など股関節に複雑な運動を要求される場面で，前足部への荷重により床面と足部との間でのターン（ピボットターン）などを用いることがしばしば見受けられる[4]．空間上で抗重力方向へ頭頸部と体幹の安定を伴った立位でのステップ動作練習を通して，実環境下で最も課題となる場面を想定し，股関節や足関節・足部の運動，身体重心や足圧中心位置の観察が重要である（図3）．過剰な足関節底背屈筋の

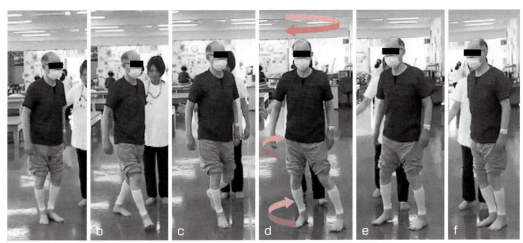

図3　多方向へのステップを伴った立位バランス

70歳代男性，右大腿骨頸部骨折，γ-nail術後104日．ADLは退院時に独歩レベル，社交ダンス歴10年であり，継続的に参加．社交ダンスに必要なステップを想定し，蛇行しながらステップ・ターンの要素を取り入れた立位バランスの治療場面を設定した．右下肢ステップ後（a→b），右下肢を軸にターンを行う（c→d）が，体幹回旋・重心移動に伴う股関節内外旋が十分に機能できず，股関節の運動機能を前足部の荷重に伴う足関節底屈筋で代償している．

代償運動を軽減させるためには，体幹の安定した姿勢制御のなかで，股関節可動性の改善に向けた治療を行う．

4. まとめ

骨折等の受傷後や術後には，早期に理学療法を開始し基本動作や歩行を獲得することで，下肢筋力等の廃用症候群を予防することが不可欠である．しかし，十分な理学療法を行ったとしても受傷前のADL獲得が困難な場合も多い．このような患者に対し，姿勢制御の観点からみたバランス機能低下の存在や，日常生活と姿勢制御との関連について，十分に配慮した治療を展開していくことが，理学療法士の重要な役割の1つであると考える．

●──文献

1) 福井　勉：関節病態運動学と姿勢制御．理学療法．23(11)：1530-1534, 2006
2) Menz HB, Morris ME, Lord SR：Foot and ankle characteristics associated with impaired balance and functional ability in older people. J Gerontol A Biol Sci Med Sci. 60(12)：1546-1552, 2010
3) 相馬優樹，衣笠　隆，漆畑俊哉，他：重心移動課題における足関節筋の同時収縮に及ぼす加齢の影響．体力科学．59(1)：143-156, 2010
4) 建内宏重：末期股関節症の理学療法．理学療法評価と治療ガイド―足部・膝からのアプローチ―，極める変形性股関節症の理学療法，斉藤秀之，加藤　浩（編），pp151-161, 文光堂，東京，2013

ミニレクチャー

起居動作練習のコツ

今田 健, 井後雅之

1. 起居動作の再獲得可否が, その後の患者を左右する大きな意味を持つと知る

　大腿骨頸部骨折後における起居動作の再獲得の可否は, 患者のQOL（quality of life, 生活の質）の低下や生命予後の短縮を招くだけでなく, 長年にわたり高い死亡リスクが持続することが知られている. 本疾患は70歳を過ぎた女性に好発することが知られているが, 受傷後の性別間の比較においては, 男性の方が他の疾患を合併する確率が高まり, 生命予後も不良である報告が多いことを確認しておきたい. 受傷後に再び起居動作を獲得できるか否かはその後の人生を左右する. めまぐるしく変化していく疾病構造や医療政策において, 日常生活動作の再獲得を支援するわれわれの社会的責務が問われている.

2. 主観と客観により得た情報から起居動作を考える

　起居動作の解析はこれまで静止画を使用した画像解析などが用いられてきた. 表面筋電図（surface electromyogram：EMG）は筋収縮時の活動電位を電気的信号として抽出, 記録したもので, それを定量化, 視覚化する装置を指し[1], 理学療法士が臨床で行う思考過程に対して有益な情報を提供する[2].

　大腿骨骨折を受傷した患者の起居動作を検討するうえで, 健常者がどのように起居動作を遂行するかを知ることは重要である. ここでは, 健常高齢者〔男性, 72歳. 神経疾患, 整形外科疾患ともに既往歴はないが, 1年前より左側膝関節にnumeric rating scale（NRS）にて1段階の軽度疼痛あり. 受診歴なし〕と左大腿骨頸部骨折を受傷し, γ-nail術を施行された患者（女性, 76歳, 術後42日目. 円背に伴う股関節, 膝関節の伸展制限あり. 本疾患を除く神経疾患, 整形外科疾患ともに既往なし）を対象に, 各起居動作時の連続写真と同時に計測したEMGによる下肢筋活動を供覧したい. 被検筋は両側中殿筋および大腿直筋とした（計4筋）. グラフの縦軸は, 最大筋力に対する筋活動量（積分値）の割合を示した相対筋電図（percent integrated EMG：%IEMG）を, 横軸は各動作を階級幅5%にて正規化した値を示している. 両者とも各起居動作を5回ずつ行い, その際の平均筋活動を代表値として扱った.

1) 寝返り（図1, 2）

　患者は円背と術後の股関節伸展時痛から股関節, 膝関節を屈曲位のまま寝返りを行った. 頸部や肩甲帯は, 前額面上における位置関係に変化が認められないことから, 寝返りの主な力源としては不十分であることが画像よりうかがえる. ここで患者の非術側である右側中殿筋の筋活動を見てみると, 相対筋電図（%IEMG）が被検筋の中で唯一50%を越えていた. 非術（右）側股関節外転筋筋力と骨盤帯, 両側下肢を1つの剛体として, 水平面

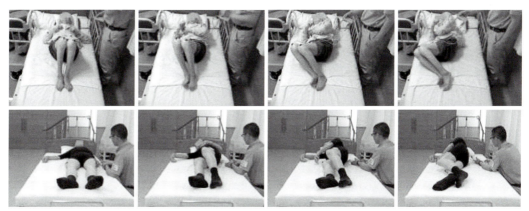

図1　右側（非術側）への寝返り（上段：患者，下段：健常高齢者）

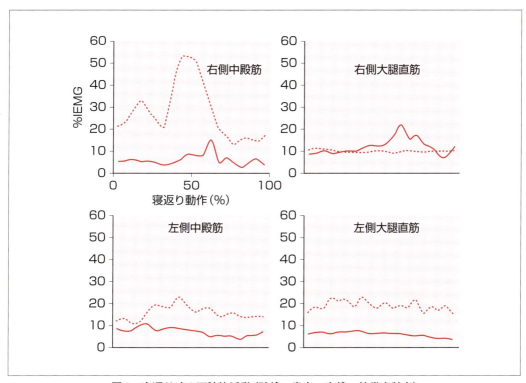

図2　寝返り時の下肢筋活動（破線：患者，実線：健常高齢者）

上において回転（寝返る方向に倒す）する力を主として動作を遂行したことがうかがえる．非術（右）側下肢で術（左）側下肢をすくい上げて寝返る方法は広く知られているが，本患者の寝返り方法も安全かつ疼痛を助長しない方法で，非術（右）側下肢の外転筋力を利用して行う有益な方法（コツ）であることが定量的に理解できる．他の骨関節疾患における歩行時筋活動と同様[3]，患者は健常（高齢）者と比して，最大筋力に対しより高い割合の筋力を発揮して動作を遂行している点も注目したい．

MINI LECTURE

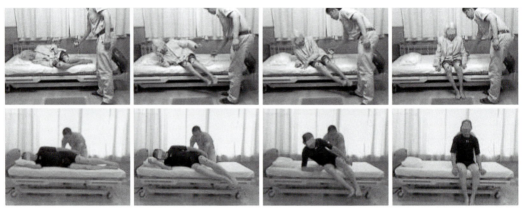

図3 右側(非術側)からの起き上がり(上段：患者,下段：健常高齢者)

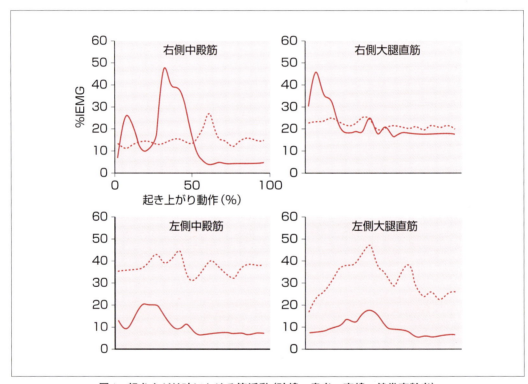

図4 起き上がり時における筋活動(破線：患者,実線：健常高齢者)

2)起き上がり(図3,4)

　健常高齢者における動作前半では，on elbowのための肩関節外転運動と非術(右)側中殿筋および大腿直筋の筋活動が体幹の引き上げに主な役割を果たしていることがわかる．

　一方，患者においては，健常高齢者で見られた非術(右)側の活動量(割合)が乏しく，術(左)側下肢の疼痛も伴った．術(左)側の大腿直筋の活動を高めることにより，矢状面上において下肢を回転させようとする力を発生させることで体幹前面筋群の活動を高め，起き上がりやすくした可能性がうかがえる．このような術(左)側下肢筋群の活動と疼痛

が無関係ではないと推測できる場合は，前述した非術（右）側下肢ですくうように支持して行うことを，患者へのコツとして提案するのも有効である．

3）立ち上がり（図5，6）

健常高齢者において，非術（右）側大腿直筋の活動が，動作前半に70％を超える％IEMGを認めた．対象者より聴取されたNRS 1段階（最も軽い疼痛）とは無関係ではないと推測され，聴取だけでは軽視していたかもしれない要素が，EMGを計測することで実際の動作に及ぼす影響を明確に確認することができた．この結果から，体重計を2つ用いて静止立位時の荷重量を確認する，片脚立位は可能か，可能であれば支持脚が入れ替わることによる姿勢の変化は何か，意識的に左右均等の荷重量，あるいは極力左下肢へ荷重して立ち上がれるか，その際の動作様式に通常の場合との違いがあるかなど，より状況を詳しく知るための新たな評価へと思考を広げてゆくことが，より円滑な動作を獲得するコツへとつながる．

患者においては中殿筋の活動割合が両側ともに高い点が特徴的であった．加齢に伴い，立ち上がり時において大殿筋をはじめとした股関節伸展筋群の活動が十分発揮できないと，中殿筋の活動割合（％IEMG）を高めて膝関節の伸展モーメントを産出する患者が，一定の割合で存在することが知られている．本計測では大殿筋の筋活動やモーメントの計測は行われていないが，先行研究から得られる可能性を否定できる情報もまた不十分である．可能性の一つとして念頭に置きつつも，患者への日常生活指導として，疼痛を誘発しない程度の適度な手すりや杖，ときにはキャビネットなどを利用した方法を伝達する．

各起居動作の連続写真と，その際の表面筋電図より得られる情報を概説した．起き上がり動作（図3）では，寝返り動作（図1）でみられたほどの主観（視覚）的，形態的な違いは認められない．筋活動では健常高齢者（図3下段）における右側中殿筋による高い活動が認められ，左側の活動は約10％IEMGであった．一方，患者（図3上段）は術側である左側中殿筋および大腿直筋の活動が右側よりも高く，持続的であった．筋活動では健常高齢者が示す主動作側が，患者では逆転する対照的な結果を定量的に知ることができた．主観と客観双方の情報があることで，より鮮明に違いを理解することができる．違いを知ることが，一見遠いようで最も近いコツのつかみ方になるかもしれない．how toを求めるだけの，思考の単純パターン化に陥らないよう心がけたい．

3. 起居動作と転倒の関連を知り，協働による対策を講じる

受傷に伴う生活環境の急激な変化に伴い，入院初期には転倒や転落が発生しやすいことや，頸部骨折においては反対側同部位の骨折リスクが高まることが知られている．入院および手術日当日より患者の活動能力に応じた病室内の環境を整えることが望ましい．例えば，

1）ベッド高は適切か

快適な立ち上がり動作を想定し，下腿長を基準に決めるだけでは不十分である．主に夜間の転落の危険性（ベッド高が高くなるほど転落時の衝撃が大きい，認知機能とも関連している）や看護師，介護士のケア時も想定する（患者の安全面に配慮した低すぎるベッド

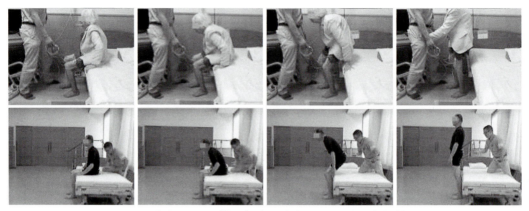

図5　立ち上がりの様子（上段：患者，下段：健常高齢者）

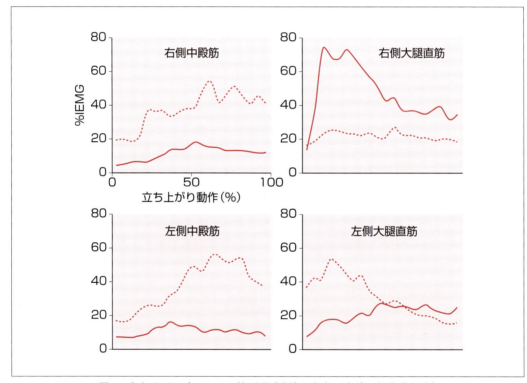

図6　立ち上がり時における筋活動（破線：患者，実線：健常高齢者）

高は，看介護職員の腰痛罹患率を高める）．

　検討すべき，相反する要素の中から，それぞれを勘案した折衷案をいち早く提示し，他部署と協働して決めることができるかが求められる．

2）排泄動作を見据えたベッドからの移乗方法は，職種間で統一されているか

　2015年度に当院に入院した大腿骨骨折術後の患者における，病室内にて発生した転倒のうち，ベッド周囲の転倒が多く（図7），転倒時の行動目的の大半は排泄であった（図8）．すなわち，歩行が自立していない，あるいはいまだ歩行練習に至らない時期に行うベッド

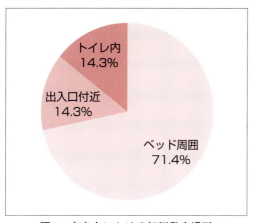

図7 病室内における転倒発生場所

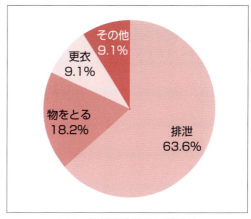

図8 転倒発生時の行動目的

と車椅子間の移乗時に転倒する確率が高いことを示唆している．多職種間の介助方法が統一されることで集団内の意識形成が図れ，転倒予防につながることは報告されており[4]，現場においても感覚的に経験するところである．

3）物を落とした際の対応は統一されているか

　病室内において物を落とし（そうになり），それを拾おうとして事故を招くことがある（図8）．入院日当日に多職種（医師，理学療法士，作業療法士，言語聴覚士，看護師，介護士，薬剤師，管理栄養士）による合同カンファレンスを行い，落とした際にどのような手順を踏むのか，患者も交えて協議，統一することが望ましい．

　転倒を事故として扱うのみではなく，主として筋量の低下に伴う身体活動能力低下，サルコペニアの症状として捉える視点も近年着目されている．加齢により罹患率が高まる大腿骨頸部骨折では，原発性に加えて受傷後に二次性サルコペニアを生じる可能性が高いことが知られている．医師や管理栄養士らからの情報提供に加え，理学療法時に活動量計を用いて，どの程度の運動強度を理学療法として提供しているかを発信し，定期カンファレンスにおいて栄養状態に応じた適切な運動強度を検討するなど，双方向のやり取りを行う協働がこれからますます重視される．

●──文献

1) 木塚朝博，増田　正，木竜　徹，他：表面筋電図とは．バイオメカニズム・ライブラリー　表面筋電図，バイオメカニズム学会（編），pp1-11，東京電機大学出版局，東京，2006
2) 今田　健：筋力増強エクササイズに対するポイント．実践MOOK・理学療法プラクティス　大腿骨頸部骨折，嶋田智明，大峯三郎，加藤　浩（編），pp95-102，文光堂，東京，2009
3) 今田　健，秦　公平：下肢筋力トレーニングのコツ．臨床思考を踏まえる理学療法プラクティス　極める変形性股関節症の理学療法，斉藤秀之，加藤　浩（編），pp84-87，文光堂，東京，2013
4) 山本恵子，宮腰由紀子：看護・介護の協働から生まれる転倒予防の試み．老年看．11(2)：74-83，2007

MINI LECTURE

階段昇降練習のコツ

山﨑博喜

1. はじめに

　階段昇降は日常生活動作のみならず，医療・介護場面では身体機能評価としても用いられる動作である．大腿骨頸部骨折術後患者の階段昇降は，日常生活動作の評価項目において最も難易度の高い動作であると思われる．当院回復期病棟における大腿骨頸部骨折術後患者の日常生活動作における自宅退院影響因子としては，トイレ動作自立と歩行自立であり，必ずしも階段昇降は含まれていない．しかし，大腿骨頸部骨折術後患者の機能的予後には術前歩行能力以外に，術後の行動範囲も影響する[1]ことから，階段昇降が可能である身体機能を獲得することは，手段的日常生活動作にも影響すると容易に推察できる．

2. 階段昇降における相の定義

　階段昇降における各相の定義はおおよそ歩行と同様で，立脚相と遊脚相に分けられる．McFadyenら[2]は昇段における立脚相は，体重の受け入れ，身体引き上げ，前方推進の3相に，遊脚相は，足関節の空間制御と足の位置決めの2相に分け，降段における立脚相は体重の受け入れ，前方推進，降下制御の3相に，遊脚相は足下降と足の位置決めの2相に分けている（表1）．

3. 階段昇降の関節モーメント

　昇段時の関節モーメントは，体重の受け入れから身体の引き上げにおいて，股関節と膝関節の伸展モーメント，足関節底屈モーメントが生じ，前方推進に再度足関節底屈モーメントが生じる．降段時の関節モーメントは，体重の受け入れから降下制御において，膝関節の伸展モーメントと足関節底屈モーメントが生じる．高齢者の多くは脊柱の後弯変形を呈しているために，階段昇降において，特に昇段の立脚期に体幹が前屈する傾向にあり，若年者より股関節伸展モーメントが大きくなることが報告されている[3]．しかし大腿骨頸部骨折術後患者においては，当然ながら術側股関節での戦略は困難であるために，術側股関節以外での姿勢制御が重要になると容易に推察できる．

4. 階段昇降時の筋活動

　階段昇降時の筋活動における報告は，主に下肢の筋活動に着目した研究が多いが，一方で体幹筋活動の重要性が報告されている[4]．ただし，階段昇降の各相において，どの程度の体幹筋活動量が関与するかは報告されていない．そのため筆者は健常若年者7名に対して，階段昇降における1歩行周期の右外側広筋，右腓腹筋，右体幹腹筋（右外腹斜筋：第8肋骨部位，右内腹斜筋：上前腸骨棘前下方）筋活動を計測した．昇降とも先に振り出す脚を右脚とし，歩行様式は1足1段昇降とした．

表1 階段昇降における各相の定義

stair ascent 昇段	stance phase (立脚相)	weight accept：体重の受け入れ pull up：身体引き上げ forward continuance：前方推進
	swing phase (遊脚相)	foot clearance：足関節の空間制御 foot placement：足の位置決め
stair descent 降段	stance phase (立脚相)	weight accept：体重の受け入れ forward continuance：前方推進 control lowering：降下制御
	swing phase (遊脚相)	leg pull through：足下降 foot placement：足の位置決め

「McFadyen BJ, Winter DA：An integrated biomechanical analysis of normal stair ascent and descent. J Biomech. 21 (9)：733-744, 1988」より引用，著者訳

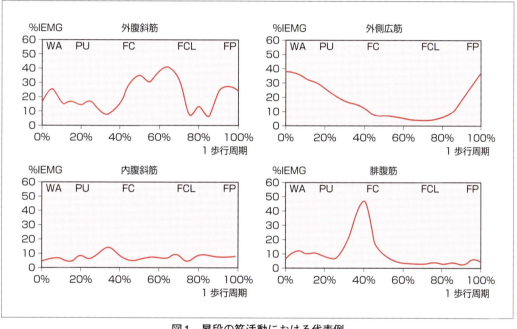

図1 昇段の筋活動における代表例
WA：weight accept, PU：pull up, FC：forward continuance, FCL：foot clearance, FP：foot placement

まず，昇段の筋活動における代表例を示す（図1）．昇段の立脚相において，体重の受け入れで外側広筋が活動し，身体の引き上げと前方推進では腓腹筋に活動を移す．その後前方推進から足関節の空間制御には外腹斜筋が活動を高めることにより胸郭と骨盤を結合させ，上半身質量中心の制御に寄与していると推察できる．

次に，降段の筋活動における代表例を示す（図2）．降段の立脚相において体重の受け入れ初期に外腹斜筋筋活動がピークを迎える．前方推進から降下制御では外側広筋と腓腹筋が活動を高めた後，前方推進から遊脚相の体重受け入れまで再度外腹斜筋が活動を高める．

以上より，腹斜筋（特に外腹斜筋）は単脚支持期から両脚支持期へ移行する際の側方移動動作時に活動し，上半身質量中心の制御を担っていることがわかる．

MINI LECTURE

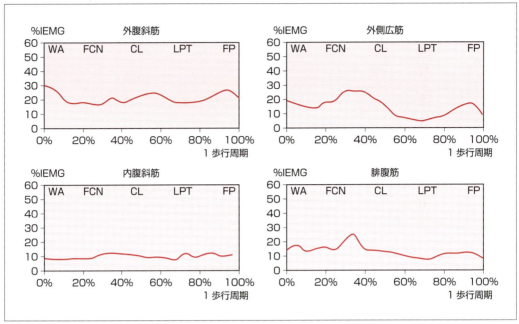

図2 降段の筋活動における代表例
WA：weight accept, FCN：forward continuance, CL：control lowering, LPT：leg pull through, FP：foot placement

5. 階段昇降における側方移動動作

　階段昇降は側方移動動作の戦略を含む．特に端座位側方移動動作は体幹機能を反映し，非移動側の内外腹斜筋や脊柱起立筋，移動側の大殿筋筋活動が高まることが報告されている[5),6)]．しかし，筆者らは端座位側方移動動作時の体幹筋筋活動と併せて座圧中心軌跡を測定した結果，側方移動動作が不安定な被検者の非移動側の内外腹斜筋活動は，どちらか一方が増加していた．逆に側方移動動作が安定していた被検者の非移動側内外腹斜筋活動は，安静時端座位の筋活動比率と同等であった[7)]．つまり，側方移動動作を含む階段昇降を目的とした理学療法では，単に下肢・体幹の筋活動量を増加させるのみならず，内外腹斜筋の協調的な筋活動が重要となる．

　外腹斜筋の運動としては，肩甲骨や上腕骨に付着する筋群と連結するために，肩甲帯や上肢の運動が有用である．内腹斜筋の運動としては骨盤帯の運動が有用である[8)]．さらに腹斜筋は呼吸筋であるため，呼気で階段を昇降することにより体幹筋活動が高まり，階段昇降の安定性に寄与することが報告[9)]されている．高齢者においては，脊柱・胸郭の偏位がみられることが多いために，それに対しても理学療法が必要である．その結果として，端座位側方移動動作を行わせ，再評価を繰り返し行いながら，端座位側方移動動作から立位側方移動動作，そして片脚立位へ運動を学習させる．

　症例は，γ-nail を施行した右大腿骨転子部骨折の患者である．上下肢運動と体幹運動を行った結果，昇降動作が介助から自立となり，歩行スピード，四肢の関節角度，体幹偏位に変化が表れた（図3）．

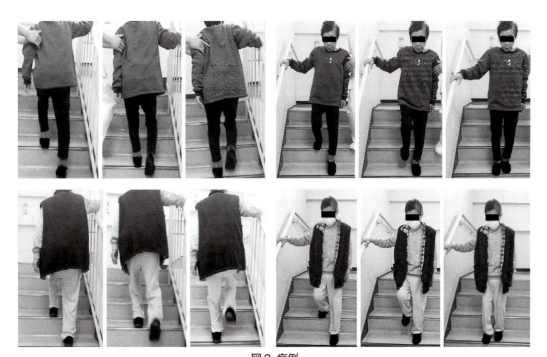

図3 症例
上図：治療前（術後約6週目），下図：治療後（術後12週目）

文献

1) 小林　勝，浜田松彦，日高正巳：大腿骨頸部骨折の術後の歩行能力に影響する因子について．リハ医誌．34(7)：484-489，1997

2) McFadyen BJ, Winter DA：An integrated biomechanical analysis of normal stair ascent and descent. J Biomech. 21(9)：733-744, 1988

3) 勝平純司，山本澄子，丸山仁司，他：階段およびスロープ昇降時の関節モーメントの分析．バイオメカニズム．17：99-109，2004

4) Krebs DE, Wong D, Jevsevar D, et al：Trunk kinematics during locomotor activities. Phys Ther. 72(7)：505-514, 1992

5) 藤澤宏幸，星　文彦，武田涼子：端座位における側方重心移動動作の運動学的分析．理学療法学．28(6)：268-274，2001

6) 鈴木俊明，髙﨑恭輔，谷埜予士次，他：運動器疾患を理解する為の体幹筋の筋活動評価．臨脳波．52(8)：437-445，2010

7) 山﨑博喜，加藤　浩，村上拓郎：健常高齢者を対象とした異なる2種類の腹筋運動が端座位側方移動動作に及ぼす影響―座圧中心軌跡と体幹・下肢筋活動からの検討―．理療科．30(1)：109-114，2015

8) Vera-Garcia FJ, Moreside JM, McGill SM：Abdominal muscle activation changes if the purpose is to control pelvis motion or thorax motion. J Electromyogr Kinesiol. 21(6)：893-903, 2011

9) Lee AY, Kim EH, Cho YW, et al：Effects of abdominal hollowing during stair climbing on the activations of local trunk stabilizing muscles：a cross-sectional study. Ann Rehabil Med. 37(6)：804-813, 2013

MINI LECTURE

ミニレクチャー

外来（通所）理学療法でチェック・指導する身体運動機能面のポイント

三谷管雄

1. 生活期における大腿骨近位部骨折のリハビリテーション

　2006年よりわが国では大腿骨頸部骨折地域連携パスによる急性期から維持期の医療機関の連携体制が推奨され，継続的なリハビリテーション介入による機能回復の重要性を示している．「大腿骨頸部/転子部骨折診療ガイドライン」によると，入院中のリハビリテーションは早期離床から始まり，特別なリハビリテーションメニュー（患者教育，強力な筋力訓練など）で一部のアウトカムに有効性が認められるものの一定の結論に至っておらず，確立した入院中のリハビリテーションメニューはないのが現状である．入院中のリハビリテーションは実施を前提に何をすべきか？　という議論になるが，退院後は実施か否かという議論から始めなければならない．答えは明確で，退院後のリハビリテーションの継続は推奨されており（Grade B），「術後どのくらい続けるべきか」というclinical questionに対しても，「術後最低6ヵ月程度は行うべき」と推奨されている（Grade B）．さらには機能回復到達の時期は術後6ヵ月や退院後6ヵ月と報告しているものが多い[1]．つまり治療プログラムの地域差を考慮しても，退院後のリハビリテーションでも十分に機能回復が起こりうるということを念頭に理学療法をすべきである．この項では術後2〜6ヵ月時，退院後の理学療法を想定して述べる．

2. 外来（通所）での理学療法の目標

　大腿骨近位部骨折の最大の特徴は圧倒的に高齢者に多く，そのほとんどの受傷機転が「転倒」である．一定の入院治療を経て地域で生活しているこの時期は，骨折自体の治療は終了し，生活動作の獲得も図られているわけだが，必ずしも受傷機転となった「転倒しやすい運動機能」が修復されているとは限らない．したがって「している」生活基本動作の中に再転倒をするような運動機能要因をアセスメントする必要性がある（再転倒の予防）．また前述のとおり，この時期でも機能回復が認められるため，筋力や可動域に対する理学療法も必要である．注意すべき点は，ガイドラインでは量的なアウトカムに基づく疫学検証で，質的な側面には触れていないということである．高齢者個々の姿勢や受傷前の活動性に合わせて筋力や可動性を獲得する必要性がある．

異常姿勢や誤用動作パターンの対処と実用的な生活動作の獲得

　高齢者は特有な姿勢や動作パターンをとることが多いが，すべてを理学療法の「治し」の対象とするのではない．可動性の改善は制動できなければかえって不安定性にも繋がりかねないし，必ず可動性獲得後の抗重力動作の中で制動できているかを確認する．正常でない部分に対しては可塑性の可否を評価し，安全な抗重力活動の遂行を原則に考える必要

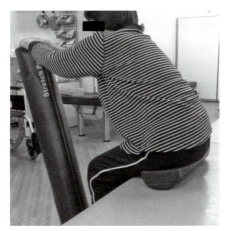

図1 骨盤前傾を促すアプローチ
ポールを上肢で押さえながら行うことで上半身が1ユニットになり，骨盤前傾を促す．また上半身重心を高めに設定できる．骨盤の前後傾の刺激を増幅するために半円柱上に坐骨を位置する．
(左大腿骨転子部骨折，CHS術後8週目)
注意！ 深い骨盤の前傾は人工骨頭には不向き．

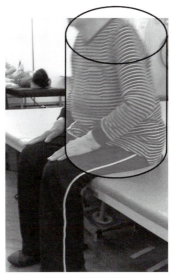

図2 理想の座位
座圧は坐骨に近く，その上にある上半身重心点をなるべく高く位置する．座面より上の上半身が円柱の中に収まるイメージで，可能な限り細い円柱に収まりたい．

がある．

3. 静的姿勢の座圧や足圧制動に対するアプローチ

1) 静的姿勢（座位）

高齢者の座位は大部分で骨盤後傾位を呈し，腰椎後方支持組織にもたれた形になり，腰椎の制御機能は不可能になる．骨盤の前傾-後傾を促す必要があるが，同時に体幹下部前・後面筋の出力の促通も重要である．円背で上部体幹が前屈しているのに加え，骨盤前傾を加えると座圧が過度に前方に移動し，高齢者自身は前倒する恐怖感が生じやすい．まず座位での上半身重心を高位で座面の中心化を図りたい．理想は坐骨支持から上方にある円柱の中に上半身を収めるようなイメージで行う．仮に自然座位で後傾していても，このような動きがスムーズにできると，立ち上がりの離殿や安全な着座動作を獲得できる可能性が出てくる（図1, 2）．自然座位が骨盤後傾位でも必ずしも前傾（骨盤が大腿骨に近づく運動方向）の可動性がないわけではなく，垂直位を超える過度な前傾は，人工骨頭置換術が行われている高齢者で注意する必要性がある．

2) 静的姿勢（立位）

ヒトの立位姿勢での身体重心制御は，①足関節戦略，②股関節戦略，③ステッピング戦略であり，高齢者は足関節戦略が効きにくく，股関節戦略で優位となるという見解もあるが，骨盤後傾を呈する高齢者は，股関節制動というより「骨盤を含めた下部腰椎」制動という形になる．身体重心制御のためには最も基本的な足関節制動の練習を十分に行うこと

MINI LECTURE

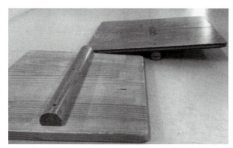

図3　一軸性不安定板

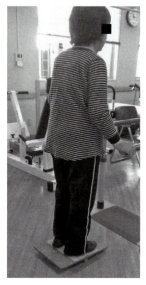
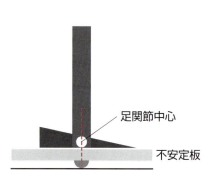

図4　一軸性不安定板を用いた制動（Ⅰ）
軸の真上に足部中心（外果のやや前方）がくるようにして立位をとり，上半身ユニットや股関節を使わず，なるべく足関節の動きだけで不安定板を前後に動かす．
（左大腿骨転子部骨折，CHS術後8週目）

が望ましい．足関節の矢状面前後方向の一軸性不安定板を用いた練習を例示する（図3，4，5）．

3）チェックすべき動作

立ち上がりと着座：高齢者の特性が凝縮した動作の一つである．観察ポイントは，座位から立位で身体重心点がどのような軌跡で移動し，着座のときはそれがどのように戻るかを把握することである．そこで罹患部位である股関節の動きがどのように支障をきたしているか？　あるいは受傷前からのいわゆる高齢者の特性に起因するものなのか？　いずれにせよ可変性があるのか？　という視点での検討が必要で，個々に応じた理学療法が必要である．理学療法場面では，①骨盤の前傾を促す，②前傾する体幹ユニットを一体化して大殿筋で制動する，③離殿時の足関節背屈角度の増大を図るなどの一方，生活の場面では座面の高さなども検討する．ゆっくりの着座ができない高齢者は，抗重力筋の出力や身体重心後方制動の要素（足関節背屈，骨盤前傾）が欠如していることが多い（図6）．

4. まとめ

高齢者の運動器疾患には高頻度で姿勢障害の影響があり，罹患部位の運動機能の改善のみでは動作の質的な側面は改善されない．抗重力下での動作は「安定性」と「運動性」とい

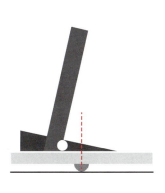
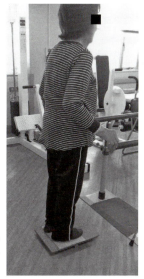

図5 一軸性不安定板を用いた矢状面の制動（Ⅱ）
軸の真上に足部中心より前足部がくるようにして立位をとり（足圧が後方へ位置する状況），不安定板を水平位に保持する課題．不安定板を水平に保つには足圧の前方移動が必要である．戦略的に股関節制動（ないしは胸腰椎制動）では過度に前方に移動してしまうため微調整が必要となり，足関節制動が導きやすい．

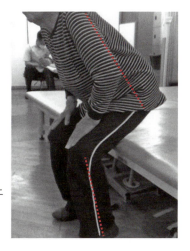

図6 離殿の姿勢（着座時も同様）
・骨盤の前傾，下腿の前傾が最大になる．
・前額面：左右対照
・矢状面：重心点移動（前後・上下）から離殿・着殿の瞬間は下腿長軸と上半身が平行に近くなるようにする．
（左大腿骨転子部骨折，CHS術後8週目）
注意！ 深い骨盤の前傾は人工骨頭には不向き．

う相反する要素が必要であるが，高齢者の場合，特に安定性に配慮すべきで，機能障害部位の可変性をアセスメントしながら，ときには代償を取り入れて，重心制動のバリエーションを増やすことが重要である．そのためには刺激に対する応答を十分に把握し，より安全な反応を導き出す「仕掛け」を工夫する必要がある．大腿骨近位部骨折の退院後の理学療法は，受傷前の高齢者特有の症状を含め，回復の可能性を無限に秘めていると考える．

文献

1) 日本整形外科学会診療ガイドライン委員会，大腿骨頚部/転子部骨折診療ガイドライン策定委員会（編）：第9章 大腿骨頚部/転子部骨折のリハビリテーション．大腿骨頚部/転子部骨折診療ガイドライン 改訂第2版，日本整形外科学会，日本骨折治療学会（監修），pp187-196，南江堂，東京，2011

ミニレクチャー

退院から在宅への移行と環境整備や家族指導のポイント

河添竜志郎

1. 安全に安心して在宅生活を始めるための病院と訪問の理学療法士の連携

　大腿骨骨折患者が退院し自宅で生活を始めるうえで注意すべきこととして，病院とは環境も動作も大きく変わるということが挙げられる．当然のことではあるが，病院では椅子座から立位レベルであったが，在宅では床座から立位レベルの生活スタイルとなり，段差も含めて上下方向への移動や回転などが大きくなるとともに，動作回数も多くなる．これは，転倒のリスクが高まるばかりか，不安や疲労を感じることで不活発な状況に陥る危険もはらんでいる．

　ここでは大腿骨骨折患者が退院後に在宅生活を円滑に実施し，その後の機能低下に陥らないようにどう支援するのか，退院前から在宅生活を開始する時期に合わせて解説する．

2. 退院前（入院中）

　この時期に病院の理学療法士と訪問を行う理学療法士が，情報を共有し在宅に向けた支援を一緒に行うことは大切なことである．特に病院の中では実際の生活場面を見る機会も少なく，また，制度や関連職種との協業体制などがわかりにくい．その点，訪問の理学療法士は日頃からそのような中で業務を行っているため，退院後の生活をイメージしやすい．可能であれば，退院前の少なくとも半月程度は，自宅の環境に合わせた練習プログラムを一緒に作成，実施し，退院後の訪問理学療法に移行させたい．訪問を担当する理学療法士としても，本人や家族への入院中の説明や練習内容を理解していることで，本人との関係づくりも良好となり，シームレスに在宅での練習プログラムを提供することができる．この連携は，住宅改修などの訪問調査の前の時点から開始することが望ましい．特に退院に向けたカンファレンスなどが実施されていれば，そこから参加することで情報共有はより強固となる．

　自宅への退院前訪問調査では，骨折前の生活や活動内容，活動環境などを確認する．その中で危険箇所と思われるところに対し，手すりや福祉用具などで環境改善を図るのか，身体機能を高めることで安全性を高めるのか，あるいは動作学習練習にて安全な動作を行うことで回避できるのか評価する．また，同時に骨折の原因が転倒であれば，どのような場面でどのようなタイミングで転倒したのか，骨折まで至らなくてもそれまでに転倒は起きていたのかなどを確認する．その原因は，疾患特性か，あるいは練習によって改善を図ることができる身体特性か，また，環境上の問題なのか原因を明確にする．環境として発生しやすい場面としては，つまずきやすい段差，滑りやすい床面，方向転換を求められる場面などであるため，しっかりと確認する．そのような場面には，手すりなどを設置し，

安定して動作ができるよう配慮する．

転倒原因として運動機能としては良好であっても，高次脳機能障害や認知機能に起因することもある．これらは，家族や周りの介護サービス提供者には理解しにくいため，入院中からかかわり方や注意する場面などを説明し，理解してもらうことが大切である．

3. 退院直後

訪問理学療法は，可能な範囲で退院直後から実施する．筆者が在宅で訪問をやっていると，「やっと退院したので2，3日はゆっくりしたい」という声や，「退院してみたら家中が散らかっていて，片づけをしなければならないし，季節も変わったし衣替えもしなければならない」などの声を聴く．いくら入院中に，「帰ったらしっかりとホームプログラムを実施してください」とか，「急に無理なことをしないように」と伝えていても，自主性に任せていると多くの方々はそのとおりにならない．そのためにも，直後から生活リズムの再構築を実施することが大切である．筆者は，経験的にホームプログラムは，まずやってくれないものと考えている．入院中は積極的に自主練習に取り組んだ人でも，自宅に帰ると，自分の空間であり，また，やるべきことも多くなる．ホームプログラムを提示する場合には，特別に準備して実施するのではなく，普段の生活の中に自然に溶けこませることが大切である．例えば，「テレビのニュースの時間の中で天気予報になったら，その間だけ椅子からの立ち上がりをしましょう」などと，生活の習慣に密着した形での提案は，ある程度継続されやすい．

退院直後の訪問理学療法では生活スタイルが変わるため，痛みやこわばり，動きにくさなどの訴えが多くなる．このような点にもしっかりと耳を傾けながら，家という新しい環境に対応できる身体づくりに努める．それとともに，つまずきやすい段差や滑りやすい床面，回転を求められる場所，床からの立ち上がりなど，転倒の可能性のある場面での動作を安全に行えるよう練習を繰り返す．手すりや福祉用具を使用する場合には，それを使いこなせるように練習をする．実際に自宅を訪問すると，「必ず杖を使ってください」と病院では言われている人でも，実際の家の中では使っていない人も多い．実際の生活では，ものを運搬する場面や，ちょっとそこまでだからとか，歩行補助用具を使いにくい場面も多い．そのような場面も想定して，手すりや固定された家具など支持物を伝って歩くことや，ワゴンなどを利用して運搬する手段を構築しておくことが大切である（図1）[1]．また，生活の中で忘れてはいけないこととして，家事を行わなければならない立場であれば，掃除はどれくらいの広さを何を使ってやっているのか，洗濯機はどんなタイプで物干し台はどこにあって洗濯物はどう運んで干しているのか，また，ゴミ捨ての場所はどこでどのくらいの量を運んでいるのかなど，生活には付帯するさまざまな行為も含まれてくる．このような点も忘れることなく支援しなければならない．このようなことを安心してできる支援を実施していく中で，徐々に生活の範囲を広げ，活動や参加へとつながることを目標とする．

活動や参加の目標設定としては，骨折前にやっていたことに戻すことではなく，今後，

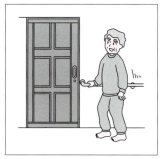
図1　杖を使いにくい場面を想定して手すりをつけておく
（文献1より引用）

身体機能の低下に至らないように，予防的観点から目標を設定し，実施する．生活リズムや習慣として実施できるところまでアプローチできることが望ましい．

4. 訪問終了の考え方

訪問の終了は，痛みなどの身体機能の変化や，生活のリズム，活動の習慣化などがひととおり安定した段階で考えることとなる．しかし，その時点だけに目を向けると，少し先の時点で課題が出てくることがある．例えば，春先に受傷し入院，夏前に退院，夏場に訪問の終了を迎えた方がいるとしよう．この方は，秋になると入浴は今までシャワーのみでよかったものが浴槽に入るようになり，着衣もTシャツと薄いズボンだったものが厚着になって，排泄時に下衣をおろすのも大変になってくる．掛け布団も薄手のタオルケットが毛布と大布団になって，布団の中で動きにくくなる．このように生活は変化し続けているため，終了の前には，そのようなことも頭においた支援が必要となる．場合によっては，季節の変わり目に，安全に実施されているかどうかの確認を行い，短期間の訪問を再度実施することも検討する．同時に，"何か困ったことがあったら"ではなく，"このようなことがあったら"連絡してくださいと，具体的に説明することが大切である．

5. おわりに

大腿骨骨折患者の退院は，病院の理学療法士にとってゴールと考えがちであるが，本人の立場でみると，生活を始めるうえでのスタートとなる．私たち理学療法士は社会復帰への支援が目標であるという視点で考えると，極論では，骨折後の理学療法によって骨折前よりも体力や活動も向上し，社会参加の機会も多くなったといわれるような支援が理想である．そのためには，その人の生活でどのようなことが行われ，何に困って，どんなことに喜びを得ているのかなど，股関節だけを見るのではなく，ひとりの人として見る視点も必要となる．このことは，病院と在宅の理学療法士ばかりではなく，患者をとりまく多くの専門家とともに共有して支援することが大切である．

●──文献

1) 河添竜志郎（監修）：在宅ケアがわかる本［internet］．http://www.paramount.co.jp/zaitakubook/zaitaku/flash.html［accessed 2016-06-15］，パラマウントベッド，東京，2005

ミニレクチャー

日常生活のための福祉用具選択のポイント

河添竜志郎

1. はじめに

　大腿骨骨折術後の患者の退院後の生活を支えるうえで，福祉用具は重要な役割を果たす．病院で段差もなく空間も広く，床からの立ち上がりといった動作も求められない生活スタイルから，自宅といった環境の違う場所に移ることで，途端にできなくなる日常生活動作が現れる．骨折前よりも運動機能が低下している場合はもちろんのこと，同様の機能を有して退院する場合でも，やりやすい病院の環境下からの環境変化に適応できず，転倒や不活発となることもあるので，注意が必要となる．このような場合，低下した機能を補うことばかりではなく，安全に安心して活動を広げるように，積極的に福祉用具を活用することが大切である．

2. 寝具・起居用具の考え方

　まず，寝具である．床に布団の生活なのか，ベッドを使用しているのかは大きな違いである．ベッドの生活であれば，立ち上がりが容易になるばかりか，床からの立ち上がりや床へ座るといった転倒危険度の高い動作を行わなくてもよい．しかしベッドであっても，立ち上がりやすい高さにあるのか否かは大きな違いであるため，所有しているベッドを確認することが必要となる．また，ベッドであっても，マットレスの上に布団を敷いている場合など，端座位時にずり落ち転落の危険があるので，この点にも注意を要する．理想的には，高さの変わる介護用ベッドに介助バーを取り付けて，適切な高さでからだの安定を図りたい．仮に床に布団の生活であれば，立ち上がる際には，少なくとも足場の悪い敷布団の面ではなく，床に移動して立ち上がり用の手すり（図1）[1]などを利用したい．手すりでの立ち上がりでは不安定な場合，座面の高さが変わる昇降座椅子があると，安全に次の動作につながる（図2）[1]．これはリビングでの床座の生活においても有効である．

3. 移動・移乗用具の考え方

　移動には，歩行での移動と車椅子での移動がある．杖の場合は，適切な高さに調整することはもちろんのこと，杖先ゴムがすり減っていないのかなどの長期使用時の注意点についても理解してもらうことが大切である．歩行器は自宅屋内では非常に使いづらい（図3）[1]．例えば，木造建築の一般的な家をイメージしてほしい．寝室から廊下を通ってトイレまで行くとする．寝室から廊下に出るときに段差があり，狭い廊下を通ってトイレまで移動する．トイレは狭く歩行器で中に入っていくことができないため，廊下で乗り捨てることになる．仮に扉が開き戸であれば，扉が干渉しないところに乗り捨てることになり，そこからトイレの中まで歩行補助用具のない状況での移動となる．このような場合は，寝

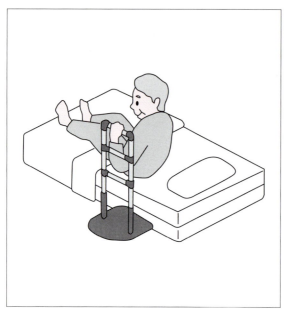

図1 立ち上がり用の手すり
（文献1より引用）

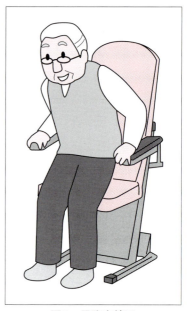

図2 昇降座椅子
（文献1より引用）

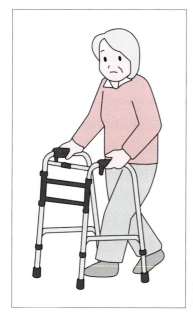

図3 歩行器
（文献1より引用）

室などのように広い空間で，連続した支持物（手すりなど）が取り付けることのできない場所は歩行器を使用し，廊下からは手すりなどで連続して支持できる環境にしておくことが大切である．

次に屋外は，移動距離や坂道などの環境，運搬すべき荷物などを考慮して，杖，歩行車（図4）[1] あるいは車椅子を選択することになる．退院前の屋外歩行練習時の移動状況を基準に用具を選定すると，実際の生活場面ではまったく使えないといったことがある．例え

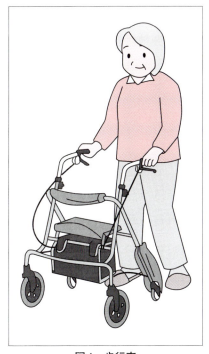
図4 歩行車
（文献1より引用）

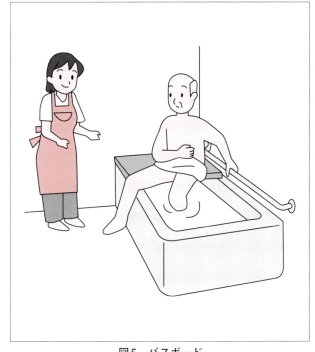
図5 バスボード
（文献1より引用）

ば，近くのスーパーに買い物に行くといったシーンをイメージしてみよう．途中に坂道があり，スーパーでの買い物で疲労が蓄積したうえで，荷物を持って帰らなければならない．途中で休憩できる座面を有し，体力的に歩行時の負荷の小さい歩行車で歩行し，荷物も積んで帰るとなれば，上記のシーンでも安心して出かけることができる．このように，歩行補助用具は，実際の生活場面をしっかりと確認したうえで選定することが大切である．厳密にいうと，歩行車にはいわゆるシルバーカーは属さない．いわゆるシルバーカーは，本人の支持基底面を広げる効果は果たさず，押し手に荷重をかけると前輪が浮く．歩行補助用具の基本は，支持基底面を広げ，歩行の安定性を高めることにあるため，選択の際には注意が必要である．

車椅子使用者では，移乗動作の再構築や座位姿勢の確認が大切となる．特に移乗動作では移乗の際の転倒が原因となることが多く，転倒のリスクの少ない座位での移乗方法に変えることも選択肢となる．このときには車椅子はアームサポート（肘掛け）の跳ね上げや着脱ができることが大切となる．また，座位移乗の際，殿部をうまく横方向に移動できない人には，移乗用ボードを使用するとスムーズに移乗が可能となる．また，車椅子の座位姿勢を見る際，骨折後股関節の可動域が制限された場合などでは，座位姿勢に影響を及ぼすため，クッションや座面の高さ，背もたれのサイドサポートなどで楽に安定して座れるように設定する．

このような移動用具の選択では，ここまで述べた屋内と屋外という空間別や，日中と夜

MINI LECTURE

間といった時間別に分けて考えることが必要である．特に日中や夜間といった時間の変化では能力は大きく変化する．例えば，夜間トイレに歩いていくとき，歩きはじめは日中の歩行能力とはまったく違う動きであることが容易に想像できる．日中は杖歩行であっても夜間のトイレは手すりを使うなど配慮が必要となる．このことは，日中であっても長時間座っていたあとの，歩きはじめの最初の数歩にも共通する．

4. 排泄用具の考え方

骨折前に比べて股関節などの可動性が低下した場合に注意が必要となる．特に屈曲制限があると，トイレでの立ち上がりや排泄姿勢での安定性などに配慮を要する．立ち上がりに手すりを使用することや，便座の高さを上げるよう補高便座を使う方法もある．このあたりは入院中にも同様の問題は出てくるため，入院中から対応しておく．

5. 入浴用具の考え方

入浴は浴室の環境によって大きく変わってくる．特に病院ではさまざまな障害をもった人々が入りやすい浴室環境の設定がされているが，自宅はそうでないことも多い．まず，浴室内の移動である．浴室内は，杖歩行レベルの人であっても杖は使えないばかりか，滑りやすい床面であることから，転倒予防の面から手すりを持っての移動が望ましい．特に骨折経験者は転倒に対し不安も多いため，その点にも手すりは役割を果たす．次に洗体姿勢である．病院では立ち上がりやすいシャワーチェアーを使っていることが多いと思われる．しかし，今まで，自宅で洗い場の床に座ったスタイルをとっている場合，シャワーチェアーを使うと床面にある洗面器や石けん，シャンプーなどが低くなりすぎるので，洗面器置き台など高さを合わせることが大切となる．浴槽への出入りは，立位でまたいではいると片足立脚となるため，安全を期して一度腰かけて入ることをすすめる．座る場所がない場合には，バスボードなどを使用することも一つの手段である（図5）[1]．車椅子レベルの人の場合，シャワー用車椅子の使用や，浴槽にはいるためにバスリフトなどを検討してもよい．忘れてはいけないことは脱衣所である．特に安定を図るための手すりの設置と，下衣の着脱を座って行うように椅子を準備する．

6. おわりに

骨折後退院時に福祉用具の導入や手すりの設置など住宅改修を伴うような環境の変化は，本人や家族の受け入れがすすまないことも多い．このような場合には，再骨折の予防といった視点や，活動低下に伴う廃用予防を十分に理解してもらうことが大切となる．また，術後治療の経過のなかでさまざまな福祉用具を経験することは，その用具が本人にとって役立つものなのかどうかの理解がすすみ，その後の導入がより容易となる．これは，将来の機能変化の際にも大いに役に立つため積極的に試用することをすすめる．

●―文献

1) 河添竜志郎（監修）：在宅ケアがわかる本［internet］，http://www.paramount.co.jp/zaitakubook/zaitaku/flash.html［accessed 2016-06-15］，パラマウントベッド，東京，2005

ミニレクチャー

クリニカルパス導入の功罪

中山裕子

1. 日々の診療とクリニカルパス

多くの病院では，患者が入院した瞬間からクリニカルパス（以下，パス）を適応しているであろう．そのパスは入院当初から運用するもの，退院準備の時期からのもの，退院後のものと現在では多岐にわたっている．私たち理学療法士は，パスどおり離床を進め，動作，歩行練習を行い，もしパスどおりに進まなかった場合は主治医に報告し，バリアンス（標準化された予定から実際のケアがずれること）の評価をして，多職種で共有できるよう記録をその日のうちに行うなど，パスに追われる日々になっているのではなかろうか．

新人時代，パスのオリエンテーションを受けることで，どのように進めてよいかわからない不安な気持ちが少し解消した経験をお持ちの方も多いだろう．パスは，これまでの経過や他の施設のパスなどを参考に安全かつ妥当な内容で決定，運用し，さらにある一定の期間で見直しをしているため，たとえ新人理学療法士で臨床に慣れていない状況であっても，ある程度順調に理学療法を進めることができるよう設計されている．このことが理学療法パスの最大のメリットであるといえる．ここでは，パスの概念を知り，そのメリットとデメリットについて一般的に述べられているものと理学療法におけるものを紹介する．

2. パスの概念

パスは，1980年代にアメリカで医療界に取り入れられたツールで，元来石油プラントの複雑な工程を効率よく管理，簡略化するための技術である[1]．一定のコストのなかで医療の質を保ち，効率の良い医療を提供するために考え出されたもので，検査や処置などの必要な医療は確実に漏れなく，重複した無駄なサービスや過剰な医療は抑えることで効率化を図ることができる．しかし，その実行には多職種の協力が必要であり，緊密なコミュニケーションのためのツールとしての役割も兼ね備えている．その基本要素は，①疾患別であること，②時系列上に標準的ケアや治療が明示されていること，③全体の時間枠が決められていること，④アウトカム（成果）が明示されていることが挙げられ[1]，現在では電子カルテと連動して運用され，より便利で効果的なものとなっている．また，利用する際にはバリアンスを定義しておく必要がある．

3. パスのメリットとデメリット

一般的なメリットとしては，①在院日数の短縮，②チーム医療の推進，③患者満足度の向上，④医療の標準化，⑤診療録の改善，⑥退院計画としての機能，⑦職員の教育ツール，⑧職員のコミュニケーションレベルの向上，⑨ケアの質の向上，などが挙げられる[1~3]（図1）．

MINI LECTURE

メリット	一般的メリット 　在院日数の短縮 　チーム医療の推進 　患者満足度の向上 　医療の標準化 　診療録の改善 　退院計画 　職員教育のツール 　職員間のコミュニケーションレベルの向上 　ケアの質の向上	理学療法におけるメリット 　一定レベルの理学療法が提供できる 　患者が回復の段階をイメージしやすい 　理学療法士ごとの治療のばらつきを減らす 　各疾患の標準理学療法の教育ツール 　診療録の簡略化
デメリット	一般的デメリット 　個別性の配慮が不十分 　バリアンス発生の心理的不安 　パスの遅れに対し患者，家族へ説明が必要 　パスを適応できない患者が存在	理学療法におけるデメリット 　個別の理学療法評価がおろそかになる 　患者の能力に応じた理学療法ができない 　受傷前の運動機能，ADLが考慮されていない

図1　パス導入のメリット，デメリット

　1997年4月の診療報酬改定により，初めて平均在院日数が保険診療報酬の評価基準となり，2003年より開始されたDPC制度（1日当たりの包括評価制度）により，診断群別分類ごとに診療報酬額が決定されるようになった．それ以前の1990年代初めからわが国でのパスの導入が各医療機関で進められてきたが，平均在院日数が病院経営に大きく影響する1997年の診療報酬改定を機に一挙に全国的に広まった．この時代は，在院日数の短縮こそがパス導入の最大の目標であったと言えるが，現在では各医療機関でより洗練された内容へと進化し，目的もチーム医療の推進や，患者サービス，患者満足度の向上など，医療機関側のメリットだけを追求したものではない状況となっている．患者とパスを共有し，患者が具体的な回復のイメージを捉えることを容易にするためや，退院計画が明らかにされることで，患者や家族が疾患を受け入れ，退院に向けての心の準備をしてゆくためのツールにもなりうる．一方，一般的デメリットは，①個別性への配慮が不十分，②バリアンス発生の心理的負担，③パスの遅れに対する患者，家族への説明がそのつど必要，④パスを適用できない患者の存在，などが挙げられる[1〜3]（図1）．標準的な経過をたどる患者は，患者と医療者双方にとってパスは有効であるが，一度パスから逸脱した場合においては，その個別性を尊重し，心理面も含めたより質の高い治療ケアが要求される．

　理学療法におけるパス導入のメリットとして，患者にとっては一定レベルの理学療法が保証され，回復の段階を早期から知ることができることや，理学療法士間の治療のばらつきが少なくなるなどが挙げられる．理学療法士にとっても，各疾患の理学療法を知るツールとしての機能や，記録を簡略化できることは大きいメリットである．一方，デメリットとして，以下のことが考えられる．理学療法では個別の評価が重要であり，評価に基づき治療プログラムを立案，実行するが，その際，入院前のADL，既往や環境要因などにより，

MINI LECTURE

ゴール設定や進め方は大きく異なる．パスを導入することによって，患者の個別の評価がおろそかにされやすくなるなど，理学療法の質の向上の妨げが懸念される．また，**パスに追われる日々の診療が経験の浅い理学療法士にとって，パスからの逸脱が"悪いこと"と認識され，無理な練習や自立の誤判断につながるなど，患者の能力に応じた理学療法がなされない可能性も考えられる．適応するパスは1つでも患者は一人ひとり異なる問題を抱えており，これまでの生活もさまざまである．**パスは，入院前の患者の運動機能やADLを考慮した設計になっていないものも多く，入院時には多くの情報収集が必要になる．バリアンスが予見される場合，また発生した場合も患者情報を確認し対応することが求められる．特に大腿骨近位部骨折患者の多くは高齢であり，受傷前から身体機能の低下をきたしている場合が多い．また，術後バリアンスが発生しやすい要因として他の運動器疾患の既往が挙げられる[4]．腰椎疾患，膝疾患が主であるが，中でも胸腰椎圧迫骨折は，大腿骨近位部骨折症例の8割がすでに生じているともされる[5]．このような場合，患者によっては円背があり，背臥位が困難であったり，背臥位はとれるが立位になると円背が観察されることもあるだろう．理学療法士はその点を見逃さず，患者個々に応じた姿勢で練習を進めることが重要である．術後初めて立位・歩行練習を行う際など，「背中を伸ばして」と過度に声かけしてはいないだろうか．症例自身が"落ち着く"ことができて，かつパフォーマンスを発揮しやすい姿勢アライメントを可能な限り早く見つけることが重要である．歩行練習中の歩行器の高さや，立位バランス練習の際の足部の位置など，試行錯誤しながら最適な方法を探索してゆく必要がある．

4. これからのパス

現行運用されているパスは，治療技術の向上や医療や介護制度の変革に合わせ，定期的に見直しをすべきである．いかにその時代の患者および患者を取り巻く社会背景も考慮した柔軟性を含んだパスに進化させるか，日々の臨床の中で考えていきたいものである．

● 文献

1) 武藤正樹：クリティカルパスの基本的知識の理解．基礎からわかるクリティカルパス作成・活用ガイド 第2版，クリティカルパス研究会（著），pp6-18，日総研出版，名古屋，1998
2) 立川幸治，阿部俊子：クリティカル・パスとは．クリティカル・パス，立川幸治，阿部俊子（編），pp1-12，医学書院，東京，1999
3) 石田 暉：クリニカルパスとは．リハビリテーションクリニカルパス実例集，米本恭三，石神重信，石田 暉（編），pp5-11，医歯薬出版，東京，2001
4) 広瀬 隼，水田博志：大腿骨近位部骨折に対する電子化連携パスの開発とバリアンス分析．総合リハ．36(4)：403-405, 2008
5) Sakuma M, Endo N, Oinuma T, et al：Incidence and outcome of osteoporotic fractures in 2004 in Sado City, Niigata Prefecture, Japan. J Bone Miner Metab. 26(4)：378-378, 2008

欧文索引

A

ADL　132
AO分類　228, 229

B

Berg Balance Scale（BBS）　168
BMI　19

C

CCHS　74
CHS　146
continuous passive motion　207
cut-out　176

D

DPC制度　276

E

Evans分類　27, 28, 170
extension lag　194

G

Garden分類　26, 72, 74
Gustilo分類　228, 230

I

intrafocal technique　166

L

late segmental collapse　41
LIPUS　17

M

MIPO　220, 233

O

occiput-to-wall distance　39

P

Pain Catastrophizing Scale　47
PFNA　178

R

RICE処置　210
ROM運動　21, 131

S

Seinsheimer分類　27, 28
SHS　146
sliding機構　153
stiff-knee gait　215, 237

T

TAD（tip-apex distance）　64, 167
telescoping　168, 176, 178
timed up and go test（TUG）　100

W

Ward三角　4
Wolffの法則　4

和文索引

数字

3点固定の箇所　61
10m歩行試験　76

あ

圧縮力　2
アライメント修正　246
アライメント不良　129
安全な抗重力活動　264
安定型　178
安定性限界　213

い

異所性骨化　233
痛み　63
痛みの悪循環　243
痛みの学習　244
一軸性不安定板　266
一次骨癒合　10, 61
インプラント周囲骨折　220

う

運動量増加　130

え

栄養動脈　59
炎症期　10, 21
炎症症状　131
炎症性細胞　13

お

起き上がり　256

か

外側アプローチ　103, 110, 121
外側広筋　152
外側（外転）骨折　59
介達牽引　228
階段昇降　260
回復期　126
回復の可能性　268
開放運動連鎖　196
家屋調査　137
下肢協調運動　66
荷重痛　162
カットアウト　168
滑膜炎　206
可動域制限　130, 154, 232
化膿性関節炎　206
環境整備　268
環境調整　216
患者説明会　134
関節可動域運動　209
関節可動域制限　132, 206, 208
関節可動域・可動性の獲得　113
完全免荷期　212
間葉系幹細胞　13
寒冷療法　78

き

偽関節　15, 70
起居動作　133, 254
偽痛風　206
機能障害部位の可変性　267
基本動作　132
逆行性髄内釘　202
臼蓋-骨頭最大接触圧　37
弓状束骨梁　2
急性期　126

胸腰椎圧迫骨折　277

禁忌肢位　131
筋緊張　242
筋コンディショニング　88
筋の滑走性　195
筋力増強・筋出力の増大　113
筋力低下　132, 155
筋力トレーニング　131, 159, 160, 162

く

靴　117
靴下　117
クリニカルパス　112, 275

け

脛骨神経　227
脛骨神経麻痺　227
頸体角　2
ケーブルワイヤー　221

こ

更衣動作　139
高エネルギー外傷　7, 178
広筋群の癒着　193
硬性仮骨形成期　10
鋼線牽引　228
後方アプローチ　121, 130
後方脱臼　83, 85
股関節外転筋力　159
股関節内転可動域制限　154
骨強度　63
骨盤後傾位　265
骨盤の安定性　248
「骨盤を含めた下部腰椎」制動　265

骨膜　151
骨密度　6
骨癒合　27
骨癒合促進　192
固定するポイント　61
固定性　63

さ

最終域感（end feel）　211
最少侵襲アプローチ法　220
最小侵襲プレート固定法　233
在宅　268
在宅復帰　130
再転倒の予防　264
座位・立ち上がり・立位　114
サルコペニア　259

し

支持基底面　214
支持束骨梁　2
姿勢障害の影響　266
姿勢制御　250
姿勢変化　39
自宅生活　137
膝蓋前脂肪体　211
膝窩動脈損傷　227
膝痛　153
膝内反変形　237
自動下肢伸展挙上（active straight leg rising：ASLR）　207
シナジー　214
脂肪塞栓症候群　33, 34
重心制動のバリエーション　267
修復期　10
腫脹　152
術後疼痛　128
術前評価　45
順行性髄内釘　188, 189
障害　45

上下双子筋腱　121
症候　45
小転子　155
情報収集　110
静脈血栓塞栓症　32, 34
神経筋電気刺激（neuromuscular electrical stimulation：NMES）　79
人工骨頭置換術　74, 103, 109, 110, 126, 139
人工骨頭置換術後　112
人工骨頭置換術後の理学療法　113
人工骨頭置換術前　110
侵襲　89
身体図式　209
深部静脈血栓症（deep venous thrombosis：DVT）　75, 171, 190, 229, 230

す

髄内釘　222
ステップ　252
スライディングシート　92
スリング　92

せ

成熟期　21
遷延治癒　15
前外側アプローチ　83
全荷重期　214
前方脱臼　85
前方脱臼肢位　86
せん妄　75

そ

早期荷重　60
早期離床　128, 132
増殖期　21

相反抑制　193
総腓骨神経　227
総腓骨神経麻痺　227
側腹筋群　248
側方移動動作　262

た

退院に向けて　119
体幹筋活動　260
体重移動　213
代償運動　251
大腿筋膜張筋　83, 85
大腿骨遠位骨幹部骨折　29
大腿骨遠位部骨折　30, 202
大腿骨オフセット　124
大腿骨顆上骨折　207
大腿骨顆部骨折　218, 220, 224
大腿骨近位骨幹部骨折　29
大腿骨近位部骨折　21, 25, 59
大腿骨近位部骨折の分類　26
大腿骨頸部骨折　74, 103, 110
大腿骨骨幹部骨折　22, 27, 188
大腿骨骨幹部骨折の特徴的な転位　29
大腿骨骨折の疫学　24
大腿骨骨折の分類　25
大腿骨中位骨幹部骨折　29
大腿骨転子部・転子下骨折　170
大腿骨頭壊死　70
大腿四頭筋セッティング　207
大殿筋　246
ダイナマイゼーション　192
立ち上がり　257
立ち上がり動作　155
脱臼肢位　86, 107, 126
脱臼テスト　93
多裂筋　248
ターン　252
短回旋筋群　121
単純X線画像のチェックポイント　61

ち

遅発性骨頭陥没（late segmental collapse：LSC） 67, 70
チーム医療　275
中間広筋　211
中殿筋　83, 84, 85, 86
超音波の減衰　19
腸腰筋　155, 156
張力　2
治療的電気刺激　207

て

低栄養　151
低エネルギー外傷　7
低出力パルス超音波　17
デュシェンヌ（Duchenne）徴候　76, 98
テレスコーピング　64
転位型　103
転倒　5, 257
転倒後症候群　45
転倒しやすい運動機能　264

と

トイレ　117
トイレ動作　128, 139
動作の質的な側面　267
疼痛　131, 151, 154
トレンデレンブルク（Trendelenburg）徴候　76, 98

な

内外閉鎖筋腱　121
内側骨折　60
内側（内転）骨折　59
内反転位　229
内反股　35

軟骨性骨化　12
軟性仮骨形成期　10
軟部組織　19

に

二次骨癒合　10
二次性サルコペニア　259
日常生活　117
日常生活動作　251
入浴　118
入浴動作　139

ね

寝返り　254
寝返り・起き上がり動作　114

は

肺血栓塞栓症　33
排泄動作　259
肺塞栓症（pulmonary thromboembolism：PTE）　171
破骨細胞　11
バランス　250
バリアンス　275
ハンソンピン（骨接合術）　59

ひ

腓骨神経麻痺　107, 171
膝関節屈曲可動域制限　154
膝関節屈曲可動域の障害　231
膝関節屈曲制限　234
膝関節伸展筋力トレーニング　234
膝関節伸展筋力の低下　234
ヒッププロテクター　6
非定型大腿骨骨折　36, 41
表面筋電図（surface electromyogram：EMG）　254
貧血　151

ふ

不安定型　178
腹横筋下部　247
複合性局所疼痛症候群（CRPS：complex regional pain syndrome）　245
腹斜筋　262
福祉用具　271
浮腫　152
部分荷重期　213
プレート　222

へ

平均在院日数　276
閉鎖運動連鎖　196
変形治癒　35

ほ

防御的収縮　208
方向転換　252
歩行　115, 155
歩行能力　131
歩行能力向上　134
歩行の評価　129
歩行練習　134
ホームエクササイズ　138
ホームエクササイズ指導　137
ホームプログラム　100

ま

膜性骨化　12
曲げのモーメント　2

み

未分化間葉系細胞　13

ゆ

癒着　155, 157
ゆっくりの着座　266

り

梨状筋腱　121
リスク管理　127, 130
リーミング　191
リモデリング期　10

れ

レバーアーム　164

ろ

ロッキングスクリュー　218
ロッキングプレート　222, 224

わ

和式生活　216

検印省略

―――――――――――――――――――

臨床思考を踏まえる理学療法プラクティス
極める大腿骨骨折の理学療法
医師と理学療法士の協働による術式別アプローチ

定価（本体 5,500円＋税）

―――――――――――――――――――

2017年 5月 9日　第1版　第1刷発行
2021年12月 4日　　同　　第3刷発行

編集者　斉藤　秀之・加藤　浩
　　　　（さいとう　ひでゆき）（かとう　ひろし）
発行者　浅井　麻紀
発行所　株式会社 文光堂
　　　　〒113-0033　東京都文京区本郷7-2-7
　　　　TEL（03）3813-5478（営業）
　　　　　　（03）3813-5411（編集）

―――――――――――――――――――

ⓒ斉藤秀之・加藤　浩, 2017　　　　　　印刷・製本：真興社

ISBN978-4-8306-4552-5　　　　　　　　Printed in Japan

・本書の複製権，翻訳権・翻案権，上映権，譲渡権，公衆送信権（送信可能化権を含む），二次的著作物の利用に関する原著作者の権利は，株式会社文光堂が保有します．
・本書を無断で複製する行為（コピー，スキャン，デジタルデータ化など）は，私的使用のための複製など著作権法上の限られた例外を除き禁じられています．大学，病院，企業などにおいて，業務上使用する目的で上記の行為を行うことは，使用範囲が内部に限られるものであっても私的使用には該当せず，違法です．また私的使用に該当する場合であっても，代行業者等の第三者に依頼して上記の行為を行うことは違法となります．
・JCOPY〈出版者著作権管理機構　委託出版物〉
本書を複製される場合は，そのつど事前に出版者著作権管理機構（電話 03-5244-5088, FAX 03-5244-5089, e-mail：info@jcopy.or.jp）の許諾を得てください．